孕产期保健技术指南

第2版

主　编　王临虹
副主编　李　芬　赵扬玉　宋　波

人民卫生出版社
·北京·

图书在版编目（CIP）数据

孕产期保健技术指南 / 王临虹主编 . —2 版 . —北京：人民
卫生出版社，2023.12

ISBN 978-7-117-35784-5

Ⅰ. ①孕⋯ Ⅱ. ①王⋯ Ⅲ. ①孕妇 - 妇幼保健 - 指南 ②产
妇 - 妇幼保健 - 指南 Ⅳ. ①R715.3-62

中国国家版本馆 CIP 数据核字（2024）第 007123 号

人卫智网	**www.ipmph.com**	医学教育、学术、考试、健康，购书智慧智能综合服务平台
人卫官网	**www.pmph.com**	人卫官方资讯发布平台

孕产期保健技术指南
Yunchanqi Baojian Jishu Zhinan
第 2 版

主　　编：王临虹
出版发行：人民卫生出版社（中继线 010-59780011）
地　　址：北京市朝阳区潘家园南里 19 号
邮　　编：100021
E - mail：pmph @ pmph.com
购书热线：010-59787592　010-59787584　010-65264830
印　　刷：三河市宏达印刷有限公司
经　　销：新华书店
开　　本：889×1194　1/32　印张：10
字　　数：268 千字
版　　次：2013 年 4 月第 1 版　2023 年 12 月第 2 版
印　　次：2024 年 2 月第 1 次印刷
标准书号：ISBN 978-7-117-35784-5
定　　价：68.00 元

打击盗版举报电话：**010-59787491**　**E-mail：WQ @ pmph.com**
质量问题联系电话：**010-59787234**　**E-mail：zhiliang @ pmph.com**
数字融合服务电话：**4001118166**　**E-mail：zengzhi @ pmph.com**

编　委
（按姓氏笔画排序）

王　前　中国疾病预防控制中心妇幼保健中心
王山米　北京大学人民医院
王临虹　中国疾病预防控制中心
王惠珊　中国疾病预防控制中心妇幼保健中心
邢爱耘　四川大学华西第二医院
刘凯波　首都医科大学附属北京妇产医院
宇文贤　吉林省妇幼保健院
孙伟杰　北京大学第一医院
苏穗青　北京妇幼保健院
李　芬　西安交通大学第一附属医院
李丽娟　中国疾病预防控制中心妇幼保健中心
吴久玲　中国疾病预防控制中心妇幼保健中心
狄江丽　中国疾病预防控制中心妇幼保健中心
宋　波　中国疾病预防控制中心妇幼保健中心
张欣文　西安市人民医院（西安市第四医院）
陈　倩　北京大学第一医院
范　玲　首都医科大学附属北京妇产医院
赵扬玉　北京大学第三医院
程蔚蔚　上海交通大学医学院附属国际和平妇幼保健院
熊　庆　四川大学华西第二医院
魏　瑷　北京大学第三医院

第2版 前言

妇女儿童健康是人类可持续发展的前提和基础，是反映一个国家或地区经济发展和社会文明程度的重要标志。孕产期保健服务是《中华人民共和国母婴保健法》的重要内容，是保障孕产妇安全、胎婴儿健康，提高出生人口素质，实现《中国妇女发展纲要(2021—2030年)》和《中国儿童发展纲要(2021—2030年)》的重要措施。为了进一步规范孕产期保健工作，提升孕产期保健工作质量，2013年中国疾病预防控制中心妇幼保健中心组织专家编写了《孕产期保健技术指南》。该书出版以来，已在各级各类医疗保健机构医务人员提供孕产期保健服务中得到了广泛应用，至今已有10年。

随着社会的发展及医学的进步，国内外孕产期保健方面的新理念及新技术不断更新，对孕产期保健的关注点也不断变化，新时代更加强调生育全程孕产期保健服务及全方位高质量发展。由于我国政府对公共卫生和妇幼保健工作的高度重视，近年来出台了系列母婴安全相关文件，对孕产期保健工作任务和工作内容也提出了更高的要求，本书第1版已经无法满足当前妇幼保健和产科临床人员的工作需求。为了进一步提高妇女保健人员服务能力，提高和规范服务技能，特组织有关专家商讨，对《孕产期保健技术指南》进行修订和更新，以适应时代的发展和孕产期保健的新需求。

《孕产期保健技术指南》第2版包括孕前保健、孕期保健、分娩期保健、产褥期保健、妊娠合并症/并发症保健要点与处理原则、孕产期保健管理六章，涵盖了从准备怀孕到产后42天这段特殊时期内妇女和胎儿、婴儿重点保健内容，妊娠合并症/并发症的保健要点与处理原则，并详细描述了孕产期保健管理内容。第2版仍延续原有编写风格,是一本集规范的预防保健与临床服务、专业技术及业务管理为一体的实用工具书,工作流程清晰,服务步骤具体,具有较强的针对性、实用性和实践指导性,便于医务人员阅读和掌握。本书不仅是从事妇女保健和管理人员的必备参考书,还可供从事妇产科临床工作的各级医务人员查询参考。

本书由中华预防医学会妇女保健分会组织修订,参与编写的人员均为在妇女保健、妇产科临床等方面有着丰富经验的专家学者,他们在编著过程中倾注了大量的时间、精力和热情,在此,向所有参加编写的专家及相关人员的辛勤付出和支持表示衷心的感谢。

由于我们在专业理论和保健服务方面的认识及经验有限,在编写内容上难免会出现疏漏与欠缺,本书出版之际,恳切希望广大读者在阅读过程中不吝赐教,欢迎发送邮件至邮箱 *renweifuer@pmph.com*,或扫描封底二维码,关注"人卫妇产科学",对我们的工作予以批评指正,以利于我们在今后的编写与修订中加以补充和改正,更好地提高本书的质量。

王临虹

2024 年 1 月

目 录

第一章

孕前保健

孕前保健是以保障母婴安全与健康、提高出生人口素质、减少出生缺陷和先天残疾发生为宗旨,为准备怀孕的夫妇提供健康教育与咨询、健康状况评估、健康指导为主要内容的保健服务。孕前保健是婚前保健的延续,是孕产期保健的前移。孕前保健的最佳时机应以准备怀孕前 3~6 个月为宜。

第一节　孕前保健内容

一、孕前保健服务目的与意义

孕前保健服务的主要目的:①提高计划妊娠比例;②提高计划怀孕夫妇优生科学知识水平,增强孕前风险防范意识;③改善计划怀孕夫妇健康状况、降低或消除导致出生缺陷等不良妊娠结局的风险因素,预防出生缺陷发生,提高出生人口素质。

随着围产医学的发展,孕前保健已被认为是对妊娠影响最重要的预防环节,是对妊娠影响重要的产前保健。

二、孕前保健服务内容

孕前保健服务内容主要包括:健康教育、病史询问、体格检查、实验室检查、影像学检查、风险评估、咨询指导等。同时,医务人员应对服务对象的隐私进行保护。

(一)孕前健康教育与咨询

1. 健康教育内容　孕前健康教育主要是为准备怀孕的夫

妇,提供以生殖健康为核心的有关安全孕育的生殖健康信息。包括:

(1)与怀孕生育有关的心理、生理基本知识。

(2)实行计划妊娠的重要性和基本方法,以及孕前准备的主要内容。

(3)慢性疾病、感染性疾病、先天性疾病、遗传性疾病对孕育的影响。

(4)生活方式、孕前及孕期运动方式、饮食营养、药物及环境有害因素等对孕育的影响。

(5)出生缺陷及遗传性疾病防控的主要措施。

(6)孕前医学检查的主要目的及内容等。

2. 健康教育方法　孕前健康教育的方法和形式多样化,结合当地经济状况、服务对象文化程度、医疗机构条件等确定适合形式,如播放录像、发放宣传资料、线下讲座、线上课堂等。健康教育材料应能够被群众认可和接受。

3. 孕前咨询　询问基本信息和病史,结合医学检查结果,为受检夫妇提供针对性的孕前优生咨询和健康指导,包括遗传咨询。

(1)计划妊娠:制订妊娠计划,避免大龄生育。指导计划受孕方法和避孕措施。孕前保健的检查最佳时机以准备怀孕前3~6个月为宜。

(2)孕前识别环境污染毒物对生殖的危害:了解职业暴露和环境毒物因素接触情况。生殖发育的任何环节和过程都可能受到环境有害因素的影响,并产生损害作用,导致各种形式的先天缺陷和发育障碍。

对不良因素接触史者应重点筛查(包括放射线、电离辐射、高温、铅、汞、苯、甲醛、农药等)。近年来逐渐受到关注的是在生活中(例如含有双酚A的塑料、杀虫剂、铅涂料、清洁剂、消毒剂、染发剂、化妆品、吸烟等)与先天出生缺陷的发生有关。

职业环境中可能发生接触的有毒物质、有潜在危险暴露的部门,如制造业(有机溶剂和重金属)和生物因素(病毒、原虫、细菌和真菌)等环境因素的致畸作用。

（3）孕前保持良好的生活方式：坚持生活规律,科学饮食,保持口腔卫生,参加户外运动,戒烟戒酒,避免密切接触宠物等,保持心理健康,纠正不良嗜好及不良生活习惯,消除不良情绪,做好适应优生的准备。

（4）孕前合理营养：平衡膳食,适当增加肉、蛋、奶、蔬菜、水果摄入,保证营养均衡,根据个体状况科学地补充营养素及微量元素。提前增补叶酸。

（5）月经史：询问初潮年龄、月经周期与经期、月经量、有无痛经、末次月经时间等。

（6）婚育史：询问结婚年龄、配偶年龄,既往妊娠史、妊娠结局等。如曾经有自然流产史、复发性流产史、死胎或死产史、生育过畸形胎儿史,均需咨询专业医生,必要时进行相关检查,无异常后再计划妊娠。

（7）家族史：本人或家族中有无近亲婚配情况,夫妻双方或一方有遗传病家族史应先咨询。

（8）既往疾病史：了解夫妇双方既往身体健康状况,有无活动性疾病,或慢性疾病和感染性疾病等。女方如患有心血管、肝、肾、内分泌、血液系统等疾病,传染性疾病以及生殖系统疾病等,应经专业医生诊治,评估是否能耐受妊娠及分娩过程。男方如患有传染性疾病或影响生殖系统的疾病,应经过治疗,等非活动期再考虑生育。

（9）药物使用史：咨询夫妇双方有无正在使用的药物,包括可能会影响妊娠的营养品。计划妊娠阶段应谨慎用药,需要用药时应在医生指导下选用。

（10）预防接种史：对于特定病毒易感人群,指导接种风疹、乙肝、流感等疫苗。

（二）孕前医学检查

在健康教育、咨询及了解一般情况的基础上,征得夫妻双方同意,通过医学检查,掌握准备怀孕夫妇的基本健康状况。同时,对可能影响生育的疾病进行专项检查。孕前医学检查包括体格检查、实验室和影像学等辅助检查。

1. 病史询问

（1）询问基本信息：包括文化程度、职业、居住地等。

（2）询问病史：了解计划怀孕夫妇和双方家庭成员的健康状况,识别影响生育的风险因素。重点询问与优生有关的孕育史、疾病史、家族史、用药情况、生活方式、饮食营养、职业状况及工作环境、社会心理和人际关系等。

2. 体格检查

（1）常规检查：按常规操作完成男女双方体格检查。包括常规体检,如身高、体重、血压、心率等的测量,计算体重指数（body mass index,BMI）,注意视力、辨色力,有无身材矮小、巨大,观察皮肤颜色及毛发、瘢痕情况等,有无特殊面容,甲状腺触诊、心肺听诊、肝脏及脾脏触诊、四肢脊柱检查等操作。

（2）专科检查：女性进行妇科检查(外阴、阴道、宫颈、宫体、附件),必要时行宫颈细胞学检查及 HPV 检查,并观察第二性征发育状况(乳房)。男性进行生殖系统检查。

3. 辅助检查

（1）实验室检查：包括血常规、尿常规、阴道分泌物检查(含白带常规、淋球菌和沙眼衣原体检测);血型(含 ABO、Rh)、血糖、肝功能(谷丙转氨酶)、乙型肝炎血清学五项检测;肾功能(肌酐)、甲状腺功能等检查。

（2）实验室筛查：包括风疹病毒、巨细胞病毒、弓形虫、单纯疱疹病毒Ⅰ型及Ⅱ型、梅毒螺旋体等感染检查。

（3）专项检查：包括地中海贫血等遗传性疾病筛查,染色体核型等特殊检查;可能引起胎儿感染的肺结核等传染病及性传播疾病;精神疾病;男性精液检查等。

（4）影像学检查：包括妇科超声常规检查(子宫和附件形态、大小、内部回声、位置及毗邻关系、活动程度等)、乳腺 B 超、心电图检查。

4. 记录检查结果 详细记录检查结果,根据孕前医学检评估风险、分类指导。

第二节　综合评估与风险管理

一、孕前风险评估分类

根据咨询、医学检查结果进行综合评估,评估内容包括:夫妻双方的年龄、社会生活环境、既往孕育史、既往病史、家族史以及致畸物质接触史等。分析受检夫妇的综合健康状况做出初步评估,识别和评估夫妇存在的可能导致出生缺陷等不良妊娠结局的遗传、环境、心理和行为等方面的风险因素,将受检夫妇区分为一般人群和高风险人群。提出相应妊娠建议。

(一)一般人群

指经评估未发现可能导致出生缺陷等不良妊娠结局风险因素的计划怀孕夫妇。

(二)高风险人群

指经评估发现一个或多个方面有异常的计划怀孕夫妇。包括:

1. 女性生育年龄过早(≤18岁)或高龄(≥35岁)。

2. 女方BMI过低($<18.5kg/m^2$)、超重($>24kg/m^2$)、肥胖($>28kg/m^2$)。

3. 生活方式不规律,有偏食、吸烟、饮酒等不良生活习惯,精神压力大,有不良情绪,有长期用药史等。

4. 双方或一方有职业暴露或环境毒物因素接触史。

5. 有不孕、复发性流产、死胎或死产、畸胎等不良孕产史。

6. 双方或一方有遗传病家族史。

7. 有重要脏器疾病史、性传播疾病、传染性疾病、生殖系统疾病、免疫系统疾病、血液系统疾病及精神类疾病史等。

8. 体格检查发现有心血管、肺、肝、肾等异常症状。

9. 辅助检查发现特殊异常影响生育者。

二、风险评估与医学建议

1. 适宜妊娠 指经风险评估未发现夫妇双方患有医学上认为不宜妊娠的疾病或情况。

对于未发现风险因素的计划怀孕夫妇,建议定期接受健康教育与孕前优生健康检查。

2. 建议暂缓妊娠 指经风险评估,受检双方患有性传播疾病传染期、精神类疾病发作期,以及其他重要脏器严重疾病,且病情不稳定或在治疗服药期间。为避免疾病或药物对妊娠及子代健康的影响,建议暂缓妊娠,待病情控制、症状缓解或痊愈后再妊娠。建议计划怀孕夫妇接受进一步咨询、查治和转诊。

3. 建议不宜妊娠 指经风险评估,在患某些疾病期间妊娠,不仅加重病情,造成重要脏器的严重损害,还可能危及母胎生命,为此,建议不宜妊娠。这些严重疾病包括:①重度慢性高血压合并心、脑、肾功能严重损害者;②糖尿病已有严重合并症者;③肾脏疾病、肾脏功能严重受损者;④心血管病变:心功能Ⅲ~Ⅳ级,青紫型先天性心脏病、风湿活动期,细菌性心内膜炎等;⑤严重常染色体遗传性疾病、极重度智能低下者;⑥晚期恶性肿瘤患者;⑦有遗传倾向和攻击行为的严重精神疾病患者。

对建议不宜妊娠的女性,医生应给予耐心咨询,并提供适宜避孕指导。

第三节 孕前保健指导

孕前保健指导是在医学建议基础上,为服务对象提供基本生殖健康指导;并针对存在的可能影响生育的健康问题,给予重点生育指导。使备孕夫妇在身体、心理和社会环境处于最佳时期和最佳状态时计划妊娠,最大限度降低风险。

一、最佳受孕时间和年龄

1. 估算易受孕时间 通过简单易行的方法预测排卵日,

估算"易孕期"。一般情况下,正常育龄妇女的卵巢每月排出一个卵子,如果未能受精,卵细胞在排卵后 12~24 小时内将退化,而精子在女性生殖道内一般能生存 3~5 天,因此在女性排卵前 3~5 天至排卵后 1 天内同房,则容易受孕。排卵期一般为下次月经前 14 天左右。

2. 最佳生育年龄及生育间隔 女性为 24~29 岁,女性过早(≤18 岁)或高龄(≥35 岁);男性生育最佳年龄为 25~35 岁,随着年龄的增大,高龄(≥40 岁)男女生育能力都在下降。

3. 高龄 女性高龄生育容易发生出生缺陷、妊娠期并发症和不良妊娠结局。针对高龄备孕女性,需要告知流产、胎儿发育异常、妊娠期并发症等风险均增加,建议进行孕前检查和咨询,孕期要进行产前诊断。

随着年龄增加,女性卵巢中的卵母细胞逐渐减少,卵巢功能随着年龄的增加而减退,美国疾病控制与预防中心资料报道,女性年龄 <35 岁流产率为 14%、40 岁为 28%、44 岁为 59%。>35 岁的女性,建议进行卵巢功能的评估,男性进行精液检查。超过半年未孕者可积极助孕,必要时借助辅助生殖技术解决生育问题。

二、再次妊娠备孕

随着我国生育政策的调整,妇女多次妊娠和分娩的机会增多,具有孕前风险因素的女性也逐渐增加,特别是高龄夫妻,易发生不良孕史和出生缺陷,对计划再次妊娠的夫妻双方除了依据初次生育筛查评估外,应重点筛查评估:慢性疾病史、不良孕产史、女性卵巢功能、既往产科疾病史、生殖道疾病、剖宫产子宫瘢痕等。

三、瘢痕子宫史妇女备孕

瘢痕子宫是指剖宫产术、子宫肌瘤剔除术、子宫穿孔或破裂修复术、子宫成形术等妇产科手术后子宫组织留存瘢痕者。瘢痕子宫孕前需要充分评估风险并进行个体化指导,由于瘢痕子宫再次妊娠存在瘢痕部撕裂或子宫破裂风险,因此,女性应在孕前通过超声成像技术评估剖宫产瘢痕愈合情况,是否有瘢痕部缺损(憩室),如有瘢痕部缺损应评估其严重程度,包括缺损宽度和深度、缺损处子宫浆膜层是否平整连续、剩余肌层厚度。

剖宫产术后满 2 年若瘢痕轻度缺损可考虑妊娠,但应告知其风险,中重度缺损者不建议再次妊娠。早孕期应行 B 超检查,确定孕囊着床位置与瘢痕的关系,若为瘢痕妊娠应尽早终止妊娠。

四、营养与体重的孕前保健指导

1. 备孕妇女的营养状况直接关系着孕育和哺育新生命的质量,计划妊娠前应将体重指数(BMI)维持在正常范围内,因为过高或过低 BMI 与不孕及妊娠并发症相关。孕前超重或肥胖是发生母胎并发症的独立危险因素,可增加子代成年后的患病风险。孕前低体重是胎儿生长受限、低出生体重儿的独立危险因素。对于体重指数过低($<18.5kg/m^2$)或过高($\geqslant24kg/m^2$)者可给予饮食结构、适当运动、平衡膳食、调节体重等指导;低体重者应适当增加营养并规律运动以增加体重;超重或肥胖者应改变不良饮食和生活习惯,减少高脂肪、高热量、高糖食物的摄入,多摄入富含膳食纤维、营养素的食物,并适当增加运动量,每日坚持 30~60 分钟中等强度的运动,体重降低速度以每周 0.5~1.0kg 为宜,不主张过度节食或服用减肥产品,预防不良妊娠结局。

2. 重视孕前和孕早期叶酸的规范服用,缺乏叶酸可引起死胎、流产和神经管畸形等,叶酸(0.4~0.8mg/d)建议于孕前 3 个月在医生的指导下进行补充直至孕后 3 个月,可使胎儿神经管畸形发生率降低 70%。

3. 指导夫妻双方保持良好的生活习惯和方式,创造良好的孕育环境。

五、口腔保健

口腔疾病如牙龈炎等,可使病原菌进入血流,引起菌血症,形成血管内膜炎,可影响胎盘功能,引起早产或低出生体重儿发生,故孕前积极治疗口腔疾病极为重要。

口腔保健应重视口腔卫生,坚持早晚刷牙,饭后漱口,保持口腔清洁,避免口腔感染。孕前应进行一次口腔检查,发现口腔疾病应积极治疗,以防孕期口腔疾病加重带来的母婴健康影响。

六、孕前心理保健

孕前心理保健是孕产期心理健康的基础。对于妊娠的期望程度,夫妇双方因其年龄、家庭背景、社会环境、文化价值观等因素的影响可能有所不同,但双方应做好怀孕的心理准备、做好承担责任及确定孩子养育方式的准备、适应未来家庭结构变化等。

虽然怀孕是大多数夫妇的愿望,但不孕症始终是婚姻家庭可能面临的一个重大问题。有研究认为,目前我国生育期女性中有 10%~15% 面临不孕的影响,不孕症对正常婚姻中夫妻双方都会构成压力,女性可能面临更多心理压力。而长期紧张、焦虑的情绪又可影响卵子受精,导致不孕,辅助生育技术虽然为不孕症家庭提高了生育机会,但治疗结局的不确定性,使女性在治疗期间会表现出较重的心理不适。

七、慢性疾病患者的孕前保健

母体患慢性疾病可增加妊娠期合并症、并发症的发病风险,同时增加胎儿发育异常发生率;因慢性疾病长期使用的药物也可通过母体影响胎儿发育。因此,慢性疾病患者的孕前保健有助于降低不良妊娠结局,对母胎安全均有极其重要的意义。

（一）孕前糖尿病患者的生育指导

孕前糖尿病患者怀孕后对母儿的健康危害比较大,母儿的近期、远期并发症较高,可造成孕期感染、难产、胚胎发育异常、流产、早产、巨大胎儿、胎儿畸形等不良结局。

1. 糖尿病患者的生育评估

（1）可以妊娠:器质性病变较轻,血糖控制良好者,可在积极治疗、严密监护下妊娠。从妊娠前开始,在内分泌科医师协助下严格控制血糖值。在备孕时应停用其他口服降糖药,改用胰岛素治疗,如果因各种原因不能改用或不能坚持应用胰岛素者,可选择口服降糖药二甲双胍。在孕前把血糖控制在正常水平。

（2）暂不宜妊娠:糖尿病合并肾病、视网膜病变、玻璃体积血病情严重者妊娠风险高,对母儿危险均较大,应避孕,暂不宜妊娠。

2. 糖尿病患者的孕前指导 已患糖尿病的女性应该接受孕前保健,围绕糖尿病并发症进行全面筛查,包括血压、心电图、眼底、肾功能检查等。建议由多学科医师会诊,根据检查结果评估是否适合计划妊娠。

（二）孕前心脏疾病患者的生育指导

心脏病患者的生育问题较为复杂,需根据患者心脏病的种类、心功能状态、有无并发症、孕前治疗效果、年龄、医疗机构诊治能力等多种因素综合评估。

1. 心脏病患者的生育评估

（1）非青紫型先天性心脏病,病情较轻,心功能Ⅰ～Ⅱ级,无并发症者,室间隔缺损口径小且病情较轻者,可以妊娠。

（2）动脉导管未闭的导管小或中等大小,肺动脉压正常,无症状及并发症者,一般可耐受妊娠,但需严密观察肺血管阻力。

（3）有严重心脏代偿功能不全时,应积极治疗,不宜妊娠。

（4）青紫型先天性心脏病,病情较重,心功能Ⅲ~Ⅳ级,或伴有明显的肺动脉高压或其他并发症时,均不宜妊娠。

（5）房间隔缺损合并肺动脉高压的女性,不宜妊娠;如已妊娠,应于妊娠早期行人工流产术。

（6）室间隔缺损口较大,常合并肺动脉高压,易导致右向左分流和心力衰竭,不宜妊娠;室间隔高位缺损,多合并肺动脉口狭窄、房间隔缺损、大血管移位等其他心血管异常,一般不宜妊娠。

（7）先天性心脏病手术矫治后是否可以妊娠,取决于术后心功能状况。根据术后心功能情况、有无发绀及肺动脉高压等评估是否能够耐受妊娠及确定妊娠时机。

2. **心脏疾病患者的孕前指导** 患先天性心脏病的女性一定要做孕前保健,根据病情状况综合分析,评估患者状况,判断是否有妊娠条件,把握妊娠时机。对不宜生育的心脏病患者,应建议其采用避孕措施。

（三）系统性红斑狼疮患者的生育指导

系统性红斑狼疮是一种累及多系统的自身免疫性疾病。临床表现复杂,病程迁延反复,肾脏为最常累及脏器。

1. **系统性红斑狼疮患者的妊娠时机** 系统性红斑狼疮患者的妊娠时机主要取决于病情活动情况。如果在疾病活动期怀孕,一半多的患者可能出现病情加重,少数可死亡或遗留永久性肾损害,预后与疾病的活动程度明显相关。系统性红斑狼疮患者病情稳定、疗效改善,多数患者病情缓解后可以安全地妊娠、生育。妊娠前3个月病情已缓解的系统性红斑狼疮患者能更好地耐受妊娠。而且严密监视,恰当用药,一般对胎儿发育也无明显影响。

2. **系统性红斑狼疮患者的孕前指导** 病情长期稳定（1~2年）;小剂量泼尼松维持（<15mg/d）,无严重糖皮质激素不良反应;妊娠前停用细胞毒性药物半年以上;临床无重要器官的

损害;伴狼疮性肾炎者肾功能稳定(肌酐≤140μmol/L、尿蛋白<3g/d,肾小球滤过率>50ml/min);抗 dsDNA 抗体阴性,补体C3、C4 正常;抗磷脂抗体转阴 3 个月以上再怀孕,以减少流产的发生。

(四) 病毒性肝炎患者的生育指导

1. 妊娠时机选择 因为目前孕期尚无慢性乙型肝炎病毒(HBV)特异性治疗方法,所以应尽可能在孕前 6 个月完成抗病毒治疗。慢性 HBV 感染妇女计划妊娠前,最好由肝病科专科医师评估肝脏功能。肝功能始终正常的感染者可正常妊娠;肝功能异常者,如果经治疗后恢复正常,且停药后 6 个月以上复查正常则可妊娠。

2. 孕前保健指导 孕前服用抗病毒药物替诺福韦意外妊娠者可继续妊娠,对胎儿引起严重不良影响的风险很小。若孕前服用其他抗病毒药物者建议更换为替诺福韦治疗。

尽管如此,如在使用任何抗病毒药物期间妊娠,须告知患者所用药物的各种风险,同时请相关医师会诊,以决定是否终止妊娠或是否继续抗病毒治疗。

3. 配偶为肝炎患者的生育评估与指导

(1)配偶为肝炎患者:甲型肝炎、戊型肝炎不会演变为慢性肝炎和病原携带者,因此配偶在治愈后可以生育;父亲是乙肝患者可通过亲密接触传染新生儿。

(2)配偶抗病毒治疗期间:①应用干扰素(interferon,IFN)抗病毒治疗的男性患者,应在停药后 6 个月方可考虑妊娠;②有研究认为,男性应用核苷(酸)类似物抗病毒治疗可以诱发精子细胞异常,治疗期间应在与患者充分沟通的前提下考虑生育。

(五) 妊娠合并性传播疾病

性传播疾病(sexually transmitted disease,STD)是一类通过性接触传染的疾病。我国重点防治的 STD 有 8 种,包括淋病、非淋菌性尿道炎、尖锐湿疣、生殖器疱疹、梅毒、艾滋病、软下疳、性病性淋巴肉芽肿,均属于《中华人民共和国传染病防治法》规定管理的乙类传染病。孕前保健可及时筛查出可疑性病患者,以便于明确诊断,及时治疗,根据诊治情况提出婚育医学意见,这对生育健康有重要意义。

1. 生殖器疱疹患者的孕前生育评估与指导 人疱疹病毒感染是我国第四大传染病。主要引起生殖器部位皮肤黏膜感染的是单纯疱疹病毒(herpes simplex virus,HSV)的 2 型(HSV-2),占 HSV 感染的 90%。生殖器疱疹的生育评估:

(1)疱疹液中含有大量病毒,传染性强。因此对于夫妇双方中任何一方有生殖器疱疹原发性感染,治疗期间应注意避孕。治疗后症状消失,产生抗体后再考虑妊娠。

(2)妊娠早期患生殖器疱疹原发感染,充分告知不良妊娠结局的风险,知情考虑,必要时终止妊娠。

(3)注意妊娠期感染者分娩方式的选择。

2. 尖锐湿疣患者的孕前生育评估与指导

(1)尖锐湿疣有高度传染性,因此,夫妇双方任一方有感染,在未治愈前应当暂缓妊娠。

(2)经有效治疗后 3 个月内治疗部位无再生疣即为基本治愈,可视为无传染的可能,可考虑计划妊娠。

(3)目前尚无根除 HPV 的药物,治疗目的是去除疣体,改善症状,消除体征。因此,治疗后尚有复发,备孕前应科学评估HPV 感染现状,相关临床医生应给予科学备孕咨询指导。

3. 梅毒患者的孕前生育评估与指导

(1)及早检测与诊断:结合个人史和既往史,对可疑病例应及时予以相关检查,以便早期诊断和及时治疗。

(2)一期、二期、三期梅毒临床未治愈前应当科学评估疾病进展,遵从临床医生医嘱进行规范治疗,未治愈前建议暂缓妊娠。

(3)梅毒规范治疗后达到临床治愈标准,且梅毒血清学检测转为阴性,方可考虑妊娠。

（4）如治疗期间妊娠,应在妊娠早期积极治疗,妊娠期间规范治疗者可有效预防通过母婴传播的先天性梅毒儿的发生。

（5）如梅毒感染孕妇为了避免通过母婴传播的先天性梅毒发生,在规范抗梅毒治疗同时仍选择自愿终止妊娠者,通常建议后续加强随访,监测抗梅毒治疗的效果,待梅毒血清学阴性后可再次考虑计划妊娠。

4. 艾滋病患者的孕前生育评估与指导

（1）若夫妇双方均为 HIV 感染者,应科学计划妊娠,防止非意愿妊娠。在备孕期间,应坚持规范抗病毒治疗,与主治医师进行充分的咨询与沟通,监测 HIV 抗病毒治疗效果,在 HIV 载量完全抑制的情况下,科学备孕与妊娠。

（2）若夫妇双方有一方为 HIV 感染者,应建议其坚持服用抗病毒药物,抑制病毒复制,同时应做好配偶间性传播防护,密切监测未感染一方的健康状态。计划妊娠时,应与传染病专科医师、产科医师、孕产保健医师共同沟通与咨询,制订科学备孕计划,在保护未感染一方不被感染的情况下,科学妊娠。同时充分咨询和告知在孕产期预防母婴传播的措施,通过持续抗病毒药物治疗和有效控制手段,最大程度降低孕产期母婴传播的风险,孕育健康的儿童。

（六）肺结核患者的生育指导

肺结核是结核分枝杆菌导致的慢性肺部感染性疾病,主要传播途径是肺结核患者与健康人之间的空气传播,痰中排菌者称为传染性肺结核,其次是生活密切接触,通过被结核菌污染的食物、物品等间接传播。活动性肺结核患者应适当隔离、积极进行抗结核治疗,待肺部活动病灶消失,痰菌阴性后再择时生育。

（七）甲状腺疾病患者的生育指导

孕前甲状腺功能异常患者易发生妊娠期并发症及不良妊娠

结局的风险,妊娠时机应同内分泌医师共同协商,择期妊娠。

1. 甲状腺功能亢进 甲状腺功能亢进(简称甲亢)未控制的孕产妇易发生流产、早产、死胎等,可诱发妊娠期高血压疾病,增加不良妊娠结局风险,建议暂不怀孕。孕前丙硫氧嘧啶为首选药。最好在甲状腺功能控制至正常后考虑妊娠,接受了放射性碘治疗的女性,应该推迟6个月再怀孕。

2. 甲状腺功能减退 甲状腺功能减退的妇女在妊娠后容易增加产时并发症及胎儿先天异常与智力发育迟缓的风险。未经治疗的甲状腺功能减退患者建议暂不怀孕。如经正规治疗后胎儿及新生儿预后好,已患临床甲状腺功能减退的妇女计划妊娠时需要将血清 TSH 控制到 <2.5mIU/L 水平后再怀孕。

八、孕前药物选择对生育的影响

1. 药物对生育的不良影响 药物对生育的不良影响受多种因素制约。包括以下几个方面,①药物自身特性:包括药物的种类、药物的理化特点、药物代谢动力学特点、生物学效应及阈值、使用剂量、胎盘转运速率、组织器官亲和力等。②药物对成人生殖细胞及胚胎的毒性特点:药物对精子及卵子的毒性、母亲因不同基因型对药物吸收的敏感性等均可影响孕育结局。③围孕期用药时间:用药时间节点是决定药物对生育影响的另一个重要因素,母体吸收药物作用于不同胚胎发育阶段可以造成不同胎儿发育风险。一般来说,在受精后2~12周是致畸敏感期,该阶段是胚胎各组织器官分化、发育的关键时期,对药物等外源性毒性物质极其敏感,不恰当用药可能导致多器官畸形。

2. 药物影响生育的作用方式 药物被夫妇双方吸收后,可通过不同方式对生育产生影响:①对成人生殖细胞产生毒性,从而影响受精卵质量;②药物通过母胎屏障对胚胎或胎儿产生等同于母亲的药效;③药物在母体胎盘或胎儿体内形成药物代谢物质,从而对胎儿产生影响;④药物改变了母体的生理,使子宫内环境发生改变,从而导致胎儿发育畸形。

3. 常见影响生育的药物种类 目前研究已证明,以下药物对生育有较明确的不良影响:①抗肿瘤类药物,尤以抗代谢类药物中的氨基叶酸和氨甲蝶呤最为明显;环磷酰胺、6-巯基嘌呤也可致畸,造成四肢短缺、外耳缺损、唇裂、腭裂及脑积水。②激素类药物。如雌激素己烯雌酚可引起出生后女孩阴道腺癌;睾酮可诱发女胎的外生殖器男性化;可的松可增加无脑儿、唇裂、腭裂及低体重儿风险等。③抗生素类药物。链霉素可致先天性耳聋并损害肾脏;四环素类药物可致骨骼发育障碍和乳牙发黄等。④镇静药。⑤抗癫痫药。⑥抗凝血药等。

另外,还有相当一部分药物胚胎药理学尚处于萌芽阶段,对生育的影响尚待进一步临床实践验证和深入研究。夫妇任何一方患急性疾病需要短期内用药,一般建议疾病痊愈并停止用药后考虑怀孕。

九、关于孕前期疫苗使用的指导

孕妇为感染传染病的高危人群,因此,建议在怀孕前尽可能地进行相关疫苗的注射。如:丈夫为乙肝携带者,女方为正常且没有免疫力时应当在计划妊娠前注射乙肝疫苗。注射疫苗后到计划妊娠的间隔时间是根据疫苗种类决定的。如:一般的乙肝疫苗注射结束后即可怀孕;但是活病毒疫苗或菌苗最好于注射后半年再怀孕,如风疹疫苗、麻疹疫苗等。流感疫苗孕产期各期均可接种。

十、孕前遗传优生咨询

(一)孕前遗传优生咨询目的及服务对象

1. 孕前遗传咨询的目的 孕前遗传咨询是就某种遗传病的发生原因、再发风险和防治等进行探讨,提出适当的遗传相关检测方法,对未来的妊娠结局进行风险评估。

2. 遗传咨询的服务对象 遗传咨询的对象包括:①夫妇

双方或家系成员患有某些遗传病或先天畸形者;②夫妇一方已知或可能是遗传病致病基因携带者或染色体平衡易位携带者;③曾生育过遗传病患儿或先天畸形儿的夫妇;④不明原因智力低下患儿的父母;⑤不明原因的反复流产或有死胎、死产等情况的夫妇;⑥孕期接触不良环境因素以及患有某些慢性病的孕妇;⑦性器官发育异常者或行为发育异常者;⑧婚后多年不育的夫妇及35岁的高龄孕妇;⑨近亲婚配的夫妇;⑩有环境有害因素接触史或孕期用药史等其他需要排除生育风险的咨询者。

(二)孕前遗传优生咨询主要内容

1. 发病风险分析

(1)明确诊断及相关遗传方式:明确诊断、分析遗传方式及计算再发风险。不少遗传病的遗传方式是已知的,但对于有表型模拟和遗传异质性的疾病,通过家系调查,分析遗传方式,是遗传咨询中极为重要的不可缺少的步骤。

(2)再发风险分析:不同种类的遗传病,其子代的再发风险率均有其各自独特的规律,在明确诊断,确定遗传方式以后,可分别计算再发风险率。

常见的13、18、21-三体综合征的发生与母龄呈正相关,即随着母亲年龄增大,三体综合征的再发风险率也随之增大。

2. 生育医学指导原则

(1)夫妇双方确定为遗传病的高风险携带者,孕前应该进行遗传病的筛查,则有充分时间获得遗传病方面的咨询和生育指导意见,以了解自己是否适合生育;孕早期掌握胚胎发育情况等。

(2)向服务对象阐明某种严重遗传性疾病的病因、发展和预后,对患者提出可能的治疗方法。

(3)对可疑携带者做携带者检出,若不能做携带者检出,必须分析其为携带者的风险。

总体而言,夫妻任何一方患有出生缺陷或曾生育过出生缺陷患儿,应当在怀孕前进行优生遗传咨询。对生育过严重、再发风险高的出生缺陷或遗传性疾病患儿,可以建议采用辅助生殖技术做种植前遗传诊断。

第四节　孕前保健工作流程

一、初次生育

对初次生育的夫妇需要在计划妊娠前 3~6 个月进行生育前风险评估,根据风险评估结果进行相应生育指导(图 1-1)。

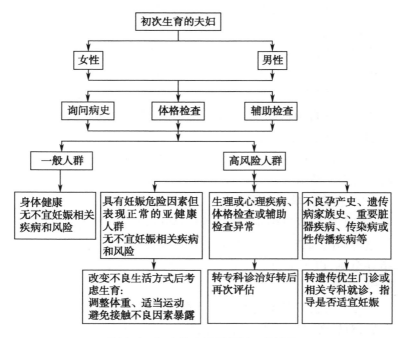

图 1-1　初次生育孕前保健工作流程

二、再次生育

对计划再次妊娠的夫妻双方除了依据初次生育筛查评估外,应重点筛查评估:慢性疾病史、不良孕产史、剖宫产子宫瘢痕、女性卵巢功能、既往产科疾病史、生殖道疾病,再次生育前风险评估流程见图 1-2。

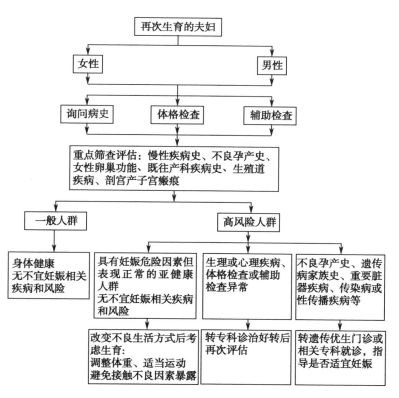

图1-2 再次生育孕前保健工作流程

第二章

孕 期 保 健

孕期保健是指从确定妊娠之日开始至临产前为孕妇及胎儿提供的一系列保健服务,包括定期孕期检查、综合评估、健康教育及咨询指导。了解孕妇的基本信息,对孕妇进行全面检查及健康指导,掌握孕妇的健康状况及可能的危险因素,动态监测胎儿的生长发育及母体的健康状况,筛查危险因素,并对筛查出的危险因素进行评估和全面管理。对妊娠应当作到早诊断、早检查、早保健。

按照国家卫生健康委 2011 年发布的《孕产期保健工作规范》要求,孕期至少应进行 5 次检查,妊娠早期至少进行 1 次,孕中期至少 2 次,孕晚期至少 2 次(其中至少 1 次在 36 周后进行),发现异常应增加检查次数。

世界卫生组织(World Health Organization,WHO)于 2016 年发布了"关于开展孕期保健促进积极妊娠体验的建议",提出孕期检查次数至少 8 次,首次孕期检查时间为 <12 周,随后的检查时期分别为 20 周、26 周、30 周、34 周、36 周、38 周和 40 周。不同的地区、不同的机构孕期检查项目和次数不尽相同,对于有条件的地区和机构,建议至少进行 8 次孕期检查。

第一节 初诊和复诊内容

依据孕妇到医疗机构接受孕期保健检查的时机,孕期保健分为初诊和复诊。

一、初诊

为孕妇提供第一次孕期检查为初诊。初诊检查时间应在确定妊娠即开始,最晚不超过孕 12 周末。若第一次检查超过 12^{+6} 周,孕期保健者也应完成初诊检查的全部内容。

(一)保健内容

1. 确定宫内妊娠、预产期及孕周

(1)确定宫内妊娠

1)育龄健康有性生活妇女,平时月经周期规则,一旦月经过期,应考虑到妊娠,停经超过 10 日以上,应高度怀疑妊娠,若停经两个月以上,则妊娠的可能性更大。

2)在停经 6 周左右伴有早孕反应(如畏寒、头晕、乏力、嗜睡、食欲缺乏、喜食酸物、厌油腻、恶心、晨起呕吐等)、尿频,自觉乳房胀痛等症状,妇科检查阴道黏膜和宫颈阴道部充血呈紫蓝色,停经 6~8 周检查黑加征阳性,子宫增大呈球形,可能宫内妊娠。

3)妊娠试验阳性,可以确诊为妊娠。受精后 7~9 天可用放射免疫法测定孕妇血 β- 人绒毛膜促性腺激素(human chorionic gonadotropin,hCG)升高,即可诊断早孕。可用早早孕诊断试纸法检测孕妇尿液,若为阳性,在白色显示区上下呈现两条红色线,表明受检者尿中含 hCG,可诊断早期妊娠。阴性结果应在 1 周后复测。

4)有条件和必要时可以进行 B 超检查,宫内孕者在宫腔内可见到妊娠环、孕囊、胚芽或胎心搏动。对于末次月经记不清或平时月经周期不规律者可比较准确地确定胎龄,也可发现异位妊娠。如为双胎,可通过绒毛膜性判断单卵或双卵双胎,以利于以后双胎并发症的诊断及处理。

(2)推算预产期及孕周

1)按末次月经推算预产期:预产期计算应按末次月经第一日算起,月份加 9 或减 3,日数加 7。如末次月经第一日是公历 2021 年 4 月 10 日,预产期应为 2022 年 1 月 17 日。如孕妇对

末次月经仅记得农历日期,应转换成公历再推算预产期。实际分娩日期与推算的预产期有可能相差 1~2 周。

2）如果孕妇记不清末次月经日期或者哺乳期尚无月经来潮而受孕者,可根据早孕反应开始时间、胎动开始时间、盆腔检查子宫大小、手测宫底高度、尺测子宫长度来推算孕周及预产期,也可以用 B 超协助诊断,早孕期应用 B 超来推算孕周的误差较小,为 3~5 天。

3）根据宫高情况推算孕周:对于末次月经不清楚,初诊检查时间较晚者,已处于妊娠中晚期,可根据宫高测量,推算孕周。

各孕周与子宫底高度见表 2-1。

表 2-1　不同孕周与子宫底高度对照表

妊娠周数	手测宫底高度	平均宫高（cm）
12 周末	耻骨联合上 2~3 横指	—
16 周末	脐耻之间	—
20 周	脐下 1 横指	18（15.3~21.4）
24 周	脐上 1 横指	24（22.0~25.1）
28 周	脐上 3 横指	26（22.4~29.0）
32 周	脐与剑突之间	29（25.3~32.0）
36 周	剑突下 2 横指	32（29.8~34.5）
40 周	脐与剑突之间或略高	33（30.0~35.3）

4）根据 B 型超声检查推算孕周:月经周期不规则,或末次月经遗忘或不清楚,则需根据 B 型超声检查胎儿发育推断孕周。超声检查估计孕龄早期可采用妊娠囊测量或胚胎冠 - 臀长（crown-rump length,CRL）测量,而且检测越早估计孕龄越准确,超声冠 - 臀长测量估测的孕龄误差为所估计孕龄的 ±8%,孕龄越大,误差范围越大。在早期行超声检查,根据胚胎和胎儿发育情况可以准确地推算孕龄。

妊娠囊测量计算孕周,公式为:孕龄(周)= 妊娠囊最大直径（cm）+3,妊娠 6 周前妊娠囊直径≤2cm,妊娠 8 周时妊娠囊约占宫腔 1/2,妊娠 10 周时妊娠囊占满子宫腔。

胚胎形态及胎儿冠 - 臀长测量估测孕周。妊娠 5 周,妊娠
囊内可见胚胎呈点状高回声,经腹部 B 超检查难辨心管搏动,
经阴道超声常可见心管搏动。妊娠 6 周,胚胎呈小芽状,多数能
见心管搏动;妊娠 7 周,胚胎呈豆芽状,胎心搏动明显;妊娠 8 周,
胚胎初具人形。可通过测量冠 - 臀长推算胎龄。冠 - 臀长测量
方法:显示胚胎头部至臀部的正中矢状切面,从头部顶点测量到
臀部的最低点。 简便估计方法为:CRL(cm)+6.5= 孕龄(周)。
此法可沿用至孕 14~15 周,15 周后由于脊椎生理弯曲的出现,
冠 - 臀长测量误差较大(表 2-2,表 2-3)。

表 2-2　妊娠早期不同孕周妊娠囊平均值(B 超)

孕周	妊娠囊纵径(cm)	横径(cm)	前后径(cm)
5 周	1.58 ± 0.53	1.61 ± 0.52	1.09 ± 0.38
6 周	1.99 ± 0.61	2.03 ± 0.51	1.35 ± 0.36
7 周	2.50 ± 0.68	2.57 ± 0.79	1.79 ± 0.49
8 周	3.56 ± 1.10	3.35 ± 0.88	2.35 ± 0.59
9 周	3.77 ± 1.07	3.89 ± 1.30	2.78 ± 0.62
10 周	5.00 ± 1.02	4.96 ± 0.72	3.18 ± 0.58
11 周	6.17 ± 1.02	6.21 ± 1.12	3.47 ± 0.52
12 周	6.74 ± 0.72	6.54 ± 0.71	3.88 ± 0.53

表 2-3　妊娠早期不同孕周胚胎胎儿冠 - 臀长平均值(B 超)

孕周	CRL(cm)	孕周	CRL(cm)
5.7 周	0.2	10.4 周	3.5
6.1 周	0.4	10.9 周	4.0
6.4 周	0.6	11.3 周	4.5
6.7 周	0.8	11.7 周	5.0
7.2 周	1.0	12.1 周	5.5
7.5 周	1.3	12.5 周	6.0
8.0 周	1.6	12.8 周	6.5
8.6 周	2.0	13.2 周	7.0
9.2 周	2.5	14.0 周	8.0
9.9 周	3.0		

2. 建立《母子健康手册》 确定宫内妊娠后,应为初诊的孕妇建立《母子健康手册》,应将询问的一般情况及相应的病史、体格检查、专科检查、辅助检查,危险因素、综合评估及处理等情况均记录在保健手册和病历上。

3. 保健内容

(1)询问

1)基本情况:孕妇姓名、出生日期、出生地、籍贯、民族、住址、职业、工种、结婚年龄、血型、工作单位、家庭地址、联系电话,以及配偶姓名、工作单位、联系电话等。

2)现病史:主要了解停经后所伴随的一些症状,包括与妊娠有关的症状、与疾病有关的症状、诊疗和转归等情况。

与妊娠有关的症状:末次月经时间,有无早孕反应、早孕反应出现的时间及程度,如初诊者为妊娠中期或晚期应该了解胎动开始的时间和胎动状况。妊娠并发症症状,包括腹痛、阴道流血、阴道流水等,有无病毒感染的症状包括感冒、发热、皮疹等;药物应用情况包括药物名称、剂量、用药时间等;还应了解饮食和大小便情况。

与疾病有关的症状:要注意了解与重要脏器相关的疾病和症状,如高血压、心、肺、肝、肾、内分泌疾病及传染病等相应疾病的症状,如已知疾病者可用疾病名称询问,如有现患疾病要了解治疗经过。

3)既往史:了解孕妇过去的健康和疾病情况。内容包括既往健康状况、疾病史、传染病病史、预防接种史、手术外伤史等。

4)个人史:有无烟、酒、药物等嗜好,有无被动吸烟环境,工作环境有无接触工业毒物、粉尘、放射性物质,有无冶游史。

5)月经史:初潮年龄、周期(间隔、持续天数)、经量、痛经、闭经、末次月经日期、前次月经日期。

6)婚育史:初婚年龄或再婚年龄、孕产次(按次标明时间及合并症或并发症、终止妊娠方法、结局、有无难产史或不良孕产史),本次妊娠属计划内还是计划外妊娠。

7)避孕史:有无采取避孕、避孕方法、避孕持续的时间等。

8)夫妇双方遗传史和家族史:夫妇双方及直系亲属健康状况,家族成员有无遗传性疾病(如血友病、白化病)、可能与遗传有关的疾病(如糖尿病、高血压、癌症等)、传染病(如结核等),先天性疾病或畸形、地方病等。

9)过敏史、输血史:对药物或某物质过敏情况(如青霉素等),输血史。

(2)体格检查:重点内容包括观察孕妇生命体征、发育、营养、精神状态等一般情况,注意步态,测量身高、体重、血压,同时注意腹壁、双下肢有无水肿,注意心肺有无病变,检查乳房发育情况,乳房大小及乳头凹陷,腹部检查肝、脾大小、软硬度及触痛,检查脊柱及四肢,注意骨盆及下肢有无畸形等。

(3)专科检查:妊娠早期应行妇科检查,孕中晚期应行阴道检查和产科检查。

1)妇科检查:在妊娠早期初诊时应进行外阴、阴道及盆腔双合诊检查,包括外阴、阴道有无畸形、炎症、肿物、有无瘢痕、狭窄等,白带量、性状;宫颈有无糜烂样改变、息肉、赘生物,有无接触性出血;子宫位置、大小、软硬度、有无肿物、子宫活动度,子宫大小是否符合孕周;附件有无增厚、压痛、肿物、大小、性状、活动度。

2)产科检查:包括腹部检查和骨盆测量。

①腹部检查:注意观察腹部形状和大小,有无尖腹和悬垂腹,有无手术瘢痕;测量宫高、腹围,进行四步触诊法,确定胎方位。根据先露部和其下降程度确定胎心听诊部位,听取胎心。

②骨盆检查:指骨盆测量。如初次孕期检查是孕晚期,可行阴道检查确定胎先露部,同时进行骨盆内测量,并测量出口后矢状径。有充分证据表明骨盆外测量不能预测产时头盆不称,孕期无须常规测量,仅在骨盆畸形时测量。

（4）辅助检查

1）基本检查项目：为保证母婴安全，所有孕妇均应进行基本的、必要的检查项目，包括血常规、血型（ABO 和 Rh 血型）、尿常规、阴道分泌物常规检查、肝功能、肾功能、空腹血糖、乙肝表面抗原、梅毒血清学检测、人类免疫缺陷病毒抗体检测。福建、江西、湖南、广东、广西、海南、重庆、四川、贵州、云南等地中海贫血高发地区的孕妇应进行地中海贫血的筛查。

2）建议检查项目：根据病史、体格检查及基本检查项目结果，确定应增加的检查项目，包括乙肝五项、HCV 筛查、抗 D 滴度（Rh 阴性者）、75g 糖耐量测定（空腹血糖异常或糖尿病高危人员）、甲状腺功能筛查、宫颈细胞学检查（孕前 12 个月未查者）、沙眼衣原体及淋球菌检测、细菌性阴道病（bacterial vaginosis，BV）检测，心电图、胎儿颈项后透明带宽度（NT 值）测量，以及胸部 X 线检查（1 年内未做过胸片检查者）。

（5）针对妊娠中晚期妇女应提供相应时期的特殊检查。

（6）妊娠风险因素筛查：根据询问病史、体格检查、专科检查、辅助检查、特殊检查情况，进行妊娠风险因素筛查。

（7）综合评估和处理：完成各项检查后，应根据检查结果对孕妇状态进行综合评价。按照《孕产妇妊娠风险评估与管理工作规范》要求，根据妊娠风险严重程度将孕妇分为低风险(绿)、一般风险(黄)、较高风险(橙)、高风险(红)及传染病(紫)五类，进行分级标识，并将孕妇转诊至相应医院进行管理。对低风险孕妇进入妊娠各时期常规保健，定期进行孕期检查；对于一般风险及以上且可以妊娠者，给予高危管理，包括增加孕期检查次数，密切监护、随诊及诊治；对妊娠早期不适宜妊娠者建议终止妊娠，在知情同意下行终止妊娠手术；对于紧急情况者，需立即启动应急急救系统，进行救治或转诊。

（二）初诊工作流程

初诊程序详见初诊工作流程图 2-1。

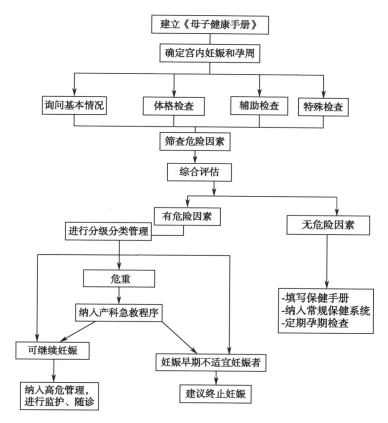

图2-1 初诊工作流程图

二、复诊

　　复诊是为孕妇提供的第二次及以后多次孕期检查,包括孕中期至少2次,孕晚期至少2次的孕期检查,以及根据情况酌情增加的孕期检查。

(一)保健内容

　　1. 询问及查阅记录　每次复诊应查阅《母子健康手册》及医院病历的相关记录,包括辅助检查报告等;再次确认孕周;妊娠中期了解胎动开始时间;每次检查需了解胎动情况、前次孕期检查后有何不适,如有无头晕、头痛或视物不清、水肿、心悸、气短、腹痛、阴道流血、流液及阴道分泌物有无异常等症状,以便及时发现异常情况,初步判定孕妇和胎儿的健康状况。

2. 体格检查

(1)测量体重,注意体重每周增长情况,根据孕前体重确定孕妇每周体重适宜增加量。

(2)测量血压,了解血压有无增高;计算平均动脉压,预测妊娠期高血压疾病。

(3)注意有无水肿。

3. 产科检查 测量宫高、腹围,检查胎位,听胎心;孕 20 周开始绘制妊娠图,动态观察胎儿生长发育情况。孕晚期还应进行胎先露及先露入盆情况的检查,必要时测量骨盆、估计胎儿体重,并根据胎儿大小和骨盆情况预测分娩方式,根据妊娠风险选择适宜的分娩机构。

4. 辅助检查 定期进行血常规、尿常规检查。根据病情需要适当增加辅助检查项目。

5. 针对妊娠中晚期妇女应提供相应时期的特殊检查。

6. 妊娠风险因素筛查 根据询问病史、体格检查、专科检查、辅助检查、特殊检查情况,进行妊娠风险因素筛查。

7. 综合评估和处理 每次孕期检查后应根据检查结果对孕妇状态进行综合评价,动态进行妊娠风险评估分级,并确定分娩地点。对妊娠低风险孕妇进入妊娠各时期常规保健,定期孕期检查;对于一般风险及以上且可以妊娠者,并根据其严重程度给予高危分级分类管理,包括转至相应助产机构进行孕期保健、增加孕期检查次数,密切监护、随诊及诊治;对于紧急情况者,需立即启动应急急救系统,进行救治或转诊等。

(二)复诊工作流程

复诊程序详见复诊工作流程图 2-2。

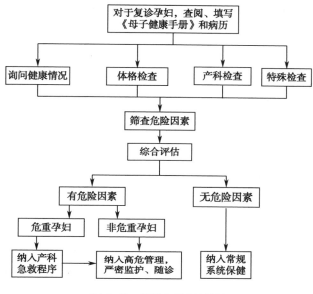

图2-2 复诊工作流程图

第二节 妊娠早期保健

妊娠早期是指孕 12^{+6} 周之前的妊娠。妊娠早期保健至少一次。孕早期保健的主要目的是确定宫内妊娠,全面评价孕妇健康状况,筛查不宜妊娠者,提供孕早期保健指导。

一、保健内容

(一)询问及检查

按照初诊要求进行询问、体格检查、盆腔检查及辅助检查。

1. 询问 详细询问孕妇基本情况、现病史、妇产科疾病及手术史、既往疾病及手术史、个人史、月经史、婚育史、避孕史、夫妇双方家族史和遗传病病史等。

2. 体格检查 测量身高、体重及血压,进行全身体格检查及盆腔检查。

3. 辅助检查 基本检查项目包括血常规、尿常规、血型(ABO 和 Rh 血型)、空腹血糖、肝功能、肾功能、乙肝表面抗原、梅毒血清学检测、人类免疫缺陷病毒抗体检测;地中海贫血高发地区需进行地中海贫血筛查、孕早期超声检查(确定宫内妊娠和孕周,了解子宫和附件情况)。

建议检查项目包括丙型肝炎(HCV)检测、抗 D 滴度(Rh 阴性者)、75g 口服葡萄糖耐量试验(oral glucose tolerance test,OGTT)(高危孕妇)、甲状腺功能筛查、血清铁蛋白(血红蛋白 <110g/L 者)、乙肝五项、宫颈细胞学检查(孕前 12 个月未检查者)、沙眼衣原体及淋球菌检测、细菌性阴道病检测(有相关症状或早产史)、心电图、妊娠 11~13^{+6} 周超声检查测量胎儿颈项透明层厚度(nuchal translucency,NT),有条件可逐步开展妊娠早期的血清学筛查(筛查 13、18、21- 三体综合征)等。

(1)阴道分泌物、宫颈分泌物制片要求

1)阴道分泌物检查:检测阴道分泌物清洁度、滴虫及假丝酵母菌。用灭菌拭子从阴道侧壁上 1/3 处采集分泌物。在载玻片上加 1 滴或 2 滴生理盐水,将阴道分泌物与生理盐水混合成悬液后显微镜下观察清洁度及滴虫;再将阴道分泌物与 10%KOH 溶液合成悬液后观察识别假丝酵母菌,因为 KOH 能将其他细胞溶解,更易查出假丝酵母菌。

2)沙眼衣原体检测:将棉拭子插入宫颈管内 1~2cm,稍用力转动,保留 30 秒后取出蘸有宫颈管分泌物的拭子,应用沙眼衣原体检测试剂进行检测(如宫颈外口表面分泌物过多,先使用无菌棉球清除后再取材)。

3)淋球菌检测:将蘸有宫颈管分泌物的棉拭子均匀涂布于载玻片上,经固定、革兰氏染色后,在显微镜下观察淋球菌(取材方法同上)。

(2)宫颈细胞学检查

1)宫颈细胞取材及制片要求

①取材方法:采集宫颈外口鳞 - 柱交接部(移行带)和宫颈管内细胞,进行宫颈细胞学检查。充分暴露宫颈,用宫颈细胞取样器,以宫颈外口为圆心旋转 2~3 周,不要过分用力,以免损伤宫颈上皮引起出血,而影响检查结果。如宫颈口分泌物过多,可先用无菌干棉球轻轻擦去,再进行取材。

②制片方法

➤ 玻片制片:取材后立即将刮取的标本顺序涂抹在载玻片上,面积应占据载玻片 2/3 以上,应顺同一方向轻轻均匀推平,不宜太厚,切忌反复涂抹。将涂片用 95% 的酒精固定 15~30 分钟,固定时间不宜过短或过长,切忌晾干后固定。固定好的涂片取出、装盒后统一送检,进行染色和阅片检查。

➤ TCT 制片:取材后将收集的标本或取材器,全部放入装有液基细胞保存液的容器中,送细胞学实验室行制片、染色和阅片检查。

2)阅片方法:宫颈细胞学检查阅片方法采用贝塞斯达报告系统(the Bethesda system,TBS)。TBS 系统强调细胞学报告为医学会诊单:①评估并报告细胞学标本的满意度,将标本质量信息反馈给临床以获得对病变的正确评价和有效的标本质量改进;②诊断术语标准化;③提出适当建议供临床参考。

(二)筛查危险因素

1. 基本情况 年龄(周岁)≥35 岁或≤18 岁、身高≤145cm,或对生育可能有影响的躯体残疾(包括胸廓、脊柱畸形等);体重指数(BMI)>24kg/m^2 或 <18.5kg/m^2;Rh 血型阴性等。

2. 异常孕产史 生育间隔 <18 个月或 >5 年;剖宫产史;不孕史;不良孕产史[各类流产≥3 次、早产史、围产儿死亡史、出生缺陷、异位妊娠史、滋养细胞疾病史、既往妊娠并发症(如母儿血型不合史、妊娠期高血压疾病、妊娠糖尿病、难产史、巨大儿分娩史、产后出血史等)及合并症(如高血压、糖尿病、血液病、甲状腺疾病、免疫系统疾病等)];本次妊娠异常情况(如多胎妊娠、辅助生殖妊娠等)。

3. **妇产科疾病及手术史** 生殖道畸形;子宫肌瘤或卵巢囊肿≥5cm;阴道及宫颈锥切手术史;宫/腹腔镜手术史;瘢痕子宫(如子宫肌瘤挖除术后、子宫肌腺瘤挖除术后、子宫整形术后、宫角妊娠后、子宫穿孔史等);附件恶性肿瘤手术史。

4. **家族史** 高血压家族史,且孕妇目前血压≥140/90mmHg,糖尿病(直系亲属);凝血因子缺乏;严重的遗传性疾病(如遗传性高脂血症、血友病、地中海贫血等)。

5. **既往疾病及手术史** 既往或现患有内外科疾病或妇科疾病,如贫血、活动性肺结核、心脏病、糖尿病、血液病、肝炎、甲状腺功能异常、高血压、慢性肾炎、子宫肌瘤、卵巢肿瘤等;恶性肿瘤病史;其他特殊、重大手术史、药物过敏史等。

6. **辅助检查** 血红蛋白<110g/L;血小板计数≤100×10^9/L;梅毒筛查阳性;HIV筛查阳性;清洁中段尿常规异常(如蛋白、管型、红细胞、白细胞)持续两次以上;尿糖阳性且空腹血糖异常(妊娠24周前≥7.0mmol/L;妊娠24周起≥5.1mmol/L);血清铁蛋白<20μg/L等。

7. **本次妊娠的异常情况** 妊娠剧吐、发热、头晕、头痛、出血、腹痛、服药等。

二、综合评估与处理原则

根据病史、体格检查、辅助检查,筛查影响妊娠的危险因素,对孕妇情况进行综合评估;评估结果分为低风险(绿)、一般风险(黄)、较高风险(橙)和高风险(红)和传染病(紫)五类。对一般风险及以上分类者,根据对孕妇健康影响,处理分为三个方面:一是有危险因素但可以继续妊娠;二是不适宜继续妊娠;三是紧急情况需要紧急处理。根据妊娠风险评估分级情况,对孕产妇进行分类管理。各类情况处理原则如下:

(一)低风险孕妇

进入常规各妊娠期保健,提供孕期保健指导,包括讲解孕期检查的内容和意义,给予营养、心理、卫生(包括口腔卫生等)和避免致畸因素的指导,提供疾病预防知识,告知出生缺陷产前筛查及产前诊断的意义和最佳时间等。并预约下次检查时间。

(二)一般风险及以上孕妇

1. 有危险因素可以继续妊娠,应纳入高危管理,包括加强孕期检查、密切监护母儿情况、随诊及诊治,对有合并症、并发症的孕妇及时诊治或转诊,必要时请专科医生会诊或共同管理。

2. 患有不适宜继续妊娠疾病,须告知在这种情况下妊娠对孕妇健康的影响,及胎婴儿的影响,在知情同意下建议终止妊娠。不宜继续妊娠的主要疾病包括以下情况:

(1)严重心脏疾病:心脏病变严重,心功能Ⅲ级及以上者。心电图显示严重心律紊乱、心室肥厚、心房纤颤、重度房室传导阻滞、心动过速难以控制者、心肌损害明显者。心功能检查,射血分数(ejection fraction,EF)≤60%者。

(2)肝硬化失代偿期。

(3)慢性肾脏疾病伴严重高血压、肾功能不全。

(4)糖尿病患者如已经有较严重的心血管病变,严重肾病伴肾功能不全,眼底有增殖性视网膜病变未治疗者或玻璃体积血等。

(5)重度再生障碍性贫血病情未缓解,Evans综合征。

(6)精神病急性期。

(7)危及生命的恶性肿瘤。

(8)癫痫病患者:最好于病情稳定2年,停药后再怀孕。如病情未控制,已经怀孕,则妊娠后不能停药,应该注意药物致畸影响。

(9)其他严重内科疾病,需要治疗后可以怀孕的,包括一些急性疾病,急性感染性疾病等,如感冒发热、病毒性肝炎发病期、生殖道感染等,可以在治疗好转以后再怀孕。

3. 有紧急情况发生,如阴道流血、腹痛、昏迷等情况,需立即启动急救应急系统,将危重孕妇纳入急救程序,进行救治或转诊。

4. 筛查需要作产前诊断的孕妇,应及时转入具有产前诊断资质的医疗机构进行产前诊断。产前诊断对象详见孕中期产前诊断。

三、孕早期并发症处理

(一) 妊娠剧吐

约半数妇女在妊娠 6 周前后出现恶心、呕吐、厌食等妊娠反应,多数在 12 周消失。如早孕反应严重,频繁恶心、呕吐,滴水不进,呕吐物中有黄绿色胆汁,尿量明显减少,消瘦,出现尿酮体阳性等情况,考虑妊娠剧吐,需及时补液或住院治疗。对精神不稳定的孕妇,应给予心理保健,解除思想顾虑。妊娠剧吐治疗后病情好转可以继续妊娠,如果出现持续黄疸、体温升高持续在38℃以上、心动过速,伴发 Wernicke 综合征(威尔尼克脑病)等危及生命时,要考虑终止妊娠。

(二) 流产

1. 先兆流产 如阴道少量出血,可能伴有腹痛或轻微腰酸,也可不伴腹痛,阴道无肉样组织排出,应考虑先兆流产。进行 B 型超声检查,如果胚胎正常(胎囊完整、可见胎芽、有胎心搏动等),可继续妊娠。告知适当休息,禁止性生活,必要时给予对胎儿危害小的镇静剂,酌情应用保胎药。如果 B 型超声检查发现胚胎发育不良,β-hCG 持续不升或下降,表明流产不可避免,应及时终止妊娠。

2. 难免流产 如阴道出血增多,多于正常月经量,同时伴有阵发性腹痛难忍,妇科检查宫颈口已经开大,有时看见胚胎组织堵塞宫颈内口,考虑为难免流产。一旦确诊应尽早使胚胎及胎盘组织完全排出。早期流产应及时行清宫术,对刮出的胚胎组织要仔细检查,并送病理检查。

3. 不全流产 如果阴道排出肉样组织,要查看排出的肉样组织是否完整,阴道检查宫口是否闭合,同时关注患者的一般状态及生命体征,及早识别失血性休克。必要时超声辅助检查宫内是否仍有残留组织。如果考虑为不全流产,一经确诊应尽快行清宫术,清除宫腔内残留组织,辅以宫缩剂,达到有效止血效果。如发生失血性休克时,应实施紧急救治,没有抢救能力应给予输液、吸氧等处理的同时,及时转诊到有能力诊治的医院。

(三) 异位妊娠

是妇产科最常见的急腹症之一,发生率约为 2%,是早孕期引起孕产妇死亡最常见的原因。如出现不规则出血,有停经6~8 周或无停经史,hCG 阳性,一侧下腹部疼痛或剧烈腹痛,并可出现肛门坠胀感、晕厥、休克与阴道出血不相符时,应考虑异位妊娠。对发生异位妊娠者要紧急收入院诊治,可行超声检查诊断,并判定异位妊娠是否破裂,根据病情及时治疗或手术。对于没有处理条件时,给予输液吸氧,及时转送到有能力诊治的医院。

(四) 葡萄胎

如有不规则阴道出血,量多少不等,反复发生,逐渐增多,有停经 8~12 周,早孕反应重,子宫异常增大,变软,腹痛,或有葡萄珠样的水泡样组织排出应考虑葡萄胎。进行 B 超检查可以明确诊断,要及时收住院清宫治疗,或转诊到有诊治能力的医院。治疗后必须定期随访,以便尽早发现滋养细胞肿瘤并及时处理。

(五) 生殖道感染

1. **滴虫性阴道炎**　临床表现为阴道分泌物增多,呈泡沫样;若合并其他细菌感染,则阴道分泌物可呈脓性;外阴瘙痒;外阴、阴道口充血、灼热感,可见阴道黏膜有散在红色斑点。实验室检查阴道分泌物 pH≥4.5,显微镜下悬液中可找到阴道毛滴虫,阴道清洁度Ⅲ度,可诊断为滴虫性阴道炎。指导孕妇注意卫生,避免交叉感染。性伴需同时治疗。治疗:甲硝唑 2g,口服,共 1 次,或甲硝唑 400mg,每天 2 次,口服,共 7 天。复查为阴性,需巩固治疗 1~2 周期,仍为阴性,方可停止治疗。甲硝唑属孕期 B 类药,孕期可以使用,需在知情同意下用药治疗。

2. 外阴阴道假丝酵母菌病 临床表现为孕妇有外阴阴道瘙痒,阴道分泌物增多,呈凝乳块或豆渣样。检查见外阴充血水肿或表浅糜烂、溃疡,小阴唇内侧及阴道黏膜附着白色膜状物,擦净后见黏膜红肿。实验室检查:经阴道分泌物涂片镜检,见典型白念珠菌孢子及假菌丝,可以确诊假丝酵母菌阴道炎。无症状者一般不需治疗,无须夫妻或性伴同时治疗。应同时去除易感因素,如积极治疗糖尿病等。治疗:局部用药为主,不提倡口服用药,推荐选用克霉唑、制霉菌素治疗,克霉唑栓 100mg,阴道用药,每晚 1 次,共 7 天;或 500mg,阴道上药一次;制霉菌素泡腾片 10 万 U,阴道放药,每晚 1 次,共 14 天。治疗后进行疗效评价,通常在治疗完成后 1~2 周及 4~6 周进行疗效评价。按临床表现及涂片或培养结果分为微生物学治愈或未愈。连续周期治疗,经 3 次检查为阴性,方可停止治疗。

3. 细菌性阴道病 临床表现为轻度外阴瘙痒和灼痛,阴道分泌物增多,有鱼腥臭味,阴道检查见有灰白色均匀一致的阴道分泌物贴附于阴道壁,阴道黏膜无炎症表现。实验室检查清洁度 I 度,阴道 pH>4.5,胺试验阳性,线索细胞检查阳性(线索细胞占全部上皮细胞 20% 以上者),诊断为细菌性阴道病。妊娠期无症状者不必治疗,但如有早产史、胎膜早破史或早产高危者,虽无症状亦应治疗;并应在妊娠中期做细菌性阴道病筛查。妊娠期治疗推荐口服用药,首选甲硝唑 400mg,口服,每天 2 次,共 7 天,也可用克林霉素 300mg,口服,每天 2 次,共 7 天。

4. 淋病 对于有不洁性接触史、配偶感染史,或与淋病患者共用物品史,自觉阴道分泌物增多、阴道有脓性分泌物排出,外阴瘙痒,阴道烧灼感等,检查可见阴道口及舟状窝充血、水肿,以手指从阴道壁向上压迫尿道时,还可见尿道旁腺开口处有脓性分泌物外溢等情况;子宫颈口充血、糜烂,宫颈口脓性分泌物。实验室检查:淋球菌涂片检查和细菌培养,如观察到典型的细胞内革兰氏阴性双球菌,细菌培养见到革兰氏阴性双球菌,可诊断为淋病。治疗原则为及时、足量、规范用药;性伴应同时治疗;若不能除外沙眼衣原体感染者,应加服抗沙眼衣原体药物。

妊娠期淋病可选用头孢曲松250mg,一次肌内注射;或壮观霉素2g,一次肌内注射。

5. 泌尿/生殖道沙眼衣原体感染　对于有不洁性接触史或配偶感染史,有轻度尿急、尿痛等尿道炎症状,妇科检查有宫颈炎表现,宫颈充血、水肿、触之易出血,宫颈口见黄色黏液脓性分泌物以及下腹部不适等症状。应及时检查宫颈黏液脓性分泌物,在油镜(1000倍)下平均每视野多形核白细胞>10个,有诊断意义;进行衣原体检测,如测定衣原体抗原呈阳性,可诊断泌尿/生殖道沙眼衣原体感染。诊断明确给予治疗,可用阿奇霉素1g,一次顿服;或红霉素500mg,口服,每天4次,共7天等方案治疗,孕妇禁用多西环素和氧氟沙星。

四、保健指导

在妊娠早期应提供保健指导,讲解孕期检查的内容和意义;给予健康生活方式、心理、卫生、孕期营养、避免致畸因素的指导;提供影响母婴健康疾病预防的健康教育;告知出生缺陷产前筛查及产前诊断的意义和最佳时间;告知本地区孕产期相关公共卫生政策等。

(一)介绍孕期检查重点内容及意义

1. 孕期检查基本内容　对于每位初检的孕妇应告知整个孕期检查次数及每次检查时间、内容、意义。让孕妇了解在整个孕期需要系统孕期检查至少5次,妊娠早期检查1次,重点是确定宫内妊娠,完成NT筛查,对双胎妊娠者判断绒毛膜性,对孕妇基本情况进行检查和评估,筛查出不适宜妊娠疾病,提供健康生活方式和避免接触有毒有害物质的指导;妊娠中期2次,重点是监护胎儿生长发育情况和筛查妊娠并发症,进行出生缺陷的筛查及诊断,提供营养等保健指导;妊娠晚期2次,重点是监护胎儿生长发育和宫内健康情况,筛查妊娠合并症及并发症,及时给予治疗。有高危因素应酌情增加检查次数和检查内容。

2. 产前筛查的意义、内容和最佳时间　产前筛查是防治出生缺陷的重要措施。产前筛查是指通过临床咨询、医学影像、生化免疫等技术对胎儿进行先天性缺陷和遗传性疾病的筛查。产前筛查应采用简便、可行、无创的方法,目标疾病应为发病率高、病情严重的遗传疾病(如唐氏综合征)或先天畸形(如神经管畸形、严重的先天性心脏病等)产前筛查不是确诊试验,筛出可疑者需要再进一步检查和确诊。筛查可疑异常者仅意味着胎儿患筛查目标疾病风险升高,并非明确诊断为该疾病;筛查阴性结果仅表示风险无增加,但并不表示不会发生筛查的目标疾病。

产前筛查包括胎儿常染色体非整倍体筛查及超声筛查两部分。目前胎儿常染色体非整倍体筛查主要针对的目标疾病是21-三体、18-三体和13-三体,筛查方法包括孕母血清学筛查和孕妇外周血胎儿游离 DNA 产前筛查[无创产前筛查(noninvasive prenatal testing,NIPT)]。血清学筛查是指利用母血清中的生化指标评估胎儿21-三体、18-三体、神经管缺陷的风险,不同的筛查方法检测指标不同,常用的中孕期血清学筛查孕周为孕 $15\sim20^{+6}$ 周。NIPT 是指利用高通量基因测序等分子遗传技术检测孕期母体外周血中胎儿游离 DNA 片段,评估胎儿21-三体、18-三体和13-三体风险,筛查的适宜孕周为 12~22 周。比较上述两种筛查方法,筛查的目标疾病略有不同,血清学筛查可以评估神经管缺陷的风险,无法对 13-三体进行筛查,而 NIPT 则无法进行神经管缺陷筛查。在21-三体及18-三体的筛查上 NIPT 的方法在假阳性率、假阴性率及疾病检查率上均明显好于血清学筛查,但由于价格较贵,可以选择首先进行血清学筛查,血清学筛查显示常染色体非整倍体风险值处于临界风险值(风险值介于高风险切割值至 1/1 000 之间)的孕妇再进行 NIPT 的筛查,以进一步提高目标疾病的检出率。筛查为常染色体非整倍体高风险孕妇需要进一步进行染色体核型分析以明确诊断。超声筛查包括孕早期超声筛查与孕中期超声筛查。孕早期超声筛查的孕周为孕 $11\sim13^{+6}$ 周,主要是对胎儿冠-臀长(CRL)及颈项透明层厚度(NT)进行测量,并对双胎胎儿的绒毛膜性进行判定。

孕中期超声筛查的适宜孕周为 20~24^{+6} 周,主要检查胎儿双顶径(biparietal diameter,BPD)、头围(head circumference,HC)、腹围(abdominal circumference,AC)、一侧股骨长(femur length,FL)和肱骨长(humerus length,HL)等生物学测量。早孕期和中孕期超声筛查均应对胎儿严重内脏畸形及结构畸形进行筛查。超声筛查可疑胎儿异常时应转诊至有产前诊断资质的医疗机构进行产前超声诊断。

3. 产前诊断的意义、内容和最佳时间 产前诊断是指通过遗传咨询、医学影像、细胞遗传和分子遗传等技术项目对胎儿进行先天性缺陷和遗传性疾病诊断。孕妇曾分娩过严重先天缺陷患儿、夫妇一方有遗传病家族史或有染色体异常、孕早期接触过可能导致胎儿先天缺陷的物质、产前筛查可疑胎儿异常等情况均需要将孕妇转诊至取得产前诊断资质的机构进行相应的产前诊断。在细胞遗传及分子遗传诊断中往往需要通过介入性取材术获取绒毛、羊水或脐血细胞。不同手术时间不同,绒毛取材术一般在妊娠 11~13^{+6} 周进行,羊水穿刺术一般在妊娠 18~22 周进行,脐血管穿刺术一般在 23 周以后进行。

(二)给予健康生活方式指导

1. 孕妇应建立良好的生活习惯,生活起居要规律,适当增加休息和睡眠时间,要保障充足的睡眠,一般睡眠不要少于 8 小时。有条件的应增加午睡,避免过于劳累。

2. 进行适宜的运动,孕期进行适当的锻炼不仅可减少妊娠期并发症,还可促进母胎健康及改善围产儿预后。没有禁忌证的孕妇每周应累计进行至少 150 分钟的中等强度体力活动(如快走、游泳、固定式脚踏车运动、阻力训练),以获得临床意义上的健康益处,同时减少妊娠期并发症。孕期锻炼至少每周 5 天,每天 30 分钟,鼓励每天都进行锻炼。对于孕前一贯坚持体育锻炼的孕妇,可继续坚持体育锻炼,但应注意锻炼的强度须逐渐减小,时间应逐渐缩短,以不出现疲劳感为宜。避免剧烈的体育运动及跌倒,以防流产等意外情况的发生。

3. 控制不良嗜好,要戒烟戒酒,尽量避免接触有烟环境,减少被动吸烟;对于吸烟孕妇如果难以戒烟,则尽量减少吸烟量。孕期应尽量减少食用含有咖啡因、过多糖分的饮料和食物,如咖啡、茶、巧克力及可乐饮料等。

(三)营养指导

孕早期胎儿生长发育速度相对缓慢,但是怀孕早期妊娠反应使其消化功能发生改变,多数妇女怀孕早期可出现恶心、呕吐、食欲下降等症状。因此,怀孕早期的膳食应营养均衡、少油腻、易消化及适口。妊娠最初 6 周是胎儿神经管发育和形成的重要时期,重视预防胎儿神经管畸形也极为重要。

1. **膳食应清淡、适口** 选择能增进食欲、易于消化的食物,要保证能够满足营养需要。可食用新鲜蔬菜和水果、大豆制品、鱼、禽、蛋,以及各种谷类制品。

2. **少食多餐** 无明显早孕反应者可以继续保持孕前平衡膳食。早孕反应较重或食欲不佳者,不必过分强调饮食的规律性和平衡膳食,更不可强制进食,进食的餐次、数量、种类及时间应根据孕妇的食欲和反应的轻重及时调整,采取少量多餐的办法,保证进食量。可根据个人的饮食喜好和口味选择清淡适口、容易消化的食物。随着孕吐的减轻,应逐步过渡到平衡膳食。

3. **保证摄入足量富含碳水化合物的食物** 怀孕早期应尽量摄入富含碳水化合物的谷类或水果,保证每天至少摄入 130g 碳水化合物[约合米、面 180g(生重),薯类 550g]。因妊娠反应严重而完全不能进食的孕妇,应及时就医,以免因能量缺乏使脂肪分解产生酮体,造成体内酸中毒,并对胎儿早期脑发育造成不良影响。富含碳水化合物的食物有谷类、薯类和水果。

4. **多摄入富含叶酸的食物并补充叶酸** 怀孕早期叶酸缺乏可增加胎儿发生神经管畸形及早产的风险。富含叶酸食物有动物肝肾、蛋类、豆类、绿叶蔬菜、水果及坚果等。由于叶酸补充剂比食物中的叶酸能更好地被机体吸收利用,建议孕期继续每天补充叶酸 0.4mg,可满足机体的需要。

5. 早孕反应的膳食对策 起床前进食,早起前可进食饼干、馒头、鸡蛋、牛奶等自己喜欢吃的食物,然后再静卧半小时;少食多餐,可将一天的饮食分多次进食,可在正餐之间加几顿点心或随时准备一些喜欢吃的食物,保持每天一定的进食量。为降低妊娠反应,可口服少量 B 族维生素,以缓解症状。必要时应及时就医。

(四)避免接触不良因素

1. 有良好的生活或工作环境。避免接触放射线及有毒有害物质,远离噪声、振动、高温、极低温的工作环境。

2. 戒烟、禁酒。孕妇吸烟或被动吸烟,烟草中的尼古丁和烟雾中的氰化物、一氧化碳可导致胎儿缺氧和营养不良、发育迟缓;孕妇饮酒,酒精可以通过胎盘进入胎儿血液,造成胎儿宫内发育不良、中枢神经系统发育异常、智力低下等,称为酒精中毒综合征。

3. 不要洗桑拿、长时间洗热水浴和用电热毯。

4. 不要密切接触猫、狗等宠物;不吃未经煮熟的鱼、肉、虾等。

5. 应在医生指导下用药,原则上应少服药或没有服药指征可不服药。

6. 妊娠各期均可接受灭活流感疫苗。研究显示,孕妇接种流感疫苗,不仅保护孕妇自身降低孕期患流感、孕期发热等风险,也可以通过胎传抗体保护 6 月龄内无法接种流感疫苗的新生儿免于罹患流感。

(五)心理保健指导

妇女在怀孕后都有一个不适应的过程,在妊娠不同的时期,会表现出不同程度的焦虑、抑郁、恐惧等心理变化。孕期心理变化会影响孕妇及胎婴儿的健康,增加母体妊娠剧吐、妊娠期高血压疾病、抑郁的风险,对胎婴儿也会增加流产、早产儿、低体重儿、小于胎龄儿的风险,对婴儿身心发育产生一定影响。了解心理健康影响因素,关注孕妇的心理变化,识别焦虑与抑郁,提供保健指导与咨询是孕期保健重要内容。

1. 妊娠早期的心理特点 妇女怀孕后首先感受是即将做母亲的喜悦,同时更期盼妊娠顺利和孩子健康,但是还会夹杂着对自身和孩子的健康担忧以及能否承担做母亲责任的心理焦虑。

2. 筛查妊娠早期心理影响因素 ①初产妇,没有怀孕和分娩经验;②有异常的生育史,如有过习惯性流产、胚胎停育、胎儿畸形、难产史的孕妇;③本次妊娠有异常情况,如阴道出血、妊娠剧吐、辅助生殖受孕、化验或 B 超有异常、服药、阴道炎等;④存在妊娠合并症,患心脏病、高血压、糖尿病、甲状腺疾病、子宫肌瘤等疾病;⑤家族史:既往有抑郁倾向家族史、有精神疾病史;⑥心理因素,在性格上存在不稳定、情绪控制差、敏感、多疑、易激惹、压抑、悲观、神经质、精神质的孕妇在孕期较易出现心身障碍;⑦本次为意外妊娠,没有心理准备的妇女;⑧社会因素,收入低、经济状况差、单身、再婚、婚姻状况不稳定、与丈夫关系紧张、工作压力大、青少年妊娠及高龄孕妇,有吸烟、饮酒、吸毒不良行为,孕期接触装修、放射线等致畸因素。

3. 及时识别孕期焦虑和抑郁 孕期出现的焦虑通常程度较轻,持续时间亦短,多数可不伴有焦虑的躯体性症状。一般表现为在缺乏客观因素或充分依据的前提下,对其本身健康、胎儿状况、可能流产或分娩痛等问题,流露忧虑不安、紧张疑惧;表情愁眉不展,焦躁不宁,多思少眠,渴望寻求能使自己确实认为绝对安全与放心的保证或许诺,但往往又会再度提出新的令自己思虑不安的问题。可出现消极低沉悲观、失望、绝望和失助等抑郁情绪。抑郁的基本心情是心情低落,主要症状有日常兴趣和积极性显著减退甚至丧失,丧失自尊和自信,自我评价显著下降,感到生活没有意义。另外,可伴随睡眠和醒觉的节律紊乱、性欲减退或丧失、体重下降、内脏功能下降等生理反应,以及焦虑、强迫、疑病等精神症状等。

4. 对妊娠早期妇女提供心理保健 尤其是有心理影响因素的妇女,进行妊娠及胎儿宫内发育、分娩过程等知识的宣教,多与孕妇进行交流和沟通,鼓励孕妇通过看书、听讲座等各种途径学习孕期相关知识,有助于减轻孕妇的焦虑等不良心理反应。同时也要对孕妇丈夫、公婆及父母等家庭成员进行有关心理卫生宣教,让他们认识到家庭和社会支持对孕妇心理健康的重要。医护人员多利用支持、鼓励、解释等方式改变孕妇的认知,良好的医患关系,孕妇对医务人员的信任,可以预防或减轻孕妇的不良情绪。

5. 对于焦虑、抑郁的孕妇提供心理治疗 孕妇的紧张、焦虑、抑郁等情绪,通过孕期保健指导及家人、朋友等的帮助不能得到缓解,应求助于心理医生的帮助,进行心理咨询,必要时进行心理治疗。

(六) 口腔保健指导

1. 妊娠期如患口腔疾病,尤其是牙周炎,可使细菌和毒素进入血流,形成血管内膜炎,影响胎盘功能,导致早产和低出生体重儿发生,因此需要重视孕期的口腔保健。

2. 妊娠早期易发生"妊娠期牙龈炎",主要表现为容易出现牙龈出血、肿胀、口臭等情况。孕期由于孕妇体内的雌、孕激素增多,内分泌系统发生很大变化,使牙龈的毛细血管扩张、弯曲,弹性减弱,导致血液淤滞,血管壁的通透性增加,加之,孕期进食次数增多、早期频繁呕吐,口腔卫生维护不佳,牙龈更易出现炎症。

3. 预防妊娠期口腔疾病

(1)做好口腔保健,坚持每天两次有效刷牙,饭后漱口,每天至少使用一次牙线,预防牙龈炎的发生。

(2)对于呕吐频繁的孕妇,可以适当用一些有抑菌抗炎功效的含漱液,呕吐后立即用清水或含漱液漱口,祛除口气、清新口腔,有助于预防口腔疾病。

(3)对于容易发生蛀牙的孕妇,建议使用含氟牙膏刷牙,使用含氟漱口水,适当接受局部用氟防龋措施,如局部涂氟等。

（4）适当地使用不含蔗糖的口香糖,如木糖醇口香糖,具有促进唾液分泌、减轻口腔酸化、抑制细菌和清洁牙齿的作用,如果怀孕期间能在餐后和睡觉前咀嚼一片,每次咀嚼至少 5 分钟,对于牙齿和牙龈健康是很有帮助的。

（5）做好定期口腔检查和适时的口腔治疗,做到早发现、早治疗,出现任何口腔问题,不能拖,不能等,及早到正规口腔医疗机构就诊。孕期的口腔治疗,应选择合适的时间。妊娠早期（1~3 个月）治疗有可能引起流产。妊娠后期（7~9 个月）治疗有可能引起早产。所以妊娠中期（4~6 个月）是合适的治疗时间。

（七）卫生指导

1. 外阴卫生指导 孕期应经常洗澡,不宜盆浴,可淋浴或擦浴,防不洁水进入阴道,发生感染。如妊娠期间分泌物增多,可使用卫生护垫,保持外阴干燥;应每天清洗外阴,以清水冲洗为好,每天 1~2 次,便后应用清洁柔软的卫生纸,从前向后擦干净。

2. 衣着指导 衣着应宽大,注意保暖或防暑,内衣裤可选用纯棉和真丝制品,不要束胸过紧,影响乳房发育,不要使用窄紧裤带和袜带。

第三节　妊娠中期保健

妊娠中期是指孕 13~27^{+6} 周。妊娠中期保健至少 2 次,可分别在孕 16~20 周、孕 21~24 周各检查 1 次。妊娠中期保健的目的主要是监测胎儿生长发育,进行产前筛查及产前诊断、妊娠并发症 / 合并症的筛查,并进行保健指导。

一、保健内容

（一）询问及检查

妊娠中期保健及孕期检查应按照复诊要求进行询问、体格检查、专科检查及辅助检查。

1. **查阅记录,询问病史** 每次孕期检查应查阅《母子保健手册》或医院病历的相关记录,包括辅助检查报告等,再次确认孕周;妊娠中期了解胎动开始时间,了解胎动情况,询问有无头晕、头痛或视物不清、水肿、心悸、气短、腹痛、阴道流血、流液及阴道分泌物等异常症状。

2. **体格检查** 测量体重,注意体重每周增长情况,孕中晚期体重每周增长范围依据孕妇孕前体重不同而不同,对于孕前低体重者,应保持在每周增长 0.37~0.56kg;孕前正常体重者,应保持在每周增长 0.26~0.48kg;孕前超重者,保持在每周增长 0.22~0.37kg;孕前肥胖者,保持在每周增长 0.15~0.30kg。测血压,计算平均动脉压,预测妊娠期高血压疾病。注意双下肢有无水肿。

3. **产科检查** 测量宫高、腹围,检查胎位,听胎心;孕 20 周开始绘制妊娠图,动态观察胎儿生长发育情况。

4. **辅助检查** 每次检查均应进行血常规、尿常规检查,对于有生殖道感染症状及分泌物异常者,进行生殖道感染相关检测。

5. **特殊辅助检查**

(1)在妊娠 20~24^{+6} 周之间,应进行超声检查,筛查胎儿是否存在严重的结构畸形,主要检查包括无脑畸形、无叶型前脑无裂畸形(简称无叶全前脑)、严重脑膜脑膨出、严重开放性脊柱裂伴脊髓脊膜膨出、单心室、单一大动脉、双肾缺如、严重胸腹壁缺损伴内脏外翻、四肢严重短小的致死性骨发育不良等 9 大类疾病。

(2)在妊娠 15~20 周之间,知情选择进行唐氏综合征筛查,主要是血清学筛查方法,通常采用三联法,即甲胎蛋白(alpha fetoprotein,AFP)、人绒毛膜促性腺激素(human chorionic gonadotropin,hCG)和游离雌三醇(unconjugated estriol 3,uE$_3$)。妊娠 12~22 周也可以选择 NIPT。

(3)在妊娠 24~28 周之间,孕妇需进行妊娠糖尿病筛查,主要是采取 75g 葡萄糖耐量试验进行筛查。

（二）妊娠图应用

1. 妊娠图应用的目的 妊娠图一般在孕中期开始使用,应用妊娠图可获得孕期宫高、腹围、体重、血压、胎心、尿蛋白值等及连续测量变化趋势,了解和评价胎儿宫内发育及孕妇体重、血压、胎心、尿蛋白状况等。

2. 妊娠图主要监测指标 宫高、腹围、体重、血压、胎位、胎心、头盆关系、水肿、尿蛋白共 9 项。

（1）宫高增长曲线:监测胎儿宫内发育情况,胎儿生长发育有无异常和畸形,估计胎儿体重,早期发现胎儿宫内窘迫、双胎妊娠及羊水过多等妊娠并发症及时给予治疗。妊娠 16~36 周宫高平均每周增长 0.8~1.0cm,36 周以后增长缓慢,36~40 周宫高平均每周增长 0.4cm。每次产前检查时,将宫高标记在妊娠图上,并逐渐连成一条曲线。每次测量记录后观察宫高曲线是否在正常范围内,正常发育时曲线应在第 10 和第 90 百分位数之间;曲线小于第 10 百分位数,连续 2 次或间断 3 次,提示胎儿发育不良;超过第 90 百分位数,提示胎儿发育过度、多胎或羊水过多。对于筛查提示胎儿宫内发育异常者,要增加检查次数,进行相关疾病纠正及营养指导,可疑胎儿畸形者,应进行产前诊断。

（2）腹围增长曲线:孕 16~42 周平均腹围增长 21cm,增长率为每周 0.8cm,孕 20~24 周增长最快,速率为每周 1.6cm,孕 24~36 周为每周 0.84cm ,孕 34 周后增长明显减缓,每周 0.25cm,单纯腹围测量不能作为胎儿发育的指标,需要和宫高进行综合分析。

（3）体重增长曲线:妊娠期体重增加主要来自母体储存和体液、胎儿及其附属物的增加。孕前正常体重指数的单胎孕妇,妊娠早期体重增长正常范围在 0 ~2.0kg,妊娠中晚期体重增长正常范围在每周 0.26~0.48kg,整个孕期体重增长正常范围在 8.0~14.0kg。母体体重增加过快提示胎儿发育过度、羊水过多、母体体液过度潴留等,体重不增加应警惕营养不良或胎儿发育不良等。

在进行宫高、腹围、体重测量的同时,也应将其他 6 项指标进行检查,并详细记录在妊娠图中,动态观察 9 项内容变化,进行综合分析,及早发现高危妊娠,给予及时处理。

（4）筛查胎儿生长受限：通过测量宫高、腹围、体重,推测胎儿大小,预测胎儿是否有胎儿生长受限的倾向。如子宫高度、腹围值连续 3 周测量均在第 10 百分位数以下,预测胎儿生长受限,准确率可达到 85% 以上。计算胎儿发育指数,胎儿发育指数 = 子宫高度（cm）－3 ×（月份 +1）,胎儿发育指数在 －3 和 +3 之间为正常,<－3 提示可能为胎儿生长受限。于妊娠晚期,孕妇每周增加体重应 <0.5kg,若体重增长停滞或增长缓慢时,可能为胎儿生长受限。妊娠图详见图 2-3。

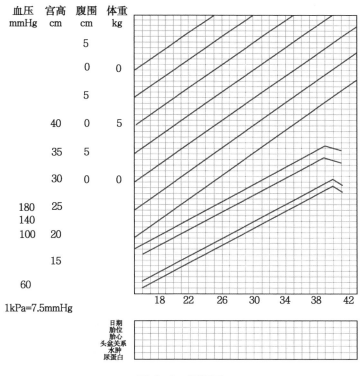

图 2-3　妊娠图

(三) 妊娠合并症/并发症筛查和评估

1. 妊娠期高血压疾病 对于无高血压病史的孕妇,在妊娠中期也应当防范妊娠期高血压疾病的发生,应每次产前检查时均进行规范的血压测量。对已经明确有妊娠期高血压疾病的孕产妇,应预防子痫前期的发生,包括密切监测血压和尿蛋白水平。妊娠期高血压疾病诊断评估流程见图 2-4。

妊娠期高血压疾病的高危人群筛查:既往子痫前期史,子痫前期家族史(母亲或姐妹),高血压遗传因素等,年龄≥35 岁,妊娠前 BMI≥28kg/m²、高血压病、肾脏疾病、糖尿病或自身免疫性疾病如系统性红斑狼疮、抗磷脂综合征等,存在高血压危险因素如阻塞性睡眠呼吸暂停初次妊娠、妊娠间隔时间≥10 年;收缩压≥130mmHg 或舒张压≥80mmHg(首次产前检查时、妊娠早期或妊娠任何时期检查时)、妊娠早期尿蛋白定量≥0.3g/24h 或持续存在随机尿蛋白≥(+)、多胎妊娠不规律的产前检查或产前检查不适当(包括产前检查质量的问题),饮食、环境等因素。

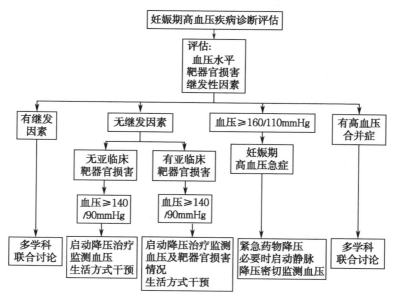

图 2-4 孕妇的血压评估流程

2. 妊娠糖尿病

（1）妊娠糖尿病高危因素：母亲因素：年龄≥35岁、多产次、孕前体重（BMI≥28kg/m²）、孕期增重过多、身材矮小、孕妇低出生体重、多囊卵巢综合征、α- 地中海贫血基因携带等；家族史及既往孕产史因素：糖尿病家族史、胎死宫内史、巨大胎儿史、妊娠糖尿病病史、剖宫产史等；本次妊娠因素：高血压、妊娠早期糖化血红蛋白高、多胎妊娠等。

（2）筛查方法及结果判断：①妊娠前未进行过血糖检查，尤其是具有糖尿病高危因素的孕妇首次产前检查时应进行空腹血糖检查；②对所有未被诊断为 PGDM 或 GDM 的孕妇，在妊娠 24~28 周以及 28 周后首次就诊时行 75g 葡萄糖耐量试验。

75g 葡萄糖耐量试验（OGTT）方法及注意事项：OGTT 前禁食≥8 小时，试验前连续 3 天正常饮食，即每天进食碳水化合物≤150g，检查期间静坐、禁烟。检查时，5 分钟内口服含 75g 葡萄糖的液体 300ml，分别抽取孕妇服糖前及服糖后 1 小时、2 小时的静脉血（从开始饮用葡萄糖水计算时间），放入含有氟化钠的试管中，采用葡萄糖氧化酶法测定血糖水平。

75g 葡萄糖耐量试验诊断标准：①空腹血糖 <5.1mmol/L，1 小时血糖 <10.0mmol/L，2 小时血糖 <8.5mmol/L，任何一项血糖达到或超过上述界值诊断为妊娠糖尿病（gestational diabetes mellitus, GDM）。②孕妇具有 GDM 高危因素或者医疗资源缺乏地区，建议妊娠 24~28 周首先检查 FPG。FPG≥5.1mmol/L，可以直接诊断 GDM，不必行 OGTT；FPG<4.4mmol/L（80mg/dl），发生 GDM 可能性极小，可以暂时不行 OGTT。FPG≥4.4mmol/L 且 <5.1mmol/L 时，应尽早行 OGTT。③孕妇具有 GDM 高危因素，首次 OGTT 结果正常，必要时可在妊娠晚期重复 OGTT。④未定期检查者，如果首次就诊时间在妊娠 28 周以后，建议首次就诊时或就诊后尽早行 OGTT 或 FPG 检查。

（3）无条件进行 OGTT 的地区，可于 24~28 周先行 FPG 检查,FPG<4.4mmol/L,不进行 OGTT 检查;FBG≥5.1mmol/L,诊断 GDM;FBG≥4.4mmol/L,且 <5.1mmol/L 者,尽早行 75g OGTT检查。

（4）筛查流程:见图 2-5。

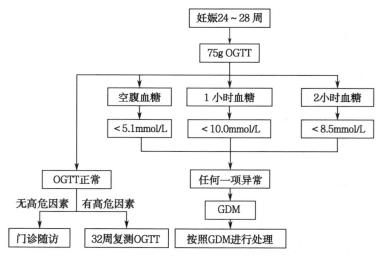

图 2-5　妊娠糖尿病筛查工作流程

3. 贫血　所有孕妇在首次产前检查时(最好在妊娠 12周以内)检查外周血血常规,每 8~12 周重复检查血常规。根据 2011 年世界卫生组织（WHO）推荐,孕产期血红蛋白浓度<110g/L 时,可以诊断为妊娠合并贫血。有条件者可检测血清铁蛋白。根据血红蛋白水平分为轻度贫血（100~109g/L）、中度贫血（70~99g/L）、重度贫血（40~69g/L）和极重度贫血（<40g/L）。

由于海拔高度对血红蛋白值的影响,不同海拔地区的贫血的诊断标准不同,贫血的分度也使用矫正后的血红蛋白水平作为参考。诊断标准及分度如表 2-4 所示。

表2-4 矫正后不同海拔地区孕妇贫血（血红蛋白）分度

海拔（m）	贫血诊断标准（Hb<）	贫血分度 Hb（g/L）			
		轻度	中度	重度	极重度
1500	115	105~114	75~104	45~74	<45
2000	118	108~117	78~107	48~77	<48
2500	123	113~122	83~112	53~82	<53
3000	129	119~128	89~118	59~88	<59
3500	137	127~136	97~126	67~96	<67
4000	145	135~144	105~134	75~104	<75

（1）缺铁性贫血：孕产期绝大多数的贫血为营养性贫血，包括缺铁性贫血和巨幼红细胞贫血，其中缺铁性贫血多见。孕产期缺铁性贫血多发生在孕中晚期。临床症状与贫血程度相关，疲劳是最常见的症状，贫血严重者有脸色苍白、乏力、心悸、头晕、呼吸困难和烦躁等表现。血红蛋白下降之前储存铁即已耗尽，故尚未发生贫血时也可出现疲劳、易怒、注意力下降及脱发等铁缺乏的症状。铁缺乏的高危因素包括：曾患过贫血、多次妊娠、在1年内连续妊娠及素食等。存在高危因素的孕妇，即使血红蛋白（hemoglobin，Hb）浓度≥110g/L也应检查是否存在铁缺乏。①血常规：缺铁性贫血患者的血红蛋白（Hb）浓度、平均红细胞体积（mean corpuscular volume，MCV）、平均红细胞血红蛋白含量（mean corpuscular hemoglobin，MCH）和平均红细胞血红蛋白浓度（mean corpuscular hemoglobin concentration，MCHC）均降低。②血清铁蛋白：血清铁蛋白是一种稳定的糖蛋白，不受近期铁摄入影响，能较准确地反映铁储存量，是评估铁缺乏最有效和最容易获得的指标。建议有条件的医疗机构对所有孕妇检测血清铁蛋白。贫血患者血清铁蛋白<20μg/L应考虑缺铁性贫血。血清铁蛋白<30μg/L即提示铁耗尽的早期，需及时治疗。但在感染时血清铁蛋白水平也会升高，可检测C-反应蛋白以鉴别诊断。患血红蛋白病的孕妇，也应检测血清铁蛋白。③网织红细胞血红蛋白含量和网织红细胞计数：铁缺乏导致网织红细胞血红蛋白含量下降、网织红细胞计数减少。

（2）巨幼细胞贫血:巨幼细胞贫血多发生在妊娠中、晚期,起病较急,贫血多为中、重度。表现为乏力、头晕、心悸、气短、皮肤黏膜苍白、消化道症状(如食欲减退、恶心、呕吐、腹泻、腹胀、厌食、舌炎等)和周围神经炎症状(如手足麻木、针刺、冰冷等感觉异常以及低热、水肿、表情淡漠等)。①外周血象:为大细胞性贫血,血细胞比容降低;红细胞平均体积(MCV)>100fl;红细胞平均血红蛋白含量(MCH)>32pg;大卵圆形红细胞增多,中性粒细胞分叶过多、粒细胞体积增大、核肿胀;网织红细胞减少,血小板减少。②骨髓象:红细胞系统呈巨幼细胞增生,不同成熟期的巨幼细胞系列占骨髓细胞总数的30%~50%,核染色质疏松,可见核分裂。③叶酸和维生素 B_{12} 值:血清叶酸<6.8nmol/L、红细胞叶酸<227nmol/L,提示叶酸缺乏。血清维生素 B_{12}<90pg,提示维生素 B_{12} 缺乏。

叶酸和/或维生素 B_{12} 缺乏的临床症状、骨髓象及血象改变均相似,但维生素 B_{12} 缺乏常伴有神经系统症状,而叶酸缺乏则无神经系统症状。

4. 妊娠期甲状腺疾病

（1）甲状腺疾病的高危人群:甲亢、甲减病史或目前有甲状腺功能异常的症状或体征;甲状腺手术史和/或 ^{131}I 治疗史或头颈部放射治疗史;自身免疫性甲状腺病(autoimmune thyroid disease,AITD)或甲状腺疾病家族史;甲状腺肿、甲状腺自身抗体阳性;1 型糖尿病或其他自身免疫病:包括白癜风、肾上腺功能减退症、甲状旁腺功能减退症、萎缩性胃炎、恶性贫血、系统性硬化症、系统性红斑狼疮、干燥综合征等;流产史、早产史、不孕史;多次妊娠史(≥2 次);体重指数>40kg/m²;年龄>30 岁;服用胺碘酮或锂制剂或近期碘造影剂暴露;中、重度碘缺乏地区居住史。

（2）筛查方法及结果判断:所有妇女一旦发现怀孕,无论备孕期甲状腺筛查结果是否异常,均应在孕早期进行甲状腺疾病筛查,这是避免孕产期甲状腺疾病对母儿危害的重要手段。① 2.5mIU/L≤血清促甲状腺激素(TSH)<参考范围上限(或孕早期 4.0mIU/L),且游离甲状腺素(FT₄)在正常范围,提示 TSH

正常高值。②血清TSH＞参考范围上限（或孕早期4.0mIU/L），且FT₄＜参考范围下限，提示临床甲减。③血清TSH＞参考范围上限（或孕早期4.0mIU/L），且FT₄在正常范围提示亚临床甲减。④血清TSH＜参考范围下限（或孕早期＜0.1mIU/L），FT₄或游离三碘甲状腺原氨酸（FT₃）＞参考范围上限，提示甲状腺功能亢进（甲亢）。⑤血清TSH＜参考范围下限（或孕早期＜0.1mIU/L），且FT₄和FT₃正常，提示亚临床甲亢。⑥血清FT₄＜参考范围下限，且TSH正常，提示低甲状腺素血症。⑦孕早期血清TSH＜参考范围下限（或0.1mIU/L），FT₄或FT₃正常或升高，排除Graves病等甲亢后，提示妊娠一过性甲状腺毒症（gestational transient thyrotoxicosis，GTT）。

孕产期甲状腺疾病筛查流程详见图2-6。

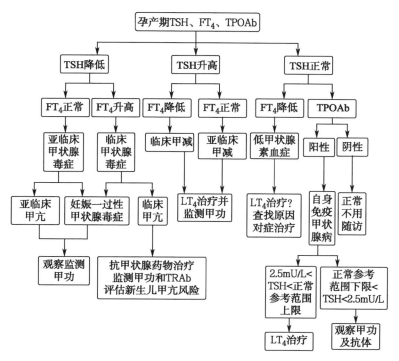

图2-6　孕产期甲状腺疾病筛查诊治流程图

5. 妊娠合并心脏病　妊娠合并心脏病病情轻者可无症状，重者有易疲劳、食欲缺乏、体重不增、活动后乏力、心悸、胸闷、呼吸困难、咳嗽、胸痛、咯血、水肿等表现。不同种类的妊娠合并心脏病患者有其不同的临床表现，如青紫型先天性心脏病患者口唇发绀、杵状指/趾；有血液异常分流的先天性心脏病者有明显的收缩期杂音；风湿性心脏病者可有心脏扩大、瓣膜狭窄或关闭不全者有舒张期或收缩期杂音；心律失常者可有各种异常心律/率；肺动脉压明显升高时右心扩大，肺动脉瓣区搏动增强和心音亢进；妊娠期高血压疾病性心脏病者有明显的血压升高；围产期心肌病者以心脏扩大和异常心律为主；部分先天性心脏病修补手术后可以没有任何阳性体征；心衰时心率加快、第三心音、两肺呼吸音减弱、可闻及干湿性啰音、肝-颈静脉回流征阳性、肝脏肿大、下肢水肿等。根据疾病的具体情况和检测条件酌情选择心电图和24小时动态心电图、超声心动图、影像学检查和血生化检测。

依据妊娠合并心脏病患者对一般体力活动的耐受情况，将心功能分为4级：I级，一般体力活动不受限制；II级，一般体力活动略受限；III级，一般体力活动显著受限；IV级，作任何轻微活动时均感不适，休息时仍有心慌、气急等心衰表现。同时，根据疾病种类，对心脏病妇女分为5级妊娠风险：I级为孕妇死亡率未增加，母儿并发症未增加或轻度增加；II级为孕妇死亡率轻度增加或者母儿并发症中度增加；III级为孕妇死亡率中度增加或者母儿并发症重度增加；IV级为孕妇死亡率明显增加或者母儿并发症重度增加；需要专家咨询；如果继续妊娠，需告知风险；需要产科和心脏科专家在孕期、分娩期和产褥期严密监护母儿情况；V级为极高的孕妇死亡率和严重的母儿并发症，属妊娠禁忌证；如果妊娠，需讨论终止问题；如果继续妊娠，需充分告知风险；需由产科和心脏科专家在孕期、分娩期和产褥期严密监护母儿情况。详见表2-5。

表2-5 心脏病妇女妊娠风险分级

妊娠风险分级	疾病种类
Ⅰ级(孕妇死亡率未增加,母儿并发症未增加或轻度增加)	无合并症的轻度肺动脉狭窄和二尖瓣脱垂;小的动脉导管未闭(内径≤3mm) 已手术修补的不伴有肺动脉高压的房间隔缺损、室间隔缺损、动脉导管未闭和肺静脉畸形引流 不伴有心脏结构异常的单源、偶发的室上性或室性早搏
Ⅱ级(孕妇死亡率轻度增加或者母儿并发症中度增加)	未手术的不伴有肺动脉高压的房间隔缺损、室间隔缺损、动脉导管未闭 法洛四联症修补术后且无残余的心脏结构异常 不伴有心脏结构异常的大多数心律失常
Ⅲ级(孕妇死亡率中度增加或者母儿并发症重度增加)	轻度二尖瓣狭窄(瓣口面积>1.5cm²) 马方综合征(无主动脉扩张),二叶式主动脉瓣疾病,主动脉疾病(主动脉直径<45mm),主动脉缩窄矫治术后 非梗阻性肥厚型心肌病 各种原因导致的轻度肺动脉高压(<50mmHg) 轻度左心功能障碍或者左心射血分数40%~49%
Ⅳ级(孕妇死亡率明显增加或者母儿并发症重度增加;需要专家咨询;如果继续妊娠,需告知风险;需要产科和心脏科专家在孕期、分娩期和产褥期严密监护母儿情况)	机械瓣膜置换术后 中度二尖瓣狭窄(瓣口面积1.0~1.5cm²)和主动脉瓣狭窄(跨瓣压差≥50mmHg) 右心室体循环患者或Fontan循环术后 复杂先天性心脏病和未手术的发绀型心脏病(氧饱和度85%~90%) 马方综合征(主动脉直径40~45mm);主动脉疾病(主动脉直径45~50mm) 严重心律失常(房颤、完全性房室传导阻滞、恶性室性早搏、频发的阵发性室性心动过速等) 急性心肌梗死、急性冠状动脉综合征 梗阻性肥厚型心肌病 心脏肿瘤,心脏血栓 各种原因导致的中度肺动脉高压(50~80mmHg) 左心功能不全(左心射血分数30%~39%)
Ⅴ级(极高的孕妇死亡率和严重的母儿并发症,属妊娠禁忌证;如果妊娠,须讨论终止问题;如果继续妊娠,需充分告知风险;需由产科和心脏科专家在孕期、分娩期和产褥期严密监护母儿情况)	严重的左室流出道梗阻 重度二尖瓣狭窄(瓣口面积<1.0cm²)或有症状的主动脉瓣狭窄 复杂先天性心脏病和未手术的发绀型心脏病(氧饱和度<85%) 马方综合征(主动脉直径>45mm),主动脉疾病(主动脉直径>50mm,先天性的严重主动脉缩窄 有围产期心肌病病史并伴左心功能不全 感染性心内膜炎 任何原因引起的重度肺动脉高压(≥80mmHg) 严重的左心功能不全(左心射血分数<30%);纽约心脏病协会心功能分级Ⅲ~Ⅳ级

注:1mmHg=0.133kPa。

6. **胎儿宫内发育异常筛查** 目前主要采用妊娠图中的宫高增长曲线、孕妇体重增长进行胎儿发育监测(详见妊娠图应用),并结合 B 超检查了解胎儿发育状况,及早发现异常情况。

(四)产前筛查与产前诊断

1. **产前筛查** 产前筛查是采用简便、可行、无创的检查方法,从孕妇群体中发现某些有先天性缺陷和遗传性胎儿疾病的高风险孕妇,以便进一步明确诊断。建议所有孕妇(除非有产前诊断指征)都考虑接受产前筛查。产前筛查根据检测技术可分为超声筛查、血清学筛查和 NIPT 筛查。根据检测疾病可分为非整倍体染色体异常筛查和胎儿结构畸形筛查。

(1)检测前咨询:检测前咨询的目的,在于收集孕妇的病史,确定筛查对象,对于具有产前诊断指征的孕妇,应该直接建议至有产前诊断资质的助产机构进行产前诊断。对于无产前诊断指征,自愿进行产前筛查的孕妇,向其解释筛查疾病的危害性,交代可行的产前筛查方法以及不同筛查方法的优缺点和局限性等,帮助其选择合适的产前筛查方法。

(2)知情同意:筛查前遵照知情选择的原则,医务人员应事先详细告知孕妇或其家属产前筛查技术本身的局限性和结果的不确定性,产前筛查不是确诊实验,筛查阳性结果意味着患病风险升高,并非诊断疾病,阴性结果提示风险无增加,并非正常。筛查结果阳性患者需进一步确诊试验,染色体病高风险患者需要进行胎儿染色体核型分析。是否筛查以及对于筛查后的阳性结果的处理由孕妇或其家属决定,并签署知情同意书。

(3)产前筛查的内容:产前筛查的内容主要包括非整倍体染色体异常筛查和胎儿结构畸形筛查。

1)非整倍体染色体异常筛查:以唐氏综合征为代表的染色体疾病是产前筛查的重点。染色体非整倍体的筛查手段目前主要有两种,即中孕期母血清学筛查和 NIPT。

➤ 中孕期母血清学筛查:通过中孕期(15~20 周)母体血清甲胎蛋白、血清人绒毛膜促性腺激素、血清人绒毛膜促性腺激素

β亚基、抑制素 A 和非结合雌三醇指标结合孕妇年龄、体重、孕周、病史等进行综合评估,得出胎儿罹患唐氏综合征、18- 三体综合征和开放性神经管畸形风险度。母体血清学检测的标记物包括以下三种,①二联法:血清甲胎蛋白 + 血清人绒毛膜促性腺激素 β 亚基或血清甲胎蛋白 + 血清人绒毛膜促性腺激素;②三联法:血清甲胎蛋白 + 血清人绒毛膜促性腺激素 β 亚基 + 非结合雌三醇或血清甲胎蛋白 + 血清人绒毛膜促性腺激素 + 非结合雌三醇或血清甲胎蛋白 + 血清人绒毛膜促性腺激素 β 亚基 + 抑制素 A;③四联法:血清甲胎蛋白 + 血清人绒毛膜促性腺激素 β 亚基 + 非结合雌三醇 + 抑制素 A 或血清甲胎蛋白 + 血清人绒毛膜促性腺激素 + 非结合雌三醇 + 抑制素 A。

➢ NIPT:于孕 12~22 周,应用高通量基因测序等分子遗传技术检测孕期母体外周血中胎儿游离 DNA 片段,以评估胎儿常染色体非整倍体异常风险的技术。NIPT 的目标疾病为 3 种胎儿染色体非整倍体异常,即 21- 三体、18- 三体和 13- 三体。

NIPT 技术的适用人群包括:①血清学筛查显示胎儿常见染色体非整倍体风险值介于高风险切割值与 1/1 000 之间的孕妇;②有介入性产前诊断禁忌证(如先兆流产、发热、出血倾向、慢性病原体感染活动期、孕妇 Rh 阴性血型等);③孕 20^{+6} 周以上,错过血清学筛查最佳时间,但要求评估 21- 三体综合征、18- 三体综合征、13- 三体综合征风险者。

NIPT 技术的慎用人群包括:①早、中孕期产前筛查高风险;②预产期年龄≥35 岁;③重度肥胖(BMI>40kg/m^2);④通过体外受精 - 胚胎移植方式受孕;⑤有染色体异常胎儿分娩史,但夫妇染色体异常除外的情形;⑥双胎及多胎妊娠;⑦医师认为可能影响结果准确性的其他情形。

NIPT 技术的禁用人群包括:①孕周 <12 周;②夫妇一方有明确染色体异常;③1 年内接受异体输血、移植手术、异体细胞治疗等;④胎儿超声检查提示有结构异常须进行产前诊断;⑤有基因遗传病家族史或提示胎儿罹患基因病高风险;⑥孕期合并恶性肿瘤;⑦医师认为可能影响结果准确性的其他情形。

中孕期母血清学筛查和 NIPT 检出率:

◇ 中孕期母血清学筛查检出率:

二联法:21- 三体检出率≥60%,假阳性率 <8%;18- 三体检出率≥80%,假阳性率 <5%;开放性神经管缺陷检出率≥85%,假阳性率 <5%。

三联法:21- 三体检出率≥70%,假阳性率 <5%;18- 三体检出率≥85%,假阳性率 <5%;开放性神经管缺陷检出率≥85%,假阳性率 <5%。

四联法:21- 三体检出率≥80%,假阳性率 <5%;18- 三体检出率≥85%,假阳性率 <1%;开放性神经管缺陷检出率≥85%,假阳性率 <5%。

◇ NIPT 检出率:21- 三体检出率≥95%,18- 三体检出率≥85%,13- 三体检出率≥70%;21- 三体、18- 三体、13- 三体符合假阳性率≤0.5%。

2)胎儿结构畸形筛查:主要依靠超声检查进行筛查。超声包括 11~13^{+6} 周的孕早期超声筛查和 20~24^{+6} 周的孕中期超声筛查,主要目的为筛查包括无脑畸形、无叶型前脑无裂畸形(简称无叶全前脑)、严重脑膜脑膨出、严重开放性脊柱裂伴脊髓脊膜膨出、单心室、单一大动脉、双肾缺如、严重胸腹壁缺损伴内脏外翻、四肢严重短小的致死性骨发育不良等 9 大类严重畸形。

2. 产前诊断

(1)对于产前筛查高风险的孕妇,或有下列情形之一的,建议转入具有产前诊断资质的医疗保健机构进行产前诊断:

1)羊水过多或者过少;

2)胎儿发育异常或胎儿有可疑畸形;

3)孕早期时接触可能导致胎儿先天缺陷的物质;

4)有遗传疾病家族史或者曾经分娩过先天性严重缺陷婴儿;

5)年龄超过 35 周岁。

(2)产前诊断的疾病:产前诊断面向的疾病,包括胎儿遗传性疾病及结构异常。

1）胎儿遗传性疾病：包括染色体病、基因组病、单基因遗传病等。

染色体病：包括染色体数目异常和结构异常两类。染色体数目异常包括多倍体（如96条染色体）、单倍体（23条染色体）、嵌合体（如46,XX/45,XO）及单纯数目异常：如21-三体,45,XO,47,XXY等；结构异常包括染色体部分缺失、易位、倒位、环形染色体等。绝大多数染色体病在妊娠早期即因死胎、流产而被淘汰,总自然淘汰率为94%,仅6%染色体异常胎儿可维持宫内生存到胎儿成熟。

基因组病：是指由于基因组自身结构特征性导致基因组DNA结构重组而引发的一系列疾病,基因组疾病的基础是DNA重组,往往涉及剂量敏感基因的缺失、重复或打断。基因组病通常为散发性,由于新发的重组事件所引起,多为新发的变异。基因组病可以大致分为染色体微缺失微重复综合征、符合孟德尔遗传规律的基因组病以及复杂性状基因组病。

单基因遗传病：单基因遗传病是指受一对等位基因控制的遗传病,按照遗传方式的不同,可以分为常染色体显性遗传病、常染色体隐性遗传病、性连锁病（X连锁显性遗传、X连锁隐性遗传病和Y连锁疾病）等。单基因遗传病种类繁多,且在逐年递增。常见的有红绿色盲、血友病、白化病等。

2）胎儿结构异常：特点是有明显结构改变,如无脑儿、脊柱裂、唇腭裂、先天性心脏病、髋关节脱臼等。

（3）产前诊断方法：产前诊断的方法主要分为两大类,以检测胎儿结构异常及遗传性疾病。胎儿结构异常主要依靠产前超声、核磁共振等影像学诊断,遗传性疾病主要依靠细胞分子遗传学产前诊断技术,此类技术均需获得胎儿样本。

1）常见的胎儿样本采集技术：

绒毛穿刺取样：绒毛穿刺取样在妊娠11~13^{+6}周进行。根据胎盘位置选择最佳穿刺点,经宫颈或经腹穿刺取样,以经腹多见。手术相关流产率约为0.22%。

羊水穿刺：是目前实施最多的手术,一般在妊娠18~22周进行。在超声引导下经腹抽取羊水 20~25ml 送检相关遗传学检查。羊水穿刺的并发症很少见,手术相关的流产率约为 0.1%~0.2%。

经皮脐血穿刺技术:又称脐静脉穿刺,一般在妊娠 23 周之后实施,在超声引导下抽取胎儿脐静脉血 5ml 左右送检。该方法取得标本仅能代表胎儿中胚层细胞,手术相关流产率较羊水穿刺基本一致。该法特点有:①快速核型分析:胎儿血细胞培养 48 小时后,即可进行染色体核型分析,可避免绒毛或羊水细胞中假嵌合体现象或培养失败;②胎儿血液系统疾病的产前诊断:如溶血性贫血、自身免疫性血小板减少性紫癜、血友病、地中海贫血等;③可对胎儿各种贫血进行宫内输血治疗。

2)常用的遗传学产前诊断技术

染色体核型分析:借助显带技术对分裂中期染色体进行分析、比较、排序和编号,根据染色体结构和数目的变异情况来进行诊断。

荧光原位杂交(fluorescence in situ hybridization,FISH):利用荧光标记的特异性探针与处于间期的胚胎卵裂球 DNA 杂交,在荧光显微镜下观察荧光信号的数量与分布,反映相应染色体的数目与结构,常用于检测 13/14/15/18/21/22/ X 及 Y 染色体的数目异常。

染色体微阵列分析(chromosomal microarray analysis,CMA):是将数十万个碱基序列探针固定在芯片上,将从血液、羊水、绒毛等组织细胞里提取的 DNA,经荧光标记后与固定在基质上的高密度 DNA 探针特异性杂交,通过对荧光信号进行扫描,分析待测样本拷贝数变异及基因型。包括单核苷酸多态性微阵列(single nucleotide polymorphismarray,SNP)和微阵列比较基因组杂交(array comparative genomic hybridization,aCGH)技术。该技术能在全基因组水平筛查拷贝数变异(copy number variation,CNV),尤其是对染色体微小缺失、重复等异常的诊断有突出优势。

基因组拷贝数变异测序(CNV-Seq):采用下一代测序技术(next generation sequencing,NGS)对样本进行低深度全基因组测序,并结合生物信息学分析方法,检测范围覆盖全染色体非整倍体、微缺失 / 微重复及全基因组 CNVs。

3. 中孕期孕妇血清学产前筛查与产前诊断流程 详见图 2-7。

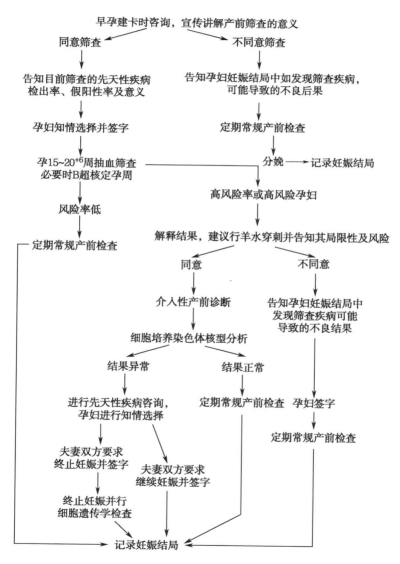

图 2-7 中孕期孕妇血清学产前筛查与产前诊断流程

二、综合评估与处理原则

根据病史、体格检查、辅助检查,筛查影响妊娠的危险因素,对孕妇情况进行综合评估;评估结果分为低风险(绿)、一般风险(黄)、较高风险(橙)、高风险(红)和传染病(紫)五类。对一般风险及以上分类者,根据对孕妇健康的影响分为三个方面:一是可以继续妊娠;二是不适宜继续妊娠;三是紧急情况需要立即处理。各类情况处理原则如下:

(一)低风险的孕妇

进入常规各妊娠期保健,提供孕期保健指导,包括提供营养、心理及卫生指导,告知产前筛查及产前诊断的重要性等。提倡适量运动,预防及纠正贫血。有口腔疾病的孕妇,建议到口腔科治疗并预约下次检查时间。

(二)一般风险及以上的孕妇

1. 可以继续妊娠的孕妇 应纳入高危管理,包括加强产前检查、密切监护、随诊及诊治,对有合并症/并发症的孕妇及时诊治或转诊,必要时请专科医生会诊或共同管理。

2. 不适宜继续妊娠情况 如胎儿发现有严重遗传性疾病或先天畸形,或孕妇出现严重合并症及并发症,可在与孕妇充分沟通后终止妊娠。

3. 需要立即处理的紧急情况 对于阴道流血、腹痛、昏迷等紧急情况,需立即启动急救应急系统,将危重孕妇纳入急救程序,进行救治或转诊。

三、妊娠合并症、并发症处理原则

(一)妊娠期高血压疾病

1. 妊娠期高血压疾病筛查异常处理 对于患有妊娠期高血压疾病的危险人群应加强产前检查,在每次产前检查都应询问有无异常主诉,有无头晕、头痛、眼花等症状,以及异常症状改善等情况,并再次进行预测妊娠期高血压疾病发生倾向。指导孕妇保证充足的睡眠,左侧卧位,如神经紧张、焦虑或睡眠欠佳可服用地西泮;摄入足够的蛋白质、蔬菜、水果,应避免进食过多食盐。低钙摄入人群注意补充钙剂每天 1~2g,预防妊娠期高血压疾病的发生。

2. 妊娠期高血压疾病处理 对于妊娠期高血压者需要增加产前检查次数,指导孕妇保证充分睡眠,取左侧卧位,每天休息不能少于 10 小时。对于睡眠不好,精神紧张、焦虑者可给予镇静剂,间断吸氧,改善主要脏器和胎盘的供氧。在饮食上要摄入充足的蛋白质、热量、不限盐和液体,但是对于水肿严重者应当适当限制盐。告知孕妇要密切监护有无头痛、视物模糊及上腹不适等症状,出现症状立即到医院就医。对于妊娠期高血压疾病子痫前期,尤其是平均动脉压 >140mmHg,有可能发生脑血管意外者应住院治疗。

妊娠期高血压疾病的治疗目的是预防重度子痫前期和子痫的发生,降低母儿围产期并发症发生率和死亡率,改善围产结局。及时终止妊娠是治疗子痫前期 - 子痫的重要手段。治疗基本原则概括为:正确评估整体母儿情况;孕妇休息镇静,积极降压,预防抽搐及抽搐复发,有指征的利尿,有指征的纠正低蛋白血症;密切监测母儿情况以预防和及时治疗严重并发症,适时终止妊娠,治疗基础疾病,做好产后处置和管理。

治疗手段应根据病情的轻重缓急和分类进行个体化治疗,尽可能发现子痫前期 - 子痫的诱发病因(如自身免疫性疾病、甲状腺功能亢进、肾脏疾病或糖尿病等)并对症处理;对不同妊娠期高血压疾病孕妇分层、分类管理,①妊娠期高血压者:休息、镇静,监测母儿情况,酌情降压治疗,重度妊娠期高血压按重度子痫前期处理;②子痫前期者:有指征的降压、利尿和纠正低蛋白血症,预防抽搐,镇静,密切监测母儿情况,预防和治疗严重并发症的发生,适时终止妊娠;③子痫者:治疗抽搐,预防抽搐复发和并发症,病情稳定后终止妊娠;④妊娠合并慢性高血压者:动态监测血压变化,以降压治疗为主,注意预防子痫前期的发生;⑤慢性高血压伴发子痫前期者:兼顾慢性高血压和子痫前期的治疗,伴发重度子痫前期临床征象者按重度子痫前期处理。

(二)妊娠糖尿病

妊娠糖尿病(GDM)患者首先进行饮食控制和运动治疗,必要时用药,将血糖控制在满意范围。饮食疗法须在保障母亲和胎儿必需营养基础上进行,并注意预防酮症,保持正常体重增长,将妊娠期血糖控制在满意标准。对饮食疗法不能控制的糖尿病,应及时应用胰岛素治疗。若孕妇因主客观条件无法使用胰岛素(拒绝使用、无法安全注射胰岛素或难以负担胰岛素的费用)时,可使用二甲双胍控制血糖,但有以下情况者禁忌使用二甲双胍,包括:①胰岛素依赖性糖尿病(T_1DM)妇女;②肝肾功能不全者;③心力衰竭、糖尿病酮症酸中毒和急性感染者。

妊娠期血糖控制目标:GDM 患者妊娠期血糖控制目标为餐前及 FPG<5.3mmol/L、餐后 1 小时血糖 <7.8mmol/L 或餐后 2 小时血糖 <6.7mmol/L,避免夜间血糖 <3.3mmol/L。

(三)缺铁性贫血

通过饮食指导可增加铁摄入和铁吸收。应加强孕期保健,进行孕期饮食营养的宣传教育和指导,改变不良的饮食习惯,避免偏食、挑食;加强营养、鼓励进食高蛋白、含铁和叶酸丰富的食物,新鲜蔬菜、水果、黑木耳、海带、紫菜、肉类、动物肝脏、血、豆制品、蛋类食品等。血红素铁比非血红素铁更容易吸收。膳食铁中 95% 为非血红素铁。含血红素铁的食物有红色肉类、鱼类及禽类等。水果、土豆、绿叶蔬菜、菜花、胡萝卜和白菜等含维生素 C 的食物可促进铁吸收。牛奶及奶制品可抑制铁吸收。其他抑制铁吸收的食物还包括谷物麸皮、谷物、高精面粉、豆类、坚果、茶、咖啡等。如有寄生虫病等特殊疾病,应同时针对病因适当治疗;对有高危因素、贫血高发地区的孕妇,应常规补充铁剂;定期产前检查及检测血常规,尤其是妊娠晚期,发现贫血应及时纠正。

治疗原则是以补充铁元素和去除导致缺铁性贫血的原因。补充铁元素以口服铁剂为主,并改善饮食、进食富含铁的食物;提供补充铁剂依从性咨询。应向孕妇和家人解释患贫血的危险及补充铁剂是孕期和分娩后健康的基本保障;为避免食物抑制非血红素铁的吸收,建议进食前 1 小时口服铁剂,与维生素 C 共同服用,以增加吸收率;口服铁剂避免与其他药物同时服用;服铁剂会使人有些疲倦;大便变黑属于正常现象;如果出现这样的情况,不要停止治疗;如果服用铁剂有任何问题或反应严重应来医院复诊。

铁缺乏和轻、中度贫血者以口服铁剂治疗为主,同时改善饮食,进食富含铁的食物。重度贫血者需要口服铁剂或注射铁剂治疗,还可少量多次输注浓缩红细胞。极重度贫血者首选输注浓缩红细胞,待 Hb 达到 70g/L,症状改善后,可改为口服铁剂或注射铁剂治疗。治疗至 Hb 恢复正常后,应继续口服铁剂 3~6 个月或者至产后 3 个月。

(四) 妊娠合并甲状腺疾病

对孕中晚期妇女应进行定期产前检查和妊娠风险评估,妊娠风险分级为"低风险"的孕产妇,应按照孕产期保健规范和相关诊疗指南,提供孕产期保健服务;对妊娠风险分级为"一般风险"的孕产妇,应建议其在二级以上医疗机构接受孕产期保健和住院分娩;对妊娠风险分级为"较高风险"应转至县级及以上危重孕产妇救治中心,"高风险"的孕产妇应转诊到三级综合医疗机构进行诊疗、产前检查和住院分娩,进行高危孕产妇专案管理和上报,尽快制订个性化管理措施、诊疗计划和应急预案,及时诊治处理,确保母婴安全。孕晚期对产后药物调整方案提前告知(表 2-6)。

表 2-6 妊娠合并甲状腺疾病评估与指导

风险分级	甲状腺疾病	评估指导
低风险 (绿色)	甲状腺功能和抗体正常	无须治疗和监测
一般风险 (黄色)	TSH 正常高值	①治疗:无须治疗; ②监测:4 周复查 TSH、FT$_4$ 或 TPOAb; ③转诊指征:TSH> 参考范围上限,需要 LT$_4$ 治疗
	甲状腺功能正常,TPOAb 阳性	
	亚临床甲亢	①治疗:无须治疗; ②监测:2~4 周复查 TSH、FT$_4$,询问临床症状,如心率、睡眠、体重等; ③转诊指征:进展为临床甲亢或临床症状明显,如心率增快、失眠、体重下降等,考虑应用 ATDs 治疗
	临床甲减	①治疗:LT$_4$ 治疗; ②监测:2~4 周复查 TSH、FT$_4$ 或 TPOAb、TgAb; ③转诊指征:LT$_4$ 治疗没有达到 TSH 的目标,需要调整剂量
	亚临床甲减	
	甲状腺良性结节	①治疗:无须治疗; ②监测:妊娠 24~26 周复查甲状腺超声; ③转诊指征:出现压迫症状或肿瘤增大明显(体积增加 50%,直径增加 20%),甲状腺手术应在妊娠第 4~6 个月进行
	碘缺乏	同孕早期
较高风险 (橙色)	临床甲亢	①治疗:FT$_4$ 水平升高伴明显临床症状(如心率>100 次 /min、失眠等),向患者交代 ATDs 应用的利与弊后,用药治疗; ②监测:每 2~4 周复查 TSH、FT$_4$,达到 FT$_4$ 目标值后每 4~6 周复查一次; ·孕 18~22 周时检测血清 TRAb、如为阳性,妊娠晚期复查 TRAb ·对妊娠后半期孕妇甲亢不能控制或存在高滴度 TRAb(高于参考范围上限 3 倍),要监测胎儿心率、甲状腺体积、生长发育情况、羊水量等 ③转诊指征:治疗期间没有达到 FT$_4$ 的目标,需要调整剂量;或出现严重并发症或合并症
	未手术的分化型甲状腺癌	①治疗:无须治疗; ②监测:妊娠 24~26 周复查甲状腺超声; ③转诊指征:出现压迫症状或肿瘤增大明显(体积增加 50%,直径增加 20%)、存在颈部淋巴结的转移,甲状腺手术应在妊娠第 4~6 个月进行
高风险 (红色)	同孕早期	同孕早期

（五）妊娠合并心脏病

妊娠风险分级 I ~ II 级且心功能 I 级的患者,产前检查频率同正常妊娠,进行常规产前检查。妊娠风险分级增加者,缩短产前检查的间隔时间,增加产前检查次数。

产前检查内容:除常规的产科项目外,还应注重心功能的评估,询问自觉症状,是否有胸闷、气促、乏力、咳嗽等,有无水肿,加强心率/律和心肺的听诊。酌情定期复查血红蛋白、心肌酶学、CTn、BNP(或 pro-BNP)、心电图(或动态心电图)、心脏超声、血气分析、电解质等,复查频率根据疾病性质而定。同时要加强联合管理:产科医师和心脏内科或心脏外科医师共同评估心脏病的严重程度及心功能。疾病严重者要在充分告知母儿风险的前提下严密监测心功能,促胎肺成熟,为可能发生的医源性早产做准备。及时转诊:根据妊娠风险选择相应级别的医院及时进行转诊。对妊娠风险为 I ~ II 级的,应到二、三级妇产科专科医院或者二级及以上综合性医院就诊;III 级的到三级妇产科专科医院或者三级综合性医院就诊;IV ~ V 级的到有良好心脏专科的三级甲等综合性医院或者综合实力强的心脏监护中心就诊。

（六）胎儿宫内生长受限

明确诊断后查找影响胎儿生长受限的原因,根据原因进行治疗。采取卧床休息,左侧卧位,增加子宫血流量;吸氧、增加营养,补充优质高蛋白、维生素及各种微量元素。给予舒张血管和松弛子宫的药物,根据治疗效果判定是否继续妊娠。

四、保健指导

在孕中期应提供营养、心理及卫生指导,告知产前筛查及产前诊断的重要性等。提倡适量运动,预防及纠正贫血。有口腔疾病的孕妇,建议到口腔科治疗。

（一）营养指导

妊娠中期早孕反应逐渐减轻并消失,孕妇的食欲增加,胎儿开始进入快速生长发育期,母体的子宫、乳腺也在逐渐发育,母体还需为产后泌乳开始储备能量及营养素。此时期在妊娠早期基础上,增加食物摄入量保障能量及营养素所需量的增加。妊娠中期每天总能量要增加到 2 100kcal,饮水 1 700ml,谷类食物 200~250g,蔬菜 400~500g,水果 200~300g,禽、鱼、蛋、肉类 150~200g,奶及奶制品 300~500g,大豆类 20g,坚果 10g,油脂类 25g,加碘食盐 5g。这一时期营养摄入的增加应注意以下几个方面:

1. 适当增加鱼、禽、蛋、瘦肉、海产品摄入量。因为鱼、禽、蛋、瘦肉是优质蛋白的很好来源,其中鱼类还能提供多不饱和脂肪酸,对 20 周后的胎儿脑和视网膜发育极为重要。孕中期孕妇每天需要增加蛋白质 15g、钙 200mg、能量 300kcal,在孕前平衡膳食的基础上,额外增加 200g 奶,再增加总量为 50g 的鱼、禽、蛋、瘦肉,以满足孕妇及胎儿生长发育对优质蛋白的需要。鱼类是动物性食物的首选,以满足孕中期以后对多不饱和脂肪酸的需要。

2. 适当增加奶类摄入。奶制品富含蛋白质,也是钙的良好来源,有利于 20 周后的胎儿骨骼生长加快和骨骼开始钙化的需要。从妊娠中期开始,每天至少摄入 250ml 的牛奶或相当量的奶制品及补充 300mg 的钙,或喝 450~500ml 的低脂牛奶,以满足钙的需要。可选用液态奶、发酵乳,也可用冲调奶粉,在正餐或加餐时使用。

3. 常吃含铁丰富的食物。妊娠中期孕妇的血容量和血红蛋白开始增加,以及胎儿对铁储备的需要,故孕中期对铁的需要量增加。从饮食上多吃含铁丰富的食物,包括动物血、肝脏、瘦肉等食物,必要时在医生的指导下补充小剂量的铁剂,同时多摄入含维生素 C 的蔬菜与水果,或补充维生素 C,以促进对铁的吸收和利用。孕中期孕妇每天铁的摄入量比孕前增加 4mg,达到 24mg。由于动物血、肝脏及红肉含铁量较为丰富,且铁的吸收率较高,孕中晚期每天应增加 20~50g 红肉,可提供铁 1~2.5mg;每周摄入 1~2 次动物血和肝脏,每次 20~50g,可提供铁 7~15mg。

4. 增加主粮摄入。米、面等主粮是热能的主要来源。孕中期胎儿迅速生长以及母体组织的生长需要大量的热能,这均需要由摄入的主粮予以满足,保证孕妇摄入足够的热能和避免硫胺素摄入不足。

5. 增加必需脂肪酸的摄入。脂类尤其是必需脂肪酸是细胞膜及中枢神经系统髓鞘化构成的物质基础。孕中期胎儿机体和大脑发育速度快速,对脂类及必需脂肪酸的需要量增加,必须及时补充。孕中期妇女还可选择摄入花生仁、核桃仁、葵花子仁、芝麻等油脂含量较高的食物,每天 10g 左右,可提供必需的亚油酸和亚麻酸。

6. 少量多餐。孕中期孕妇食欲大增,每餐摄食量可有所增加。但随着妊娠进展,子宫进入腹腔可能挤压胃部,孕妇每餐后易出现胃部饱胀感。对此孕妇适当减少每餐的进食量,做到以舒适为度,同时增加餐次,如每天 4~5 餐。

7. 避免食入对妊娠不利的食品,包括不新鲜或多次加工过的食品、罐头食品、含有防腐剂的食品、淀粉产品(淀粉产品含热量高)、高盐食品(如炸薯片、酱汁、速食品、咸鱼等)、生鸡蛋、咖啡、茶、可乐饮料、"增能"饮料、碳酸类饮料、可可粉等食品。

8. 烟草、酒精对胚胎发育的各个阶段都有明显的毒性作用,如容易引起早产、胎儿畸形。浓茶、咖啡应尽量避免,刺激性食物亦应尽量少吃。

9. 有高血压家族史或有妊娠期高血压病史的孕妇应低盐饮食,摄入含钙丰富的食物或者补充钙剂。

(二) 心理指导

1. 妊娠中期的心理特点 进入孕中期后,孕妇早孕反应减轻或消失,食欲增加,睡眠良好。随着腹部明显增大及胎动的出现,感受到胎儿的生长发育,使孕妇感到兴奋和激动。但同时还对胎儿是否健康表示担忧。孕妇依赖性增强,需要被别人照顾。也可出现移情现象,将自己的情感关怀全部倾注到胎儿上,忽略对丈夫的情感关怀。

2. **筛查妊娠中期影响心理因素** 包括妊娠早期不良心理影响因素是否仍存在;孕中期是否接受常规的唐氏筛查、糖尿病筛查和胎儿重要畸形 B 超筛查及结果;是否有妊娠期高血压疾病、妊娠糖尿病、贫血等疾病;辅助检查有无异常等情况,如有以上情况容易影响心理与情绪,易出现焦虑和抑郁。

3. **及时识别孕期心理问题** 孕妇常表现出一种以自我为中心的倾向,依赖性强,处处要求家人和丈夫的照顾。出现焦虑情绪,担心的焦点往往集中在胎儿上,表现为烦躁、紧张、恐惧、疑虑,严重时不仅影响正常的生活秩序,甚至导致食欲下降、失眠等。

4. **提供心理保健** 进行妊娠及胎儿宫内发育知识宣教,多与孕妇进行交流与沟通,鼓励孕妇通过看书、听讲座等各种途径学习孕期相关知识,让孕妇了解产前检查内容,为孕妇提供产前筛查和产前诊断的咨询,有助于减轻孕妇的焦虑等不良心理反应。同时也要对孕妇家庭成员进行有关心理卫生宣教,让他们认识到家庭及社会支持对孕妇心理健康的重要性。医护人员多利用支持、鼓励、解释等方式改变孕妇的认知,构建和谐良好的医患关系,增强医患信任,可以预防或减轻孕妇的不良情绪。

5. 对于焦虑、抑郁的孕妇提供心理治疗,孕妇的紧张、焦虑、抑郁等情绪通过产前检查、家人、朋友等的帮助不能得到缓解可求助于心理医生的帮助,进行心理咨询,必要时进行心理治疗。

(三)口腔保健

1. **孕期较常见的牙周问题**

(1)妊娠牙龈炎:孕期常见的牙周问题是牙龈发炎,牙龈炎是发生在龈缘和龈乳头的软组织炎症。牙龈充血肿胀,颜色变红,刷牙容易出血,偶尔有疼痛不适的感觉。这些症状并非每个孕妇都会发生。患妊娠期牙龈炎一个重要因素就是有牙菌斑的存在。减少牙菌斑的产生,最好的方法是有效刷牙。

(2)龋齿:龋齿就是人们常说的蛀牙,它与饮食息息相关。

正常情况下,口腔中的酸性物质会使牙齿上的矿物质逐渐脱离,而唾液中的钙、磷及氟化物又会反过来将牙齿再矿化,二者达到一个侵蚀与修复的动态平衡。但孕期进食种类、次数的改变会为龋病发生创造一个"良好"的环境,难以保持这种平衡。在孕中期必要时可以运用局部麻醉,药量很少,对胎儿几乎没有影响。通常不拍摄 X 线片,如果必须拍摄,可以穿上防护铅服。要特别重视维护良好的口腔卫生。

(3)牙周炎:是一种比较严重的牙龈软组织感染性疾病,非常轻微的接触比如刷牙甚至吃苹果或馒头时牙龈都会出血。牙周炎是一种多因素的疾病,与自身机体状况、免疫系统和自身反应有关,是一个全身因素与口腔局部因素结合作用的结果。孕期应该尽量避免用药,治疗应仅限于清除牙垢和牙石,可以使用漱口液、牙刷、牙间刷、牙线等来防止病情的恶化,等到分娩后再彻底进行治疗。

(4)妊娠瘤:这种病症较少见。一般多发生在怀孕中期,由于牙龈发炎与血管增生而形成鲜红色肉瘤,大小不一,生长快速,常出现在前排牙齿的牙间乳头区(两相邻牙齿间的牙龈尖端)。妊娠瘤通常不须治疗,或只给予牙周病的基本治疗(洗牙、口腔卫生指导、根面整平),这是为减少牙菌斑的滞留及刺激。肉瘤会于生产后随荷尔蒙恢复正常而自然消失,若出现以下症状,如:孕妇感觉不适、妨碍咀嚼、容易咬伤或过度出血时,可以考虑切除,但孕期做切除手术容易再发。

2. 口腔保健

(1)清洁口腔:有效刷牙可采取水平颤动拂刷法,牙刷毛和牙冠呈 45° 倾斜,局部水平方向轻轻颤动,清除牙齿和牙龈交界处的牙菌斑,然后沿着牙面拂刷,要面面俱到,全口牙齿至少要刷 3 分钟。切勿横向刷牙,否则容易伤害牙龈和牙齿。

(2)常见清洁口腔的用品。①牙刷:为基本的牙齿清洁工具,最好选择软毛的牙刷。注意彻底清洁每一颗牙齿的每个面;②牙线:主要辅助牙刷的牙齿邻面清洁工具,可以特别清洁到牙缝。牙缝大的人可使用牙间刷,用以清洁牙缝;③其他的洁牙用具,如漱口水、冲牙器、抗敏感牙膏、无糖口香糖、电动牙刷等,都可在某些条件下辅助清洁口腔。

(四) 卫生指导

1. 个人卫生 孕期汗腺、皮脂腺分泌旺盛,应经常洗澡,勤换衣被。不宜盆浴,可淋浴或擦浴,防不洁水进入阴道,发生感染。妊娠期间白带增多,应每天清洗外阴,以清水冲洗为好,每天 1~2 次,便后应用清洁柔软的卫生纸,从前向后擦干净。

2. 乳房护理 妊娠期间,由于乳房的增大下垂,而乳房本身又没有肌肉支持,所以就需要一个很好的胸罩来支托,促进乳房的血液循环。罩杯的大小要能覆盖整个乳房。

3. 孕妇衣着 要以宽大、松软、易透气的棉质为宜,不宜束紧胸部,不要勒紧袜带和裤带,以免影响下肢血液循环和胎儿发育。鞋要适足,鞋底要有防滑纹、不穿底硬且跟高的鞋子,以防跌倒。

(五) 孕妇运动

1. 适量运动的重要性 适量运动是健康妊娠的重要组成部分,是有效控制体重、解除孕妇的疲劳、改善睡眠、缓解紧张的情绪、减轻下肢水肿、静脉曲张、便秘等症状。有妊娠糖尿病的妇女适量运动还可帮助自身胰岛素更好的工作,是帮助控制血糖的有效途径。运动也提高肌肉、关节的强度与柔韧性,为顺利分娩作好准备。

2. 孕妇运动的主要形式 主要有孕妇操、散步、游泳、瑜伽等。不要做剧烈的运动比如跳动、踢球、打球等,孕前不爱运动的妇女,到孕中期可以循序渐进地运动。孕中期以后,如果没有运动禁忌,可以每周做 4~7 次孕妇操,每次 30 分钟。孕前有运动习惯的准妈妈,可以选择中等强度的有氧运动(中等强度指运动过程中能感觉到心率加快、身体微微出汗),比如快走、游泳、做孕妇保健操等有规律地锻炼身体大肌肉群的运动,每次运动 30 分钟(不超过 45 分钟)。

3. 孕妇操

（1）体操的基本动作：①提肛运动：保持均匀呼吸，收缩会阴、肛门肌肉，5~10 秒钟后再放松。早、中、晚各做 15~20 次，可增加肌肉弹性。②脚部运动：脚掌着地，脚趾上翘；脚尖抵地，脚面绷直，脚跟抬起，早、中、晚各做 15~20 次。③盘腿坐运动：盘腿两手下按膝部。早、中、晚各做 3 分钟，可松弛腰关节，伸展骨盆的肌肉。④扭动骨盆：腿向外翻倒，两腿轮换。膝盖并拢，左右翻倒。早、晚各做 5~10 次，加强骨盆关节和腰部肌肉的柔软度。

（2）注意事项：①做孕妇操最好安排在早晨和晚上；②做操前不适宜进食，最好是空腹，不要在饭后马上进行，如果感到饥饿可以在锻炼前 1 小时左右进一些清淡的食物；③做操前先排尿、便；④锻炼前后 40 分钟各饮一杯水；⑤在锻炼的开始 5 分钟，先做热身的准备运动，以使血液循环逐渐增加；⑥伸展运动不要过于猛烈，以免拉伤韧带；⑦在空气流通良好的房间做操，放一些轻松的音乐，穿上宽松舒适的衣服，地上铺毯子；⑧孕妇最好在医生指导下进行相关运动，有先兆流产、早产史、多胎、羊水过多、前置胎盘、严重内科合并症等孕妇不宜做体操；⑨孕妇体操可从怀孕 3 个月左右开始，每天坚持做，运动量以不感到疲劳为宜。

（六）孕妇自我监护指导

对于孕中期产前检查的妇女要指导孕妇掌握自我监护方法。

1. 自我监测胎动

孕妇常在妊娠 20 周左右自觉胎动。胎动开始较轻微，随着妊娠进展逐渐增强，至妊娠 32~34 周达高峰，38 周后逐渐减少。孕晚期以后，孕妇应在每天早晨、中午、晚上固定一个时间，分别数 3 次胎动，每次数 1 小时，3 次的胎动数相加再乘 4，即为 12 小时胎动数。正常胎动次数每小时 3~5 次以上，12 小时应在 30~40 次。12 小时胎动小于 20 次，或每小时小于 3 次，提示胎儿有异常。小于 10 次则提示胎儿宫内明显缺氧,应及时去医院进一步检查。

2. 体重自我管理　孕妇体重水平不但反映母亲的营养与健康状况,也可以间接衡量胎儿的发育情况,孕期过多的体重增长不仅增加难产的危险,也增加了孕妇妊娠期高血压疾病、糖尿病的风险;孕期过少的体重增长,除影响母体健康外,还可导致胎儿营养不良并影响其成年的健康状况。对孕妇进行体重管理的目的是保持孕妇在孕期合理的体重增长。孕期的合理体重增长要求就是孕期总的增重和每周的增重都在正常范围。孕期总体重的增重依据孕前的体重和身高计算体重指数。所以在孕期应关注和监测体重变化,并根据体重增长速率适当调节食物入量。为维持体重的正常增长,适宜强度的运动也是重要的。

指导每位孕妇掌握自己孕前的体重指数(BMI),同时让孕妇了解自己应该增重的范围,目前体重处于的状态,是否低于或超出增重的要求。介绍不同 BMI 孕妇体重增长推荐表,指导孕妇自行测量体重,并记录下来,掌握每周体重增长的情况,如果连续 2 周增长过多或过少,应去医院检查。详见表 2-7。

表 2-7　孕妇体重增长范围和孕中晚期每周体重增长推荐值 *

孕前 BMI 分类		总增长值范围(kg)	孕早期体重增长值范围(kg)	中、晚期每周增长至均值及范围(kg·W)
低体重	<18.5kg/m²	11.0~16.0	05~2.0	0.46(0.37~0.56)
正常体重	18.5~23.9kg/m²	8.0~14.0	05~2.0	0.37(0.26~0.48)
超重	24.0~27.9kg/m²	7.0~11.0	05~2.0	0.30(0.22~0.37)
肥胖	≥28.0kg/m²	5.0~9.0	05~2.0	0.22(0.15~0.30)

注:* 中华人民共和国卫生行业标准 WS/T 801—2022 "妊娠期妇女体重增长推荐值标准"。

3. 指导孕妇识别异常症状　在孕期出现有阴道出血、腹痛、流水、胎动异常如胎动减少、消失或增加,有双下肢水肿,自感头晕、头痛或视物不清,有心悸、气短或夜间不能平卧,恶心、呕吐、上腹不适等消化系统症状,有出血倾向,如鼻、牙龈、皮肤出血斑等,孕 41 周仍未有临产征兆等异常情况要及时到医院检查。

第四节　妊娠晚期保健

妊娠晚期是指孕28周以后至临产前。妊娠晚期至少进行2次产前检查,其中至少1次在36周后进行。孕晚期保健的目的为监测与评估胎儿生长发育及宫内健康状况,筛查与治疗妊娠合并症及并发症,进行分娩前鉴定,分娩前头盆评估,预测分娩方式,确定分娩地点。提倡住院分娩和自然分娩。

一、保健内容

(一)询问及检查

应按照复诊要求进行询问、体格检查、专科检查及辅助检查。

1. **查阅记录,询问病史** 每次产前检查应查阅孕产期保健手册的相关记录,包括辅助检查报告等,再次确认孕周;注意询问有无头晕、头痛、眼花、或视物不清、水肿,有无恶心、厌油腻、心慌、气短、胸闷、尿频、尿少等症状,有无胎动减少或频繁,有无腹痛、阴道流血、流液等情况。

2. **体格检查** 称体重,注意体重每周增长情况,孕妇体重应保持在每周增长0.26~0.48kg范围。测血压,计算平均动脉压,预测妊娠期高血压疾病。注意双下肢有无水肿。

3. **产科检查** 测量宫高、腹围,听胎心,应用四步触诊法检查胎位、胎先露及先露入盆情况,继续绘制妊娠图。妊娠36周时测量骨盆、估计胎儿体重,并根据胎儿大小和骨盆情况预测分娩方式,建议分娩地点。

(1)估计胎儿体重:根据宫高、腹围对胎儿体重进行简单估算。常用公式如下:

1)胎儿体重(g)=宫高(cm)×100;

2)胎儿体重(g)=[宫高(cm)-(11~13)[1]cm]
$$×(155~170)[2];$$

[1]头浮 -13cm,浅入 -12cm,深入 -11cm;

[2]腹围 <94cm,×155;>94cm,×170;

3）宫高 >35cm 和宫高 + 腹围 >140cm 提示巨大儿的可能性大。

（2）骨盆测量：在妊娠晚期由于体内松弛素的作用，骨盆较妊娠早期要宽大些，所以在孕晚期测量骨盆更能准确预测分娩方式，以便决定分娩地点。骨盆测量分为骨盆外测量和内测量两种。

骨盆外测量前应备好检查床、骨盆外测量仪，嘱孕妇排空膀胱，取伸腿仰卧位，测量者站立于孕妇右侧。首先了解和观察骨盆有无畸形或外伤骨折史（包括孕妇有无佝偻病、脊髓灰质炎、脊柱和髋关节结核以及外伤史，既往有无难产史及其发生原因，新生儿有无产伤等），然后使用骨盆测量器测量各径线。

骨盆内测量应嘱孕妇排空膀胱，取仰卧截石位，严格进行外阴消毒。检查者戴无菌手套，并涂以润滑油，动作轻柔，依次进行检查（表 2-8）。

表 2-8　骨盆外测量及内测量各骨盆径线正常值

	测量目的	骨盆径线	正常值（cm）
骨盆外测量	间接反映骨盆入口横径长度径线	髂棘间径（IS）	23~26
		髂嵴间径（IC）	25~28
	间接反映骨盆入口前后径的长度径线	骶耻外径（EC）	18~20
	直接反映骨盆出口横径长度径线	坐骨结节间径	8.5~9.5
		出口后矢状径与坐骨结节间径之和 >15cm 表示骨盆出口狭窄不明显	
	间接反映骨盆出口横径的宽度径线	耻骨弓角度	90°
骨盆内测量	反映入口前后径长度	对角径	12.5~13
	反映中骨盆的宽度，是中骨盆最短径线	坐骨棘间径	>10
	中骨盆后矢状径，反映中骨盆的宽度	坐骨切迹宽度	5.5~6（能容纳 3 横指）
	直接反映骨盆出口横径长度径线	出口后矢状径	8~9

4. 辅助检查 基本检查项目:每次检查均应进行血常规、尿常规检查。妊娠晚期两次产前检查中复查一次肝功能和肾功能。建议检查项目:必要时在妊娠 36 周后进行胎心电子监护,如需要了解胎儿、胎盘及羊水等情况可行 B 型超声检查,对于有生殖道感染症状及分泌物异常者,进行生殖道感染相关检测。

1)预测胎儿宫内储备能力:进行无应激试验(non-stress test, NST),也称无激惹试验,是在无宫缩及外界刺激时,对胎儿进行胎心率宫缩图的观察和记录,以了解胎儿的储备情况。本试验是以胎动时伴有一过性胎心率加快为基础,故又称胎儿加速试验。孕妇取半卧位,一个测量胎心的探头放在胎心音区,另一个宫缩压力探头置于宫底下 3 横指处,连续监护 20 分钟胎心率。若胎儿睡眠,可延长为 40 分钟或催醒胎儿。一般认为妊娠≥32 周时,40 分钟内有 2 次及以上胎动伴胎心率加速 >15 次 /min,持续 15 秒,妊娠 <32 周时,40 分钟内有 2 次及以上胎动伴胎心率加速 >10 次 /min,持续 10 秒,为正常 NST,表示胎儿宫内情况良好。无特殊合并症可 1~2 周复查 1 次。如胎动数和胎心率加速数少于前述情况或胎动时无胎心加速,为异常 NST,应寻找原因。

2)胎儿生物物理评分(biophysical profile, BPP):是综合电子胎心监护和超声检查联合检测胎儿宫内缺氧和胎儿酸中毒情况。满分 10 分,10~8 分无急慢性缺氧,8~6 分可能有急或慢性缺氧,6~4 分有急或慢性缺氧,4~2 分有急性缺氧伴慢性缺氧,0 分有急慢性缺氧。评分具体内容见胎儿生物物理评分表(表 2-9)。

(二)筛查妊娠合并症 / 并发症

应通过询问病史、体格检查及进行各项检查,重点筛查和监测妊娠期合并症 / 并发症,主要包括妊娠期高血压疾病重度子痫前期、子痫、贫血、心脏病、肝脏病、肾脏病、胎盘早剥、前置胎盘、胎儿窘迫、胎膜早破、早产、胎儿宫内生长受限、过期妊娠等。表 2-10 列出妊娠晚期常见并发症的临床表现及可能发生的疾病，一旦出现这些临床表现，应进行进一步检查，以尽快诊断和处理。

表 2-9 胎儿生物物理评分表

项目	2 分（正常）	0 分（异常）
NST（20 分钟）	≥2 次胎动伴胎心加速≥15 次 /min，持续 15 秒	<2 次胎动，胎心加速 <15 次 /min，持续 <15 秒
胎儿呼吸运动（30 分钟）	≥1 次，持续≥30 秒	无，或持续 <30 秒
胎动（30 分钟）	≥3 次躯干和肢体活动（连续出现计 1 次）	≤2 次躯干和肢体活动；无活动肢体完全伸展
肌张力	≥1 次躯干和肢体伸展复屈，手指摊开合拢	无活动肢体完全伸展伸展缓慢，部分复屈
羊水量	羊水暗区垂直直径≥2cm	无；或最大暗区垂直直径 <2cm

表 2-10 妊娠晚期常见并发症的临床表现及可能的疾病

临床表现	可能疾病
◆ 子痫前期基础上孕妇发生不能用其他原因解释的强制性抽搐，可以发生在产前、产时或产后，也可以发生在无临床子痫前期表现时	子痫
◆ 血压≥160/110mmHg 和 / 或舒张压≥110mmHg； ◆ 持续性头痛、视觉障碍或其他中枢神经系统异常表现； ◆ 持续性上腹疼痛及肝包膜下血肿或肝破裂表现； ◆ 转氨酶水平异常：血丙氨酸转氨酶（ALT）或天冬氨酸转氨酶（AST）水平升高； ◆ 肾功能受损：尿蛋白≥2.0/24h；少尿（24h 尿量 <400ml，或每小时尿量 <17ml），或血肌酐水平 >106μmol/L； ◆ 血液系统异常：血小板计数呈持续性下降并 <100×10⁹/L；微血管病性溶血（血 LDH 升高）或黄疸； ◆ 心功能衰竭； ◆ 肺水肿； ◆ 胎儿生长受限或羊水过少、胎死宫内、胎盘早剥等	重度子痫前期
◆ 发病急； ◆ 早期表现通常以胎心率异常为首发变化； ◆ 阴道出血为陈旧性不凝血，但出血量与腹部疼痛程度不一定符合； ◆ 伴轻微腹痛，或剧烈腹痛伴恶心、呕吐； ◆ 血压无改变或下降； ◆ 宫缩间歇期子宫呈高张状态，胎位触诊不清；严重时子宫呈板状、压痛明显； ◆ 胎动明显减少或消失	胎盘早剥

续表

临床表现	可能疾病
◆ 无痛性反复阴道出血;或突然发生大量阴道流血; ◆ 子宫底高度与妊娠月份相符; ◆ 胎先露高浮; ◆ 耻骨联合上方有时可听到与孕妇脉搏一致的吹风样杂音; ◆ B超显示胎盘位置附于子宫下段,胎盘下缘达到或覆盖宫颈内口	前置胎盘
◆ 胎动频繁 / 减少 / 消失 ◆ 胎心 >160 次 /min 或 <120 次 /min	胎儿窘迫
◆ 未临产,突然感到有液体自阴道流出,时多时少; ◆ 阴道检查触不到羊膜囊; ◆ 向上推胎先露时阴道流液增多,可见胎脂和胎粪; ◆ 阴道液 pH≥6.5	胎膜早破
◆ 孕周满 28 周小于 37 周; ◆ 阴道少量出血 / 血性分泌物; ◆ 阵发性腹痛 / 腹胀; ◆ 腹部触到子宫规律性收缩; ◆ B超查宫颈长度 <20mm	早产
◆ 腹围与宫高小于相应孕周; ◆ 子宫敏感性高,于胎动时感到腹部不适; ◆ B超羊水最大暗区垂直深度(AFV)≤2cm;或羊水指数(AFI)≤5cm	羊水过少
◆ 宫底高度连续 2 次或间断 3 次测得结果均小于正常妊娠图曲线的第 10 百分位数;或连续 2 周以上不增长;B超胎儿双顶径及股骨长度其中一项小于正常平均值的两个标准差,或两者均小于一个标准差	胎儿生长受限
◆ 正确核实预产期,妊娠达到或超过 42 周尚未临产	过期妊娠
◆ 子宫呈强制性或痉挛性过强收缩,腹痛或下腹剧痛难忍; ◆ 腹部压痛、反跳痛,可见病理缩复环; ◆ 膀胱受压充血,出现排尿困难及血尿; ◆ 无法触清胎体,胎心、胎动异常	先兆子宫破裂 / 子宫破裂

二、综合评估与处理原则

根据病史、体格检查、辅助检查,筛查影响妊娠的危险因素,对孕妇情况进行综合评估,评估结果分为低风险(绿)、一般风险(黄)、较高风险(橙)、高风险(红)和传染病(紫)五类。对一般风险及以上分类者,根据对孕妇健康影响,处理分为两个方面:一是有危险因素需要高危管理;二是紧急情况需要立即处理。各类情况的处理原则如下:

1. 低风险孕妇 进入常规妊娠晚期保健,提供孕期保健指导,包括孕妇自我监测胎动,纠正贫血,提供营养、分娩前心理准备、临产先兆症状、提倡住院分娩和自然分娩、婴儿喂养及新生儿护理等方面的指导。

2. 一般风险及以上的孕妇

（1）可以继续妊娠，应纳入高危管理，包括加强产前检查、密切监护、随诊及诊治，对有合并症、并发症的孕妇及时诊治或转诊，必要时请专科医生会诊或共同管理。

（2）紧急情况：出现以下症状者，如头痛、头晕、视物不清、心慌憋气、呼吸困难、夜间不能平卧、恶心、呕吐、上腹部不适，伴或不伴腹痛的阴道出血，或出现鼻出血、皮肤出血瘀斑等出血倾向，阴道排液，或胎动减弱消失等，提示合并有危及母婴的并发症 / 合并症，需要立即救治、住院或转诊。

三、妊娠合并症 / 并发症处理

（一）妊娠期高血压疾病

妊娠期高血压疾病、轻度子痫前期可在门诊密切观察下治疗，应加强孕期保健，酌情增加复诊次数，重点监测神经系统、消化系统症状，关注血压、尿蛋白、肝肾功能、血小板的变化，及时诊断重度子痫前期。重度子痫前期应住院治疗，妊娠 34 周前的早发型重度子痫前期，综合评估重要脏器受累程度，在积极促胎儿肺成熟后，应及时终止妊娠。尚有期待治疗指征时，应在危重孕产妇救治中心住院治疗，严密监测严重并发症（子痫、心力衰竭、胎盘早剥或 HELLP 综合征等）的早期症状和实验室指标，适时终止妊娠。

（二）妊娠合并心脏病

对于妊娠合并心脏病者需加强产前检查，根据心脏病的类型和心功能情况及合并症（如有贫血、肺结核、妊娠期高血压疾病等）酌情增加检查次数。密切监测心功能的变化，及早发现心力衰竭的早期征象，以及其他妊娠合并症及并发症，如贫血和妊娠期高血压疾病等，应及时住院治疗。对于心功能良好者建议预产期前 2 周住院待产。

心脏病妊娠风险分级Ⅰ~Ⅱ级且心功能Ⅰ级者可以妊娠至足月,如果出现严重心脏并发症或心功能下降则提前终止妊娠。心脏病妊娠风险分级Ⅲ级且心功能Ⅰ级者可以妊娠至34~35周终止妊娠,如果有良好的监护条件,可妊娠至37周再终止妊娠;如果出现严重心脏并发症或心功能下降则提前终止妊娠。心脏病妊娠风险分级Ⅳ级但仍然选择继续妊娠者,即使心功能Ⅰ级,也建议在妊娠32~34周终止妊娠;部分患者经过临床多学科评估可能需要在孕32周前终止妊娠,如果有很好的综合监测实力,可以适当延长孕周;出现严重心脏并发症或心功能下降则及时终止妊娠。心脏病妊娠风险分级Ⅴ级者属妊娠禁忌证,一旦诊断需要尽快终止妊娠,如果患者及家属在充分了解风险后拒绝终止妊娠,需要转诊至综合诊治和抢救实力非常强的医院进行保健,综合母儿情况适时终止妊娠。

加强保健指导,内容包括:孕妇应避免体力劳动和情绪波动,生活要规律,要有足够睡眠、充分休息。饮食要做到高蛋白、高维生素、低盐、低脂肪,严格管理体重,避免体重增加过多。要预防上呼吸道感染,纠正贫血,积极防治妊娠期高血压疾病等。

(三) 胎盘早剥

凡疑有胎盘早期剥离者,紧急入院,一旦确诊,应积极终止妊娠。根据孕妇病情轻重、胎儿宫内状况、产程进展,胎产式等情况决定终止妊娠方式:

一旦确诊Ⅱ或Ⅲ级胎盘早剥应及时终止妊娠。根据孕妇病情轻重、胎儿宫内状况、产程进展、胎产式等,决定终止妊娠的方式。

对20~34^{+6}周合并Ⅰ级胎盘早剥者,尽可能保守治疗延长孕周。需要密切监测,一旦出现明显阴道流血、子宫张力高、凝血功能障碍及胎儿窘迫时应立即终止妊娠。

对重症胎盘早剥,若所在医院没有输血抢救或新生儿抢救条件,应及时向上级医院、血站及当地孕产妇救治中心求助以及终止妊娠后进行新生儿紧急转运。而不是进行盲目的转运,延误抢救时机,造成严重的母儿不良结局。而对于孕周较小、胎盘早剥程度较轻的患者,在评估胎儿和母体均相对稳定的情况下,为提高新生儿存活率,可进行宫内转诊;在转诊过程中,应做到就近转诊,转诊途中应密切监测胎儿及母体的情况,开放静脉通道,给予宫缩抑制剂,必要时备血或输血治疗。

(四)前置胎盘

凡疑有前置胎盘、并有活动性阴道出血者,应禁止做肛查及阴道检查,提前住院观察、治疗,绝对卧床休息,积极促胎儿肺成熟,严密监测宫缩和阴道出血量,期待治疗,尽量延长胎儿在宫内的时间,提高胎儿生存率。对瘢痕子宫并发前置胎盘者,应关注胎盘与子宫瘢痕的关系;期待治疗的医疗机构应具备血源,有紧急手术的条件,并制订好详细的手术预案,做好交接班工作。

一旦确诊完全性前置胎盘,应在具备输血及早产儿救治条件的二级及以上医院产前检查及分娩。前置胎盘合并胎盘植入,特别是凶险性前置胎盘,产后出血及产时子宫切除风险极高,应转诊至具备前置胎盘救治技术和条件(如血源、血管介入技术、自体血回输等)的三级以上医院诊治。前置胎盘出血,特别是大出血患者,不能盲目转院,原则上应该就近医院抢救。若初诊医院条件有限,在充分评估母胎安全性及上级医疗条件可及性的前提下,给予输液、输血,以及抑制宫缩止血,迅速转院至区域性产科救治中心;或请上级专家来院会诊参与抢救。严禁不做任何初级处理的直接转诊以及远程转诊。某些植入性前置胎盘,孕期无出血,产前未作出诊断者。开腹术后发现严重胎盘植入,如果无出血、胎儿尚未娩出,本医疗机构无处理前置胎盘植入的技术条件,可关腹后迅速转入上级医院。但存在极大安全隐患,仅在极其特殊情况下实施。

(五)胎膜早破

1. 足月胎膜早破 首先应评估母亲和胎儿状况,包括有无胎儿窘迫、绒毛膜羊膜炎、胎盘早剥和脐带脱垂等。如果破膜时间超过 12 小时,应预防性应用抗生素,同时尽量避免频繁阴道检查。如无明确剖宫产指征,破膜 2~12 小时内应积极引产。

2. 未足月胎膜早破 对于孕周小于 24 周,不建议继续妊娠,以引产为宜;孕周 24~27^{+6} 周,需要充分告知期待治疗的相关风险,依据孕妇本人及家属的意愿,决定是否继续妊娠;孕 28~33^{+6} 周无继续妊娠禁忌,应保胎,延长孕周至 34 周,保胎过程中给予糖皮质激素和抗生素治疗,密切监测母胎状况;孕 34~34^{+6} 周目前国内外学术界对于是否延长孕周至 35 周尚无统一的意见,建议依据孕妇本人状况和意愿及当地医疗水平决定是否期待保胎,但要告之延长孕周有增加绒毛膜羊膜炎等发生的风险;孕 34~36^{+6} 周,早产儿的存活率接近足月儿,不宜保胎;虽然从新生儿感染的结局方面,当前尚无充分证据证明积极引产可显著减少新生儿严重感染的发生率,但是积极引产可以减少绒毛膜羊膜炎、羊水过少、胎儿窘迫等导致的新生儿不良结局。

小于孕 35 周不伴感染,在无明确的剖宫产指征时,应选择阴道试产,破膜后 2~12 小时未临产者建议积极引产。阴道试产者产程中密切注意胎心变化,有异常情况时放宽剖宫产指征。未足月胎膜早破(preterm prelabour rupture of membranes,PPROM)应根据孕周和是否伴严重的合并症、并发症,以及本医疗机构新生儿救治能力,将孕产妇转诊至具备相应医疗条件的上级医院。建议 32~36 周的 PPROM 孕妇转诊至有新生儿科的二级及以上医院;孕周 <32 周的 PPROM 孕妇转诊至有新生儿科的三级医院。

36 周后的胎膜早破,12 小时不发动宫缩可积极引产,并用抗生素预防感染。

(六)早产

妊娠满 28 周到 36 周末,出现规律宫缩(4 次 /20min 或 8 次 /60min),同时宫颈管进行性缩短(宫颈缩短≥80%),伴有宫口扩张,提示早产临产。出现规律宫缩(4 次 /20min 或 8 次 /60min),但宫口尚未扩张,经阴道超声测量宫颈长度≤20mm 诊断为先兆早产。早产儿尤其是孕周 <32 孕周的极早早产者,应尽量转到有早产儿救治能力的三级医院分娩,促肺的同时,建议终止妊娠前 24 小时实施硫酸镁胎儿脑保护。胎儿宫内转运优于出生后新生儿转运,在条件允许的情况下,尽量实施胎儿宫内转运。

(七)胎儿发育异常

妊娠晚期是胎儿生长发育最快的阶段,应用妊娠图监测胎儿生长发育,连续宫高在第 90 百分位以上,提示胎儿过大、羊水过多、多胎妊娠,需予以鉴别,并进一步检查排除妊娠糖尿病;连续 2 次或间断 3 次宫高在第 10 百分位以下,提示胎儿生长受限,需寻找原因(遗传、宫内感染、胎儿畸形、孕母并发症、营养等),进行诊断和治疗,以降低巨大儿和胎儿生长受限(fetal growth restriction,FGR)、小于胎龄儿的出生。

对于胎儿生长受限者,如果胎儿状况良好,胎盘功能正常,妊娠未足月并且母亲无合并症及并发症,可以在密切监护下妊娠至 38~39 周,但不应超过预产期。

对于母亲有巨大儿分娩史或妊娠期疑为巨大胎儿,应监测血糖,排除糖尿病。如果诊断为妊娠糖尿病应积极治疗,控制血糖。

(八)妊娠糖尿病

对于诊断妊娠糖尿病或妊娠合并糖尿病孕妇应在内分泌专家或营养专家的指导下进行医学与营养治疗,密切观察血糖变化和治疗效果。

医学营养治疗的目的是使糖尿病孕妇的血糖控制在正常范围,保证孕妇和胎儿的合理营养摄入,减少母儿并发症的发生。每天摄入总能量应根据不同妊娠前体质量和妊娠期的体质量增长速度而定。虽然需要控制糖尿病孕妇每天摄入的总能量,但应避免能量限制过度,应保证妊娠早期≥1 600kcal/d,妊娠中晚期可根据不同情况增加能量摄入。碳水化合物摄入不足可能导致酮症的发生,对孕妇和胎儿都会产生不利影响。推荐饮食碳水化合物摄入量占总能量的 50%~60% 为宜,碳水化合物≥175g/d 对维持妊娠期血糖正常更为合适;蛋白质不应低于70g;饱和脂肪酸不超过总能量摄入的 7%;限制反式脂肪酸的摄入;推荐每天摄入 25~30g 膳食纤维。少量多餐、定时定量进餐对血糖控制非常重要。建议每天的餐次安排为 3 次正餐和 2~3次加餐。早、中、晚三餐的能量应分别控制在每天摄入总能量的10%~15%、30%、30%,每次加餐的能量可以占 5%~10%,有助于防止餐前过度饥饿。有计划地增加富含铁、叶酸、钙、维生素 D、碘等的食物。运动疗法可降低妊娠期基础胰岛素抵抗,是 GDM的综合治疗措施之一,妊娠前和妊娠期规律运动可明显降低除孕前低体重孕妇 GDM 发生的风险。无运动禁忌证的孕妇,1 周至少 5 天每天进行 30 分钟中等强度的运动,但妊娠前无规律运动的孕妇,妊娠期运动时应由低强度开始,循序渐进。对于妊娠期使用胰岛素治疗者,运动时要做好低血糖的防范,同时要避免清晨空腹未注射胰岛素之前进行运动。如果医学营养治疗 3~7 天后,空腹或餐前血糖≥5.3mmol/L,或餐后 2 小时血糖≥6.7mmol/L,或调整饮食后出现饥饿性酮症增加,热量摄入后血糖又超过孕期标准者,应及时给予药物治疗。到目前为止,饮食及运动控制失败的糖尿病患者妊娠期主要采用胰岛素来调节血糖。

无须胰岛素治疗而血糖控制达标的 GDM 孕妇,如无母儿并发症,在严密监测下可等待至预产期,到预产期仍未临产者,可引产终止妊娠。孕前糖尿病合并妊娠(PGDM)及胰岛素治疗的 GDM 孕妇,如血糖控制良好且无母儿并发症,在严密监测下,妊娠 39 周后可终止妊娠;血糖控制不满意或出现母儿并发症,应及时收入院观察,根据病情决定终止妊娠时机。糖尿病伴发微血管病变或既往有不良产史者,需严密监护,终止妊娠时机应个体化。糖尿病本身不是剖宫产指征。决定阴道分娩者,应制订分娩计划,产程中密切监测孕妇的血糖、宫缩、胎心率变化,避免产程过长。择期剖宫产的手术指征为糖尿病伴严重微血管病变,或其他产科指征。妊娠期血糖控制不好、胎儿偏大(尤其估计胎儿体重≥4 250g 者)或既往有死胎、死产史者,应适当放宽剖宫产指征。

（九）妊娠合并肝脏疾病

妊娠晚期出现肝功能异常,无任何消化系统症状,排除病毒性肝炎,不伴有子痫前期时,则妊娠肝功能损害的可能性大。出现此种情况可积极保肝治疗,监测胎儿发育,争取在分娩时肝功能恢复正常,以减少分娩时的产后出血。

临床出现皮肤瘙痒,不伴有皮肤阳性体征者,检测胆汁酸增高,可伴肝功能异常或胆红素轻度升高者,妊娠肝内胆汁淤积症可能性大。此种情况应保肝利胆,加强胎儿宫内安危监测,适时终止妊娠。

妊娠晚期出现恶心、呕吐,上腹部不适,可伴有轻度黄疸或有出血倾向时,应鉴别妊娠急性脂肪肝、重症肝炎和 HELLP 综合征,及时入院,进一步检查,明确诊断,及时终止妊娠。

四、保健指导

提供孕期保健指导,包括孕妇自我监测胎动,纠正贫血,提供营养、分娩前心理准备、临产先兆症状、提倡住院分娩和自然分娩、婴儿喂养及新生儿护理等方面的指导。

（一）指导孕妇自我监测

同孕中期,指导孕妇自我监测胎动、体重的管理及自我症状的监测,并将监测结果记录在孕产期保健手册中。

（二）营养指导

同孕中期一样,胎儿进入快速生长发育期,直至分娩。与胎儿的生长发育相适应,母体的子宫和乳腺等器官也进一步发育,同时也在为产后泌乳做营养和能量的储备,因此孕晚期和孕中期一样需要增加相应的食物量,以满足孕妇及胎儿的需要。孕晚期膳食要食物多样化,以谷类为主,保证足够的富含糖类的食物,多吃蔬菜、水果和薯类,适当增加奶类、豆类或其制品的摄入量,适当增加鱼、禽、蛋、肉和海产品的摄入量,常吃含铁丰富的食物,吃清淡少盐的膳食,吃清洁卫生、不变质的食物,戒烟禁酒,避免刺激性食物。

(三) 分娩前心理准备

1. **孕晚期心理特点** 胎儿迅速生长发育,子宫体积增大,对营养的大量需求,使孕妇的各器官功能负荷接近最高值,从而造成孕妇躯体的过度负荷,有可能出现妊娠并发症以致影响其心理活动。同时对分娩准备、分娩地点、分娩方式、分娩能否顺利、孩子出生后的哺乳等问题担忧,加重孕妇心理负担,情绪不稳定,精神上感到压抑,并对即将面临的分娩感到恐惧、紧张、焦虑。孕妇的情绪不稳定往往容易对分娩造成不良影响。

2. **筛查妊娠晚期心理影响因素** 要关注以下情况的出现:如初产妇没有分娩经历,经产妇有难产史或剖宫产、阴道助产、死胎、死产、生育过畸形儿的经历,通过辅助生殖怀孕的妇女,孕期有合并症或并发症等。出现上述情况的孕妇容易对分娩产生过度担忧而影响心理健康,易出现焦虑和抑郁。

3. **及时识别孕期心理问题** 孕妇常表现以自我为中心的倾向,依赖性强,处处要求家人和丈夫的照顾。对自然分娩和哺乳孩子没有信心,担心分娩安全、担心孩子不健康,出现焦虑情绪,表现为烦躁、紧张和恐惧、疑虑,严重时不仅影响正常的生活秩序,甚至导致食欲下降、失眠等。

4. **提供心理保健** 多与孕妇沟通交流,鼓励孕妇通过各种途径学习分娩相关知识,让孕妇了解分娩的自然的生理过程及哺育婴儿知识,做好分娩前的充分准备,有助于减轻孕妇的焦虑等不良心理反应。同时也要对孕妇家庭成员进行心理卫生宣教,让他们认识到家庭和社会支持对孕妇心理健康的重要性。医护人员多利用支持、鼓励、解释等方式改变孕妇的认知,并与其建立良好的医患关系,孕妇对医务人员产生信任,可以预防或减轻其不良情绪。

5. **对于焦虑、抑郁的孕妇提供心理治疗** 孕妇的紧张、焦虑、抑郁等情绪通过产前检查、家人、朋友等的帮助不能得到缓解可求助于心理医生的帮助,进行心理咨询,必要时进行心理治疗。

(四) 提倡住院分娩和自然分娩

1. 住院分娩和自然分娩意义 住院分娩可以提供科学接生,能及时处理分娩过程中出现的各种问题,全程协助产妇分娩,并及时提供对分娩期并发症的诊断、治疗和抢救,为母婴安全提供了重要的保障。

分娩是一个正常、自然的生理过程。应促进每一名孕产妇自然分娩。自然分娩使胎儿头部不断受挤压,刺激胎儿呼吸中枢,有利于出生后建立正常呼吸。自然分娩的产妇,产后身体恢复大大快于剖宫产,能有较多精力照料婴儿。自然分娩的产妇还能避免剖宫产的许多并发症和后遗症。因此,当产妇具备自然分娩的条件时,应给予积极的鼓励和指导,引导产妇选用自然、安全、对母婴都有利的自然分娩的方式。

2. 住院分娩的物质准备 在临近预产期4~5周时要将住院所需物品(孕妇、新生儿用品)集中备好。事先确定分娩的医院以及去医院的路线和方式,准备好交通工具,最好在家人的陪伴下去医院。如遇紧急情况可拨打当地急救中心的电话,请医生协助送往医院。

3. 分娩地点及分娩方式的选择指导 在妊娠36周后的产前检查,应当根据病史、本次妊娠情况、胎儿大小、胎位和骨盆条件、各项辅助检查结果等综合判断,确定分娩地点及分娩方式,根据妊娠风险结果到相应医疗机构分娩。

对妊娠风险评估分级为"一般风险(黄色)"的孕产妇,应建议到二级以上医疗机构住院分娩,如有异常,应当转诊到三级医疗机构进行分娩;对妊娠风险评估分级为"较高风险(橙色)"的孕产妇,建议在县级及以上危重孕产妇救治中心进行分娩,有条件的原则上应当在三级医疗机构住院分娩;对于妊娠风险评估分级为"高风险(红色)"的孕产妇,建议在县级及以上危重孕产妇救治中心进行分娩,原则上应当在三级医疗机构住院分娩。

指导居住交通不便的边远地区或山区孕妇,应提前到具备相应服务能力的医疗保健机构住院待产。

4. 识别临产征兆 对于妊娠晚期孕妇要注意以下临产征

兆:如宫底高度下降,胃部压迫感消失、下腹疼痛、酸胀感,腰酸、大腿根部发胀、尿频,但无尿急、尿痛,阴道分泌物增多,阴道少量出血等情况。一旦出现临产征兆,做好充分的住院准备。

5. 婴儿喂养及新生儿护理指导 应指导妊娠晚期的孕妇掌握和了解婴儿喂养和新生儿护理的知识,使其在分娩后能从容或主动地提供正确的婴儿喂养和新生儿护理。

(1)母乳喂养知识:母乳是婴儿最好的食物。要喂孩子初乳,初乳是产后 1 周内产生的母乳,颜色发黄或清亮,含有丰富的抗体、白细胞、生长因子和维生素 A 等,具有防止感染和过敏、促进胎粪排泄、预防黄疸、帮助肠道成熟的重要作用。指导孕妇了解母乳喂养的姿势,同时建立母乳喂养的信心,让孕妇相信她会有足够的母乳来喂养孩子。在母乳喂养的同时不要给孩子喂其他食物和饮料,坚持纯母乳喂养至婴儿 6 个月。

(2)新生儿护理知识:新生儿出生后的护理要注意保温、皮肤清洁、脐带护理等。

新生儿的居室应保持适宜的温度和湿度,新生儿应比成人多穿一件衣服,戴帽子和穿衣服有利于保温;不要将新生儿放在任何冷或湿的物体表面;新生儿出生后要和母亲在一起,尽可能与孩子进行肌肤接触,便于母乳喂养和保暖,同时增进感情。

要给孩子洗澡清洁皮肤。每天可用温水清洗头面部、颈部、腋下及其他皮褶处,洗后用软毛巾吸干身上水分,不宜用力擦;有条件的可每周至少给孩子洗 2 次澡,在温暖的房间用温水洗澡,洗澡后要马上完全擦干婴儿皮肤,穿上衣服并盖好被子。大便后要及时清洗孩子的臀部,并完全擦干。

要注意脐带护理,不要自行包扎脐带残端或腹部,不要自行在脐带残端敷任何物质或药物,避免对脐带残端产生不必要的刺激;脐带脱落前避免尿液等浸湿脐带,以防脐带感染。脐窝如有少量分泌物,可用 75% 的酒精消毒;如果脐带发红、流脓、流血,应及时带新生儿到医院就诊。

也要告知孕妇,在新生儿出生后不能给新生儿挤乳头,不擦"马牙",以防新生儿乳腺和口腔感染。

第三章

分娩期保健

分娩期保健是针对妊娠满 28 周及以上出现有规律宫缩至胎儿胎盘娩出的阶段，为产妇和胎、婴儿提供的一系列保健服务，是保证母儿安全的关键时期。分娩期保健重点是防出血、防感染、防滞产、防产伤、防窒息，加强产时监护及处理。助产人员应当以产妇为中心，实施人性化服务，对孕产妇的健康情况进行全面了解和动态评估，加强对孕产妇与胎儿的全产程监护，减少不必要的医疗干预，鼓励自然分娩，并积极预防和处理分娩期并发症，及时诊治妊娠合并症等。

严格实施剖宫产指征，促进和支持自然分娩是助产人员的重要职责。为了进一步倡导及促进自然分娩，WHO 提出了多项支持和促进自然分娩的适宜技术，如鼓励使用陪伴分娩、自由体位分娩、对产妇进行生理、心理、体力等方面的全面支持、加强营养、应用适宜的非药物镇痛等有循证依据的措施；不推荐应用对产妇无效或不适宜的措施，如在产程中限制产妇饮食、常规输液、全身镇痛、硬膜外麻醉、持续电子胎心监护、缩宫素滴注、常规人工破膜、剔除阴毛、灌肠、平卧分娩、肛查、常规会阴侧切、产后冲洗宫腔等。

第一节　入院时保健

一、入院时检查

（一）询问及查阅记录

1. 详细询问阵发性腹痛开始时间、间歇时间及持续时间，是否逐渐加重,有无阴道流液及流血等情况。了解临产征象及其出现时间、临产后的异常情况等,判断是否进入临产状态及有无异常状况。

2. 了解末次月经,核实孕周及预产期;查阅孕期保健记录,重点是孕 36 周后的评估记录及各项辅助检查报告单,高危妊娠重点了解妊娠合并症与并发症孕期诊治效果及目前状况。

3. 了解既往史和生育史,询问产妇有无佝偻病、脊髓灰质炎、脊柱髋关节结核及外伤史;不良孕产史和难产手术史,经产妇既往妊娠期的并发症/合并症等。

(二)体格检查

按照初诊的要求全面体格检查。对妊娠合并症/并发症高危妊娠者,根据具体病情突出重点进行检查与记录。

(三)产科检查

1. 腹部检查 了解子宫形态是否异常、有无异常病理缩复环,测量宫高、腹围,胎心率,估计胎儿大小、胎方位、胎头衔接情况、胎儿宫内状态、宫缩情况(宫缩强度、频率、宫缩间歇期能否松弛),连续观察 2~3 次宫缩,判定宫缩的性质、规律性与强度,有无压痛,尤其对瘢痕子宫产妇,要特别注意检查子宫下段有无压痛等。

2. 骨盆测量 骨盆大小及形状对分娩有直接影响,是决定能否经阴道分娩的重要因素,也是选择分娩方式的重要依据。一般应于妊娠晚期进行测量,测量时要求认真、准确,入院时应再次测量,尤其是骨盆出口平面,评估头盆关系。

3. 阴道检查

(1)检查宫颈:在宫缩时进行检查,判断宫颈位置、宫颈软硬度、宫颈管消退情况及宫颈管长度、宫口扩张程度。进行 Bishop 宫颈评分。满分为 13 分,大于等于 6 分为宫颈成熟。宫颈评分方法如表 3-1 所示。

表3-1　Bishop宫颈成熟度评分方法

指　标	分　数			
	0分	1分	2分	3分
宫口开大（cm）	0	1~2	3~4	5~6
宫颈管消退（%）（未消退为2~3cm）	0~30	40~50	60~70	80~100
先露位置（cm）（坐骨棘水平=0）	−3	−2	−1~0	+1~+2
宫颈硬度	硬	中	软	
宫口位置	后	中	前	

（2）查胎方位：根据胎头矢状缝、囟门位置确定胎方位。如胎头矢状缝位于骨盆入口右斜径上，小囟门在骨盆左前方，确定胎方位为左枕前位。胎位的具体判定方法如图3-1所示。

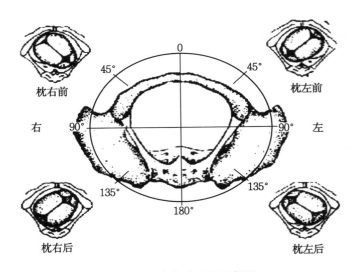

图3-1　确定胎方位示意图

（3）查胎头衔接程度：于中骨盆两侧壁触及坐骨棘，以坐骨棘平面与胎头颅骨最低点的关系判定胎头下降程度。胎头颅骨最低点平坐骨棘平面时为"0"，提示胎头已衔接，骨盆入口平面正常。在坐骨棘平面上1cm时，为"−1"，在坐骨棘平面下1cm

时,为"+1",以此类推。

（4）检查胎头塑形情况:如胎膜未破,可在胎头前方触及有弹性的羊膜囊,已破膜者,可直接触及胎头。在触摸胎头时,应明确胎头水肿大小及其位置、颅缝重叠的程度及随着产程进展是否加重。

（5）骨盆内测量:包括对角径、坐骨棘间径、坐骨切迹宽度、骶骨弯曲度和尾骨活动度,这些径线直接影响阴道分娩(具体测量见孕晚期保健)。

（四）辅助检查

入院后首先应全面了解孕期辅助检查结果,同时进行血常规、尿常规、凝血功能、心电图检查,对于孕期未检查或无检查报告者,除上述四项检查外,还应增加血型、肝肾功能、乙肝病毒抗体、HIV 抗体、梅毒血清学等检查。如未行 B 超检查者应复查 B超,了解胎儿宫内状况及羊水量,如为瘢痕子宫者,要检查子宫下段瘢痕处肌层的连续性以及胎盘与瘢痕的关系,以明确分娩方式。必要时应用胎儿电子监护仪了解入院时胎儿宫内的安危状况。

二、入院评估与处理原则

根据询问病史、体格检查、产科检查、辅助检查进行全面评估,包括产妇及胎儿危险因素评估,产程进展评估、产程影响因素评估。

（一）危险因素评估

1. 无危险因素产妇　进入常规产程监护与处理。

2. 有危险因素产妇

（1）紧急情况:对有危险因素的产妇要判断是否有紧急情况,如出现头痛、头晕、视物不清,心慌憋气、呼吸困难、夜间不能平卧,恶心、呕吐,意识不清,抽搐,皮肤巩膜黄染,高热,血压异常,持续腹痛,阴道出血,胎动异常等危及母胎生命紧急情况,需要立即住院或酌情转诊救治。

（2）非紧急情况：患有妊娠合并症/并发症的产妇,目前没有出现紧急情况,病情稳定者,需密切观察病情变化,适时终止妊娠。

（二）产程进展评估

1. **临产评估** 临产开始的标志为规律且逐渐增强子宫收缩,并伴随进行性宫颈管消失、宫口扩张和胎先露部下降,用强镇静/镇痛药物不能被抑制。以此确定产程开始时间,对产程的进展实施监护。

2. **产程分期评估** 根据宫口扩张、胎头下降的程度及胎儿、胎盘娩出情况进行产程分期的评估。

3. **产程异常评估** 根据产程分期及其时限判定产程是否异常。分娩顺利与否主要取决于产力、产道、胎儿及精神心理四大要素,而四者又相互影响,相互关联,如果其中一个或几个因素发生异常就会影响产程的进展。如产程异常,查找原因,重新评估。

（三）产程影响因素评估与处理原则

1. **产力** 依据宫缩持续时间、间歇时间和强度来评估其产力是否正常。产力异常临床表现及处理原则见表 3-2。

表 3-2 产力异常临床表现及处理原则

产力异常	子宫收缩乏力		子宫收缩过强	
	协调性宫缩乏力——多属于继发性	不协调性宫缩乏力——多属于原发性	协调性宫缩过强	不协调性宫缩过强
原因	- 头盆不称或胎位异常 - 子宫肌纤维过度伸展 - 子宫发育不良 - 产妇恐惧或过度紧张 - 内分泌失调 - 大量镇静剂应用		- 多见于经产妇 - 有急产史	- 不当应用缩宫素 - 胎盘早剥 - 精神紧张 - 过度疲劳

续表

产力异常	子宫收缩乏力		子宫收缩过强	
	协调性宫缩乏力——多属于继发性	不协调性宫缩乏力——多属于原发性	协调性宫缩过强	不协调性宫缩过强
临床表现	- 宫缩具有正常节律性、对称性和极性 - 收缩力弱,宫腔内压力低于15mmHg,持续时间短,间歇时间长且不规律 - 宫缩小于2次/10min - 宫缩高峰时隆起不明显 - 多见于在第一产程活跃期后期或第二产程时宫缩减弱 - 主要由于中骨盆与骨盆出口平面狭窄,胎先露部下降受阻,持续性枕横位或枕后位等	- 宫缩的极性倒置,宫缩兴奋点来自子宫下段一处或多处冲动,子宫收缩波由下向上扩散 - 收缩波小而不规律,频率高,节律不协调,宫腔压力达20mmHg - 宫缩时子宫底部不强,子宫下段强 - 间歇期间子宫壁不能完全松弛 - 属于无效宫缩(宫口扩张受限,胎先露不能如期下降) - 产妇持续性腹痛、拒按,烦躁不安、电解质紊乱、胎儿宫内窘迫	- 宫缩节律性、对称性和极性均正常 - 仅宫缩力过强、过频,宫腔压力>50mmHg - 若无头盆不称可出现急产 - 若有头盆不称可出现子宫破裂	强直性宫缩: - 产妇烦躁不安 - 腹痛拒按 - 胎位胎心不清 - 子宫痉挛性狭窄环 - 持续腹痛 - 烦躁不安 - 宫口扩张缓慢 - 胎先露下降停止
处理原则	查找原因,无头盆不称,加强宫缩;有头盆不称,估计不能从阴道分娩,可行剖宫产	调节宫缩,恢复正常的节律性和极性	有急产史,提前待产	- 强直性宫缩:宫缩抑制剂 - 子宫痉挛性狭窄环:查找原因,停止操作,停用缩宫素,应用宫缩抑制剂

2. 产道评估 产道是胎儿娩出的通道,分为骨产道和软产道两部分。

依据骨盆内外测量指标及胎方位、胎头衔接、下降、塑形等情况,综合评估骨盆形态是否正常。

(1)骨产道评估:骨产道评估的目的是了解是否有骨盆狭窄。骨盆狭窄的临床表现和处理原则见表3-3。

(2)软产道评估:软产道评估的目的为了解有无软产道异常,其临床表现及处理原则见表3-4。

表 3-3 骨盆狭窄的临床表现及处理原则

狭窄骨盆分类	临床表现	处理原则
骨盆入口平面狭窄(单纯扁平骨盆、佝偻性扁平骨盆)	- 胎头衔接受阻 - 胎头跨耻征阳性 - 临产者根据骨盆狭窄的程度表现不同 . 临界性狭窄:产程潜伏期和活跃早期延长 . 绝对性狭窄:常发生梗阻性难产	明显头盆不称:骨盆入口前后径≤8cm,跨耻征阳性,足月活胎不能入盆,应在临产后行剖宫产 轻度头盆不称:骨盆入口前后径 8.5~9.5cm,跨耻征可疑阳性,足月活胎 <3 000g,胎心、产力均正常,严密观察下可试产
中骨盆及骨盆出口平面狭窄(漏斗骨盆、横径狭窄骨盆)	中骨盆平面狭窄 - 胎头能正常衔接,胎头受阻于中骨盆 骨盆出口平面狭窄 - 常伴中骨盆平面狭窄 - 单纯出口狭窄,胎头受阻于盆底第二产程停滞,继发性宫缩乏力	若宫口开全: - 胎头双顶径坐骨棘水平或更低,可旋转胎头,待其自然分娩或阴道助产 - 胎头双顶径未达坐骨棘水平,或出现胎儿宫内窘迫应行剖宫产 骨盆出口狭窄: - 不应试产 - 出口横径和出口后矢状径之和 >15cm,可经阴道分娩 - 出口横径和出口后矢状径之和 <15cm,足月胎儿可行剖宫产
骨盆三个平面狭窄(均小骨盆)	多见于身材矮小、体形均匀的妇女	若胎儿不大,胎位正常、头盆相称、宫缩好,可试产 若胎儿较大,有明显头盆不称,应剖宫产
畸形骨盆(骨软化症、偏斜骨盆)	—	根据畸形骨盆种类、狭窄的程度、胎儿大小、产力等情况具体分析。若畸形严重,有明显的头盆不称,行剖宫产

表 3-4 软产道异常的临床表现及处理原则

软产道异常种类	临床表现	处理原则
外阴异常	会阴坚韧	◆ 分娩时应做预防性会阴后 - 侧切开
	外阴水肿	◆ 临产前:局部 50% 硫酸镁液湿热敷 ◆ 分娩时:行会阴后 - 侧切开术
	外阴瘢痕	◆ 瘢痕不大:行会阴后 - 侧切开术 ◆ 瘢痕过大:外阴扩张困难,行剖宫产术
阴道异常	阴道横隔	◆ 当横隔被撑薄,在直视下自小孔处将横隔做 × 形切开。待分娩结束再切除剩余的隔 ◆ 若横隔高且坚硬,影响胎先露下降,可行剖宫产术
	阴道纵隔	若纵隔厚阻碍胎先露下降,须在纵隔中间剪断,待分娩结束后再切除剩余的隔
	阴道囊肿和肿瘤	◆ 囊肿较大时,阻碍胎先露下降,可行囊肿穿刺术抽出内容物,待产后选择时机处理 ◆ 阴道内肿瘤阻碍胎先露下降,而又不能经阴道切除者,行剖宫产术

续表

软产道 异常种类	临床表现	处理原则
宫颈异常	宫颈外口 黏合	◆ 宫颈管已消失,宫口不扩张,仍为一小孔,用手指稍加压 力分离黏合小孔
	宫颈水肿	◆ 抬高臀部或宫颈两侧注射 0.5% 利多卡因 5~10ml 或静脉 注射地西泮 10mg ◆ 若处理后宫口不继续扩张可行剖宫产术
	宫颈坚韧	◆ 宫颈两侧注射 0.5% 利多卡因 5~10ml 或静脉注射地西泮 10mg ◆ 若处理后宫口不继续扩张可行剖宫产术
	宫颈瘢痕	◆ 若宫口扩张不好,不宜久等,应行剖宫产术
	宫颈癌	◆ 应行剖宫产术
	宫颈肌瘤	◆ 若影响胎先露进入骨盆,应行剖宫产术 ◆ 若胎头已入盆,可经阴道分娩
	子宫下段 异常	◆ 瘢痕子宫,子宫下段组织硬韧,分娩时注意观察有无病理 缩复环及血尿

3. 胎儿评估 胎儿评估主要是评估胎儿大小、胎位异常,胎心异常、胎儿发育异常(畸形)。胎位异常是造成难产的主要原因,包括胎头位置异常、臀先露、肩先露。胎位异常的临床表现及处理原则见表 3-5。

表 3-5 胎位异常临床表现及处理原则

胎位 异常	临床表现	处理原则
持续性 枕后位、 持续性 枕横位	◆ 临产后胎头衔接较晚、俯屈不良 ◆ 协调性宫缩乏力 ◆ 宫口扩张缓慢 ◆ 产妇自觉肛门坠胀感和排便感,产妇 易过早使用腹压,感到疲劳 ◆ 宫颈前唇水肿 ◆ 胎背偏向母体后方或侧方 ◆ 如胎头矢状缝位于骨盆左斜径上,后 囟在骨盆左后方为枕左后位,反之为枕 右后位 ◆ 如胎头矢状缝位于骨盆横径上,后囟 在骨盆左方为枕左横位,反之为枕右 横位	◆ 骨盆无异常、胎儿不大可以试产 ◆ 潜伏期加强休息,产妇朝向胎 腹方向侧卧 ◆ 活跃期:若产程停滞,除外头盆 不称可人工破膜。若宫力欠佳, 可用缩宫素。若经过处理,产程 无进展或每小时宫口 <1cm 或有 胎儿宫内窘迫,应行剖宫产术 ◆ 第二产程:若进展缓慢胎头双 顶径达坐骨棘水平或更低,可先 徒手旋转胎头,自然分娩或阴道 助产。若胎头较高,疑有头盆不 称,需行剖宫产术

续表

胎位异常	临床表现	处理原则
胎头高直位	高直前位: ◆ 胎头入盆困难,活跃早期宫口扩张延缓或停滞 ◆ 一旦入盆产程进展顺利 ◆ 若胎头不能衔接,表现活跃期停滞 ◆ 胎背靠近腹前壁不易触及胎儿肢体,有时在耻骨联合上方可触及胎儿下颌 高直后位: ◆ 胎头不能通过骨盆入口,胎头不下降,先露部高浮 ◆ 活跃早期延缓或停滞,滞产、先兆子宫破裂或子宫破裂	高直前位: ◆ 若骨盆正常、胎儿不大、产力强,可试产 高直后位: ◆ 一经确诊,应行剖宫产术
面先露	◆ 潜伏期延长、活跃期延长或停滞 ◆ 颏前位:胎头轮廓不清 ◆ 颏后位:耻骨联合上方可触及胎儿枕骨隆突与胎背之间有明显的凹沟,胎心遥远、弱 ◆ 阴道检查可触及高低不平、软硬不均的颜面部,依据颏部所在位置确定胎位 ◆ 超声:胎头过度仰伸,确定胎儿枕部及眼眶位置可明确面先露和胎位	颏前位: ◆ 若无头盆不称,产力良好可经阴道分娩 ◆ 若有头盆不称或出现胎儿窘迫,应行剖宫产术 持续性颏后位: ◆ 应行剖宫产术
臀先露	◆ 宫底部触及圆而硬、有浮球感的胎头 ◆ 阴道触及软而不规则胎臀或胎足或胎膝	狭窄骨盆、软产道异常、估计胎儿体重>3 500g、胎儿窘迫、妊娠合并症、高龄初产、有难产史、不完全臀先露等,均应行剖宫产术
肩先露	◆ 子宫呈横椭圆形,子宫底高度低于妊娠周数,宫底部及耻骨联合上方较空虚 ◆ 若胎膜已破、宫口扩张,阴道检查可触及肩胛骨或肩峰、锁骨、肋骨及腋窝	应行剖宫产术
复合先露	◆ 胎先露旁有肢体(如胎头与手同时入盆)	◆ 若无头盆不称,让产妇向脱出肢体的对侧侧卧 ◆ 若头盆不称明显或有胎儿窘迫,应行剖宫产术

4. 产妇精神因素评估 评估产妇是否有焦虑、紧张、不安和恐惧等表现。分娩时的剧烈疼痛也可以导致体内一系列神经内分泌反应,使产妇发生血管收缩、胎盘血流减少、酸中毒等,对产妇及胎儿产生相应影响。产妇可出现精神紧张、恐惧等情况,采取分娩镇痛可以缩短产程、减少手术产率,减少产后出血率,降低胎儿缺氧及新生儿窒息率。

分娩镇痛的时机：目前，已有大量临床研究及荟萃分析表明，潜伏期开始椎管内镇痛并不增加剖宫产率，也不延长第一产程。因此，不再以产妇宫口大小作为分娩镇痛开始的时机，产妇进入产房后只要有镇痛需求即可实施。

（四）确定分娩方式

根据综合评估结果，确定分娩方式。应提倡阴道分娩，减少不必要的医疗干预，避免非医学指征的剖宫产。

1. 阴道分娩　包括自然分娩和阴道助产。促进阴道分娩，应给予头位初产妇（包括瘢痕子宫适宜阴道试产者）充分阴道试产的机会，至少试产至活跃期。了解活跃晚期进展情况，密切观察产程进展。如果产程无进展，应进行阴道检查，发现严重头盆不称或胎儿窘迫等情况，应及时改变分娩方式。

2. 剖宫产　入院评估具有以下医学指征者，应行剖宫产术：①绝对性狭窄骨盆或明显畸形、倾斜骨盆，有明显头盆不称。②瘢痕子宫再孕，前次剖宫产指征依然存在，或本次妊娠又存在新的剖宫产指征者。③有严重妊娠合并症及并发症者，如妊娠合并心脏病伴有心功能Ⅲ～Ⅳ级或合并肺动脉高压者；妊娠急性脂肪肝或重症肝炎；完全性前置胎盘、前置血管、重度子痫前期或子痫等情况。④胎位异常：面先露颏后位，初产妇足月单胎臀位（胎儿体重预测超过 3 500g，单足或双足先露），横位，双胎中第一胎为臀位或横位或头浮未入盆者。⑤胎儿巨大，预测体重超过 4 500g。⑥胎儿窘迫。⑦胎儿特殊的畸形如连体双胎、双头畸形等。

第二节　各产程监护与处理

一、第一产程（宫颈扩张期）

第一产程是指规律宫缩开始至宫口开全的过程。第一产程是产程中时间最长的阶段，又分为潜伏期和活跃期。潜伏期是指从规律宫缩至宫口扩张 <5cm。活跃期是指从宫口扩张 5cm 至宫口开全。

（一）监护内容

1. 子宫收缩　规律宫缩开始的时间即为临产时间。临产后宫缩开始时持续时间短且弱，间歇时间较长。随着产程进展，宫缩持续时间渐长且强度增加。整个产程须连续定时观测子宫收缩的规律性、持续时间及强度、间歇时间。一般通过助产人员直接触摸，或用电子胎心监护来判断宫缩情况。潜伏期宫缩每 5~6 分钟一次、持续 25~30 秒。活跃期早期可达每 3~4 分钟一次、持续 30~40 秒。活跃期末期可达 1~2 分钟一次，持续 40~60 秒。如果宫缩间隔时间长、持续时间短且强度不够，即表现为宫缩乏力，则常是难产先兆，应提高警惕、注意监测。

2. 宫口扩张及胎头下降

（1）阴道检查：通过阴道检查，可直接了解宫颈管短缩及宫口扩张程度、有无宫颈水肿；确定胎方位；判定胎先露及其高低，判断胎膜是否破裂；检查胎头颅骨骨缝重叠及水肿情况；进行骨盆内测量等。建议潜伏期每 4 小时检查一次；活跃期每 2 小时检查一次，如孕妇出现会阴膨隆、阴道血性分泌物增多、排便感等可疑宫口快速开大的表现时，应立即行阴道检查。

阴道检查应先行消毒外阴后进行。

（2）产程图：尽管现代产程管理理念在不断更新，产程图依然是临床上使用的一种实用产程监护方式。用产程图观察产程进展，方法简单、易行，只需要一张产程图表，可一目了然了解产程的经过，便于及时发现产程异常，及时对产程进行处理。

1）产程图的构成与绘制

①两个坐标与两条曲线：产程图由两个坐标构成，横坐标为时间，横坐标上行为产程进展时间（小时），下行为产程检查及处

理的具体时间(×时×分),纵坐标表示宫颈扩张的程度(cm)和先露下降的程度(cm)。在产程观察中,把每次肛查或阴道检查所得宫颈扩张及先露部高低的情况记录在产程图上,先露下降曲线以蓝色×表示,宫颈扩张曲线以红色○表示,绘成两条曲线。

②产程图表格下方记录检查时间、血压、宫缩、胎心及特殊发现(如羊水状况等)和重要处理(人工破膜、缩宫素静脉滴注、阴道助产、剖宫产)。

③注意事项

A. 产程图"0"点,应该是产程开始的时间(即规律宫缩开始的时间,而不是开始绘制产程图的时间)。

B. 为避免假临产,产程图一般从宫口扩张2~3cm开始绘制,通过病史回溯找出"0"点。

2)产程图曲线有两种形式:交叉型和伴行型。

交叉型产程图:常用。其特点为宫颈扩张曲线由左向右,自下而上绘制,先露部下降曲线由左向右,自上而下绘制。正常情况二曲线在产程中期交叉再分离,直到分娩结束。 交叉型产程图模版及绘制方法如图 3-2 所示。

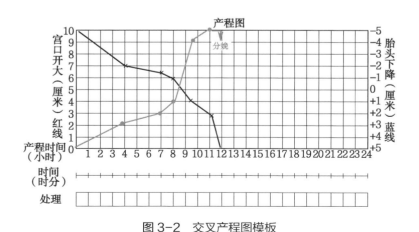

图 3-2　交叉产程图模板

伴行型产程图:其特点为两条曲线走向一致,均自左向右,自下而上,随分娩进展而上升,两条线到达一个终点时胎儿娩出。这种图形反映分娩活动中宫颈扩张伴随胎先露不同程度下降的一般规律,即宫颈扩张越大,胎先露下降越低。伴行产程图便于对比两条曲线的关系,发现异常。伴行型产程图模板及绘制方法如图 3-3 所示。

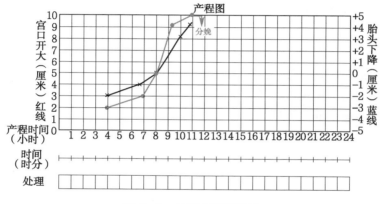

图 3-3　伴行产程图模板

3. **胎心**　胎心监测是产程中极重要的监护指标。可采用直接听诊法,胎心应在宫缩间歇期听取。潜伏期应每隔 1~2 小时听胎心一次,活跃期应每 15~30 分钟听胎心一次,宫缩频时应增加听诊次数,此法可方便地获得每分钟胎心率。亦可应用胎心监护仪获得胎心状况,胎心监护仪应合理使用,描计胎心曲线,观察胎心率变异与宫缩、胎动的关系。应及时对胎心曲线进行评估。

4. **胎膜破裂**　当腹腔内压力增加到一定程度时,胎膜会自然破裂。胎膜多在宫口近开全时破裂。破膜后宫缩暂停,随后宫缩更强。发现胎膜破裂应立即听取胎心,并观察羊水流出量及性状、宫缩情况,同时进行记录。对于产程进展顺利者,不建议宫口开全之前常规行人工破膜术。在产程出现异常时,有指征的进行人工破膜,有加速产程的作用。

5. 血压　宫缩时血压常会升高,间歇期复原。血压测量应在宫缩间歇期进行。产程中应每隔 4~6 小时测量一次。发现血压异常应增加检查次数,并给予相应处理,注意预防产时子痫的发生。

(二) 保健

第一产程时间最长且随着产程进展宫缩越来越强,这种阵痛可能会使产妇难以承受,常会紧张焦虑,身心疲惫而影响宫缩导致产程延长。因此第一产程对产妇提供支持和帮助非常重要。可采取丈夫或家人参与陪伴分娩的方式,产妇可以从陪伴者中获得鼓励和支持。潜伏期重在保护产力,不宜用镇痛剂,活跃期适当使用镇痛方法,以减缓疼痛。

1. 产程中多关心产妇,多与产妇进行交流,沟通,讲解有关分娩的知识、分娩经过、阵痛的原因及作用、目前的产程进展情况等。助产人员友善、亲切、体贴的语言可消除产妇的恐惧,使产妇积极配合分娩。产程中应不断与产妇沟通,并给予鼓励,使产妇感受到关心,以增强自信心。

2. 对所有产妇实施分娩镇痛,鼓励非药物镇痛,如导乐、一对一陪产,镇痛仪,按摩抚触,呼吸法等。

3. 鼓励产妇选择适合自己的舒适体位,避免平卧位,对宫缩不强、未破膜产妇尽量多走动,以利分娩机转的顺利完成。

4. 鼓励产妇按照自己的意愿进食,宫缩间隙时,间断摄入一些清淡且营养丰富的半流质饮食以补充能量,注意摄入足够的水分,保持体力。

5. 对不能进食又有呕吐者,应静脉补充能量,并提醒产妇及时排尿,监测尿酮体,一旦出现尿酮体阳性应及时予以纠正。

6. 应鼓励产妇每 2~4 小时排尿一次,排尿困难者,必要时给予导尿。第一产程的监护与处理流程详见图 3-4。

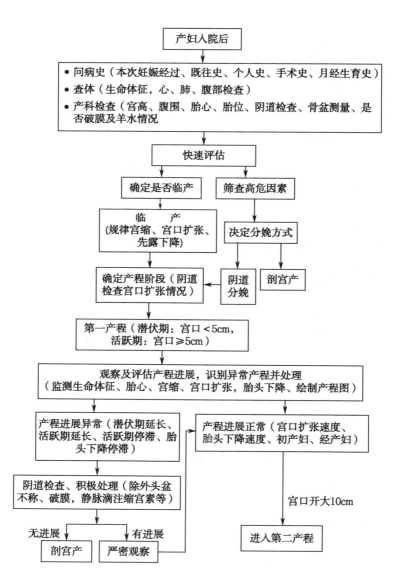

图 3-4　第一产程监护与处理流程图

（三）异常情况的处理

1. 潜伏期延长　按照 2020 年"正常分娩指南",初产妇潜伏期超过 20 小时,经产妇潜伏期超过 14 小时即可诊断潜伏期延长。在排除头盆不称及可疑胎儿窘迫的前提下,缓慢但仍然有进展(包括宫口扩张及先露下降的评估)的第一产程不作为剖宫产指征。因潜伏期产程相对缓慢,过程相对较长,因此,在生产过程中应对母胎状况进行严密观察。WHO 建议如果母胎状况良好,不推荐在宫口开大到 5cm 前采用医疗干预加速产程进展。只有当产程停滞或母胎状况出现改变时,可做以下处理:

（1）先给予镇静剂(哌替啶 100mg 肌内注射或地西泮 10mg 缓慢静脉推注或肌内注射),鼓励进食或补液治疗,经过充分休息,多可很快进入活跃期。

（2）休息 4 小时后如无改善,先行阴道检查,排除明显的头盆不称,可促进宫缩。

（3）人工破膜。仅可以加强宫缩,促进产程进展,同时还可以通过羊水性状了解胎儿宫内状态。需在胎头衔接的情况下才可以使用,在宫缩间隙时破膜,破膜后即刻听胎心,警惕脐带脱垂。

（4）破膜后观察 0.5~1 小时,若产程仍无进展,可用缩宫素(2.5U 加入 5% 葡萄糖或 0.9% 生理盐水 500ml 中,8 滴 /min 开始)静脉滴注以加强宫缩。用药期间须有专人看守,严密监护宫缩及胎儿情况,并做好记录。

潜伏期延长处理流程见图 3-5。

2. 活跃期延长或停滞　活跃期停滞的诊断标准:当破膜且宫口扩张≥5cm 后,如果宫缩正常,宫口停止扩张≥4 小时可诊断活跃期停滞;如宫缩欠佳,宫口停止扩张≥6 小时可诊断为活跃期停滞。活跃期停滞可作为剖宫产术的指征。初产妇的活跃期一般不超过 12 小时,经产妇不应超过 10 小时。新产程标准活跃期宫口扩张速度可低至 0.5cm/h。

活跃期异常多是难产的信号,大多数的难产在此期间内表现出来,应进行全面评估,积极查找原因并进行处理,明确为活跃期停滞者行剖宫产术分娩。

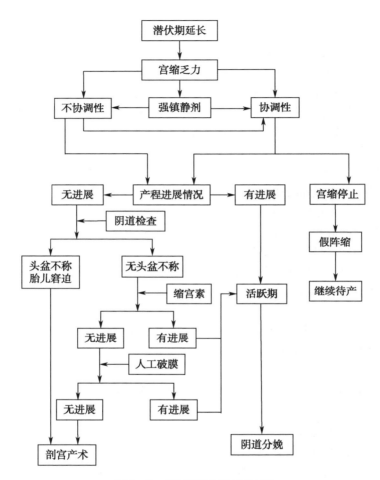

图 3-5 潜伏期延长处理流程

（1）阴道检查重新评估头盆关系,活跃晚期头盆不称或伴有严重胎方位异常,如高直后位、前不均倾位或颏后位应行剖宫产术。

（2）如无头盆不称可行人工破膜,观察 0.5~1 小时,酌情给予缩宫素加强宫缩。

（3）宫颈水肿者常用地西泮 10mg 静脉缓慢推注,或阿托品 1mg 稀释于 0.5%。利多卡因 10ml 宫颈局部多点注射，与缩宫素联合应用效果更好。活跃期延长或停滞处理流程见图 3-6。

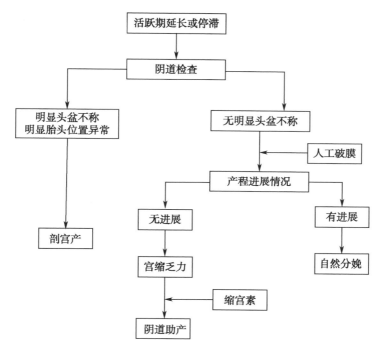

图 3-6 活跃期延长或停滞处理流程图

3. 胎头下降延缓或停滞 活跃晚期或第二产程胎头下降速度初产妇 <1.0cm/h，经产妇 <2.0cm/h，或胎头停留在原处不下降达 1 小时以上，称为胎头下降延缓或停滞。主要与中骨盆及骨盆出口狭窄、持续性枕横 / 后位、子宫收缩乏力有关。

（1）阴道检查胎头颅缝明显重叠，产瘤大，说明有头盆不称，胎儿颅骨最低点位于坐骨棘下 2cm 以上或伴有胎儿窘迫，应行剖宫产术结束分娩。

（2）如无头盆不称，可人工破膜后静脉滴注缩宫素加强宫缩,胎头达坐骨棘下 3cm,则有阴道分娩可能。

（3）如为枕横／后位可徒手旋转胎头,或体位纠正（产妇侧俯卧位或站立或坐位）,胎头骨质下降至坐骨棘下 3cm,则严密观察,等待阴道分娩。如旋转胎头失败、胎头不下降或有胎儿窘迫则行剖宫产术。胎头下降延缓或停滞处理流程见图 3-7。

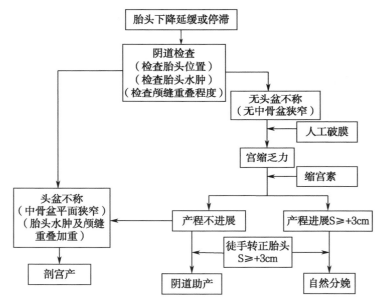

图 3-7 活跃期胎头下降延缓或阻滞处理

4. 产程中剖宫产指征

（1）产程异常,经阴道检查发现严重胎方位的异常,如高直后位、前不均倾位、额位及颏后位等。

（2）产程异常,经积极处理后仍无进展。

（3）产程中胎儿急性缺氧,须立即娩出胎儿但短时间不能阴道分娩者,如脐带脱垂等。

（4）产程中因母体合并症或并发症的病情变化,不能立即阴道分娩者。如产时子痫、产时急性心力衰竭、羊水栓塞等。

二、第二产程

第二产程(胎儿娩出期)是指宫口开全至胎儿娩出的过程,是产程中最关键的阶段。此时期对于初产妇,如未行椎管内镇痛,第二产程超过 3 小时可诊断第二产程延长;如行椎管内镇痛,超过 4 小时可诊断。对于经产妇,如未行椎管内镇痛,超过 2 小时可诊断第二产程延长;如行椎管内镇痛,超过 3 小时可诊断。

(一)监护内容

1. 子宫收缩 第二产程宫缩频而强,每次宫缩持续时间≥1 分钟且更强,间歇时间 1~2 分钟。此时胎头迅速下降(下降速度:初产妇≥1cm/h,经产妇≥2cm/h),压迫盆底组织,产妇出现排便感,不自主地向下屏气用力加腹压。会阴体膨隆并变薄,肛门括约肌松弛。

2. 密切监测胎心 由于宫缩频强,须密切监测胎心,每次宫缩后都要听胎心,必要时可持续听诊,观察宫缩前后胎心率的变化,有条件应用胎心监护仪连续监测。如发现异常,应立即行阴道检查,尽快结束分娩。

(二)保健

1. 接产准备 当初产妇宫口开全或经产妇宫口开大 4cm且宫缩较强时,应将产妇送入分娩室,做接生准备。接生准备包括产妇外阴消毒,接产物品、器械等准备,特别是预防产后出血及新生儿复苏的准备。

第二产程给予产妇会阴热敷或按摩可以减少严重会阴裂伤的风险。鼓励孕妇采用自己最舒适的体位用力。支持家属陪产,特别是丈夫陪伴,可给予孕妇精神上极大的支持和安慰。

2. 指导屏气 宫口开全后宫缩痛减轻,产妇在宫缩时有不自主的排便感应指导产妇屏气用力。2018 年 WHO 推荐,在胎儿监护正常、孕妇状态良好的情况下,如果胎儿先露部位于 S+2以上和 / 或非枕前位时,孕妇没有迫切的用力意愿时可密切观察。2019 年 ACOG 建议对于接受椎管内镇痛的初产妇在第二产程开始时应立即指导产妇用力。当胎头即将娩出时应让产妇张嘴哈气,适当减缓腹压,避免胎头娩出过快造成会阴裂伤。

3. **接产**

(1)要严格无菌操作,产包、产妇外阴、接产者的手和手臂、新生儿脐带应进行严格消毒。接生时应主动与产妇密切配合,指挥产妇适当应用腹压,依照分娩机制及接产步骤进行规范操作,充分扩张阴道和会阴,防止会阴重度裂伤。不推荐在第二产程采用宫底加压的方式协助胎儿娩出。

(2)胎头娩出后及时清理呼吸道,按新生儿复苏常规进行初步处理,预防新生儿窒息;在胎儿娩出肩时,常规预防性的应用缩宫素肌内注射或稀释后静脉注射,积极预防产后出血。胎儿娩出后立即将集血器置于臀下,准确测量出血量。对有可能发生产后出血的高危孕妇,进入第二产程应开放静脉通道 1~2 条。

(3)严格会阴侧切指征,降低会阴侧切率,侧切按手术规范操作。

4. **必要时缩短第二产程**　需缩短第二产程的情况:对妊娠合并症或并发症(如妊娠期高血压疾病、妊娠合并心脏病心功能代偿期、糖尿病、肝病、产程异常等),需要缩短第二产程时,应熟练掌握阴道助产技术的适应证,正确规范地实施助产操作技术,减少母婴并发症的发生。乡级医院没有助产条件时,应及早识别异常情况,及早转院。

5. **预防产后出血**　对每一例分娩的产妇,均应做好预防产后出血的工作。胎儿前肩娩出后,预防性应用缩宫素;对有可能发生产后出血的高危孕妇:如巨大胎儿、羊水过多、多胎妊娠、贫血、妊娠期高血压疾病、前置胎盘、既往分娩有产后出血史、产程时间长、急产、高龄产妇、宫缩乏力、过期妊娠、胎死宫内、多次流产刮宫史、肝功能异常、子宫肌瘤合并妊娠、子宫畸形、瘢痕子宫等,胎儿娩出后常规应用前列腺素类宫缩剂,提前开放静脉通道、备血。对不具备输血条件或血源条件有困难的机构,应及早将高危产妇转入有输血条件的医院分娩。

(三)异常情况处理

1. **第二产程延长**　初产妇,如未行椎管内镇痛,第二产程超过 3 小时可诊断第二产程延长;如行椎管内镇痛,超过 4 小时可诊断。对于经产妇,如未行椎管内镇痛,超过 2 小时可诊断第二产程延长;如行椎管内镇痛,超过 3 小时可诊断。多与中骨盆及出口狭窄、胎头位置异常、继发性宫缩乏力等有关。

第二产程出现异常时,判断与评估很重要,建议宫口开全 1 小时由高年资医生及助产士共同评估,判断有无阴道分娩条件。即"决定等待?"还是"等待决定?"不能一直等到第二产程 3~4 小时再判断能否阴道分娩。

如判断阴道分娩可能性大,应积极寻找原因并处理:①如胎膜仍未破,应行人工破膜术。②若为宫缩乏力,可静脉滴注缩宫素以加强宫缩。③如胎头为枕横位或枕后位,可行徒手转胎头术。手转胎头术配合缩宫素加强宫缩常能达到更好的效果。④自由体位,多走动或坐位,有利于胎头下降。⑤当胎头骨质达 S+2cm 以下,有指征时可行阴道助产术(产钳或胎头吸引器助产)。要警惕胎先露被过度挤压致胎头变形、产瘤过大胎先露下降的假象。应结合耻骨联合上触诊、胎头颅骨重叠情况、产瘤厚度以及是否能触及胎儿耳缘等来综合判断胎先露高低。

如为中骨盆及骨盆出口狭窄,或枕横位或枕后位,手转胎头失败,胎头骨质位于 S+2cm 以上,胎头变形重,无法阴道手术助产;或伴有胎儿窘迫,应行剖宫产术结束分娩。

2. 出现母儿异常情况,阴道分娩尚不具备条件者,应行剖宫产术。具体情况见第一产程异常情况处理内容。

三、第三产程

第三产程(胎盘娩出期)是指胎儿娩出后至胎盘胎膜剥离娩出的过程。此期的重点是积极处理第三产程,预防产后出血。

(一)积极处理第三产程

胎儿前肩娩出后应立即使用缩宫素 10~20U 稀释后静脉滴注,对不需要复苏的正常足月儿延迟结扎脐带即在新生儿出生至少 60 秒后或等待脐带血管搏动停止后再结扎脐带。

第三产程超过 30 分钟,或未超过 30 分钟胎盘未完全剥离、阴道有活动性出血达 200ml 时,应排空膀胱后轻轻按压子宫并使用子宫收缩剂,如胎盘仍不能排出,应及时行人工剥离胎盘术。同时开放静脉通道,积极防治产后出血。

(二)观察产后出血量

胎儿娩出后臀下放置集血器,准确测量产后出血量(采用容积法、纱布称重法相结合),对于已预防性使用缩宫素的产妇,不推荐为预防产后出血而采取持续子宫按摩。出血达到或超过 400ml 时要及时查找原因并进行积极处理,无处理能力或治疗无效时,在做好补液、止血等转院前准备的情况下,及时转诊。

(三)认真检查胎盘、胎膜的完整性

胎盘娩出后认真检查胎盘和胎膜,尤其是有多次宫腔操作史者,发现胎盘不完整,应徒手进宫腔进行搔扒,清理残留的胎盘组织,必要时行钳夹或刮宫术。疑有胎盘植入时,不应强行剥离,可在宫腔填塞(水囊或纱布)的情况下及早转诊或行子宫(髂内)动脉栓塞术或行子宫切除术,积极防治严重产后出血的发生。

(四)检查软产道有无裂伤

仔细、认真检查软产道(阴道、宫颈,甚至子宫下段),及时发现、缝合软产道裂伤。如经缝合处理后仍有活动性出血应警惕阴道穹窿部裂伤延裂至子宫下段,如果发现有子宫破裂,应及时开腹行子宫修补或子宫全切术,防止因产道损伤导致的严重产后出血。

(五)生命体征的监测

产后 2~4 小时内是产后出血和羊水栓塞导致孕产妇死亡的多发时期。因此,产后应在产房观察 2 小时。第 1 小时,每 15 分钟检查 1 次;第 2 小时,每 30 分钟检查并记录 1 次。由专人监测并记录生命体征、宫缩、阴道出血量及会阴血肿等异常情况。及早识别休克早期症状,仔细寻找出血原因,有效止血和快速补充血容量是降低由产后出血导致的孕产妇死亡的关键。还要关注产后膀胱充盈和排尿情况。产妇出产房后应做好与病房护理的交接。第二产程及第三产程监护与管理流程详见图 3-8。

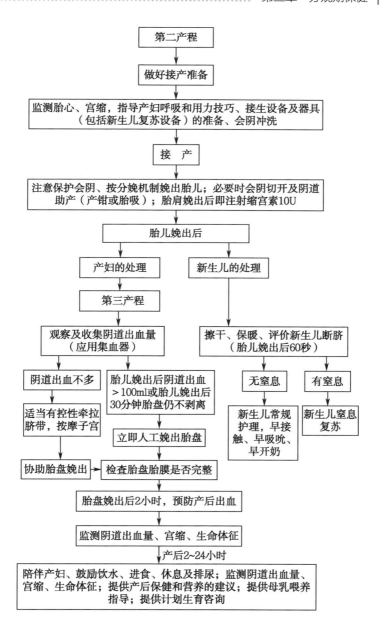

图 3-8 第二产程及第三产程监护与管理流程

第四章

产褥期保健

产褥期是指从胎盘娩出至产妇除乳腺外全身各器官恢复或接近正常未孕状态的一段时期,一般为 6 周。产褥期保健分为住院期间保健、产后访视、产后 42 天健康检查及产褥期疾病的识别与处理。对有孕产期合并症和并发症及生殖器官等恢复不良的妇女,应继续提供连续的医疗保健服务和管理至少至产后 6 个月。

第一节　住院期间保健

正常分娩产妇于分娩后至少应住院观察 24 小时。胎盘娩出后 24 小时内是产后出血、子痫、产后心力衰竭、羊水栓塞等最容易发生的时期,尤其产后 2 小时内是最为关键的时期。在此时期应严密观察并记录产妇的生命体征(血压、脉搏)、阴道出血和宫缩等情况,对产妇出血量进行收集、测量和记录。对正常产妇予以保健指导,及时发现异常情况并给予相应处理。了解新生儿情况,进行新生儿体格检查及新生儿疾病筛查,进行新生儿预防接种,给予保健指导及相应的处理。

一、产妇保健

(一)产后 2 小时内保健

产后 2 小时内极易发生严重并发症,故阴道分娩者应在产房严密观察。

1. 及时询问　有无头晕、头痛、心慌、腹痛、肛门坠胀感等自觉症状。

2. 严密监测　生命体征（血压、脉搏）、阴道出血量、子宫收缩情况，并注意宫底高度及膀胱是否充盈等，应于胎儿娩出后立即将集血器放入产妇臀下收集记录阴道出血量。

3. 阴道分娩者护理　鼓励产妇进食、饮水及排尿，并协助产妇产后 1 小时内完成第一次母乳喂养。密切观察产妇情况，如产后 2 小时内一切正常，将产妇送回休养室。

4. 筛查产后出血　为产妇建立并使用产后 2 小时观察表，自胎盘娩出后 2 小时内至少分别于 15 分钟、30 分钟、60 分钟、120 分钟各观察一次，发现异常应增加观察次数，每次观察均应按压宫底排除积血，以免影响子宫收缩。及时更换会阴垫，准确记录出血量。剖宫产术后常规回病室后在病房行以上观察及处理。具体观察内容见表 4-1。

表 4-1　产后 2 小时观察表

观察时间	产后时间（min）	产妇血压（mmHg）	产妇脉搏（次/min）	宫底高度	阴道出血量（ml）	膀胱充盈	排尿情况	新生儿情况	签名
	15								
	30								
	60								
	120								

（二）产后 2 小时后的住院期间保健

产后 2 小时之后的保健应在病房或休养室内进行。

1. 询问及查阅记录　医生首次查房时，要查看分娩记录或手术记录，了解整个分娩过程，及有无高危因素和疾病。每次查房都应询问产妇的自我感觉（包括产后宫缩痛、恶露、褥汗）、有无异常主诉。

2. 体格检查　包括生命体征观察、乳房泌乳及新生儿喂养情况、子宫复旧、会阴或腹部伤口、恶露情况等。分娩后 2~24 小时仍要测量产后出血量，可采用称重法，并及时记录。

3. **辅助检查** 根据产妇在妊娠期间有无妊娠合并症/并发症、分娩经过及产后查体情况等,确定采取相关的辅助检查,如血常规、尿常规等,及时发现异常情况。

4. **筛查异常产褥** 应通过询问病史、体格检查及各项辅助检查,筛查有无异常产褥及需要及时处理的情况(表4-2)。如出现产后高热、寒战、产后大出血等危急征象,应给予及时处理。

5. **其他** 加强对妊娠合并症和并发症的产后病情监测。做好生殖器官恢复和产后避孕指导。进行盆底康复和适宜运动指导与宣教。

表4-2 异常产褥的临床特征及可能疾病

临床特征	可能诊断
产后10天内体温2次在38℃以上	产褥病率
会阴伤口疼痛、有硬结	会阴伤口感染
宫底有压痛、恶露有臭味	子宫内膜炎
➤ 发热或有寒战 ➤ 疼痛(可表现在会阴疼痛、子宫体压痛、下腹压痛、下肢痛等) ➤ 异常恶露(如恶露增多呈脓性) ➤ 白细胞计数增高	产褥感染
一侧下肢水肿	下肢血栓性静脉炎
乳腺肿块发热、经一般处理无效	乳腺炎
➤ 在分娩24小时后发生子宫大量出血 ➤ 腹痛和发热 ➤ 贫血	晚期产后出血
➤ 产妇在产褥期出现情绪改变、心情压抑、沮丧、情绪淡漠,甚至焦虑等 ➤ 自我评价降低 ➤ 创造性思维受损 ➤ 对生活缺乏信心	产后抑郁症
➤ 口渴、多汗、心悸、恶心、胸闷、可有面色潮红 ➤ 体温升高达38.5℃以上、脉搏增快、呼吸急促等	产褥中暑

二、新生儿保健

(一)产后2小时内的保健

1. **出生护理** 新生儿出生前保暖准备,分娩室的温度应保持在25~26℃,不要直接通风,确保分娩区无空气对流。新生儿辐射保温台设定温度 34℃。

新生儿娩出后迅速抱至产妇腹部,使用干毛巾擦干全身,擦净眼睛、面部、头、躯干、四肢及背部皮肤;保证呼吸道通畅,观察新生儿哭声,评估新生儿呼吸状况;待脐带搏动停止后断脐(生后 1~3 分钟),结扎脐带应严格消毒。擦干全身后,尽快将新生儿置于俯卧位抱至产妇怀中开始皮肤接触,注意新生儿保暖;指导母亲进行母乳喂养,做到早接触、早吸吮、早开奶,注意不要给新生儿人工奶头和代乳品,也不要喂水、糖水、或奶粉。观察新生儿体温、脉搏、心率、呼吸、精神状态等生命体征;对新生儿的肤色、心率、呼吸、肌张力等情况进行评价。出生后 1 分钟、5 分钟、10 分钟分别进行 Apgar 评分,详见表 4-3。持续让新生儿与产妇保持不间断的皮肤接触至少 90 分钟后再进行新生儿体重和身长测量及体格检查。擦净新生儿足底胎脂,将新生儿足印及产妇拇指印盖于新生儿病历上。新生儿体格检查后,记录病历,并将新生儿性别、体重、出生时间、母亲姓名和床号标记在手腕带和包被上。

表 4-3　新生儿 Apgar 评分表

体征	出生后 1 分钟内		
	0	1	2
皮肤颜色	青紫或苍白	躯干红四肢青紫	全身红
心率(次 /min)	无	<100	>100
刺激反应	无	皱眉,有些动作	咳嗽哭,喷嚏
肌张力	松弛	四肢稍屈曲	四肢活动佳
呼吸	无	浅、慢、不规则、哭声弱	正常,哭声响

2. 体格检查　新生儿出生后需及时进行全身检查,包括:

(1)头颅:检查头的前、后、左、右,是否有异常隆起、肿物或异常皮肤开口。测量头围大小,观察两侧是否对称,正常足月儿头围参考值为 34cm;检查囟门是否隆起,张力是否增高,正常前囟的对边距离为 2cm 左右;检查骨缝宽窄,正常骨缝宽度应小于小指尖。检查新生儿双眼,如果婴儿哭闹,应在助手帮助下分开眼睑以看清眼球。检查两眼睑及眼裂大小是否正常,两眼间距离是否过宽或过窄;观察两眼球大小是否正常,两眼瞳孔是否有白斑。正常新生儿两眼内眦距离应为 15~25mm。检查两耳,注意两耳大小及形状是否一样,是否正常;耳郭的位置是否正常,有无低位,两侧是否都有外耳道;耳前方是否有小隆起或小洞。正常耳郭上下径应为 30~42mm,两耳上缘应在两眼内眦水平连线之上。检查鼻的位置是否正常,是否有鼻梁,鼻梁是否塌陷,两个鼻孔或单鼻孔,外鼻是否变形。检查嘴的外形是否正常,上唇皮肤线是否光滑、完整,是否有裂隙,裂隙的位置和大小;齿龈是否光滑,是否裂隙;检查上下颌是否过大或过小。用干净的小指裹上湿纱布触摸上腭,了解上颚是否光滑、完整,弯曲度是否合适。

（2）胸部:检查胸廓有无畸形,有无不对称。注意是否有呼吸困难、鼻翼扇动、气促、三凹征、皮肤苍白或青紫。听诊:注意心脏杂音、肺部啰音及其他异常听诊特征。

（3）腹壁:注意腹壁是否凹陷而呈舟状腹或膨胀。腹壁有无异常膨出物。脐部是否有隆起。触摸腹腔内是否充实或空虚,肝脾是否正常,有无肿物。

（4）外阴:检查女婴时,注意在阴唇之间能否看到正常阴道开口,阴蒂的大小是否正常;检查男婴时,应翻起包皮,检查尿道开口是否在阴茎头端,阴囊外观是否正常,其大小是否正常。阴茎与阴囊位置是否正常,应触摸阴囊,看是否能摸到睾丸,大小、硬度是否正常。

（5）肛门:注意在肛门位置是否能看到正常肛门开口,有无括约肌,粪便是否从肛门排出,是否另有粪便排出口。

（6）背部:检查整个后背,是否有隆起或肿物,特别要注意检查整个脊柱的皮肤,有无皮肤破损或凹陷。注意有无异常毛发或红色胎记。触诊:沿着整个脊柱进行检查,脊柱是否直,各棘突之间的距离是否相等。

（7）四肢:检查两侧的臂、手、腿和足,肢体发育是否正常,数目是否正常,长短、粗细、形状和关节的位置是否正常。检查各关节的主动运动及被动运动是否正常,两侧的运动是否对称。

（8）皮肤：检查全身皮肤。注意是否有异常颜色，如青色、褐色、红色或紫色的斑块，皮纹是否正常，表面是否光滑，是否高出皮肤表面；其上面是否有异常附属物，如毛发等。有时在上唇或后颈部可见到粉红色斑，或在腰骶部可见到暗青色的斑片，这些都是正常的。触诊：注意异常斑块的表面光滑还是粗糙，是否高出皮肤表面。

（9）测量身长：用手固定好新生儿的膝关节、髋关节和头部，用皮尺测量，从新生儿头顶部的最高点，至足跟部的最高点。测量出的数值，即为新生儿身高。

3. 新生儿呼吸状况筛查　新生儿出生后，应对其呼吸状况进行观察，了解有无窒息，对呼吸状况进行检查和评价，发现异常做进一步的检查和诊断。新生儿如发生窒息或者呼吸系统异常均提示病情危急，应给予紧急处理。新生儿常见呼吸异常的临床表现及可能的诊断见表4-4。

表4-4　新生儿常见的临床表现及可能的诊断

症状/体征		可能的诊断
◆ 无呼吸，即使给予刺激后也无呼吸 ◆ 抽泣样呼吸 ◆ 呼吸频率低于 20 次/min		无呼吸
◆ 呼吸停止 >20 秒，或 ◆ 呼吸停止 <20 秒，但有发绀或心率 <100 次/min 或肌张力减低		呼吸暂停
◆ 呼吸困难，在安静时呼吸 >60 次/min 或 <20 次/min，呼吸节律改变、呼吸暂停 ◆ 发绀：除外周围性或其他原因的发绀 ◆ 神志改变：精神萎靡、反应差及肌张力低下 ◆ 循环改变：肢端凉、毛细血管再充盈时间延长（前胸 >3 秒），心率 <100 次/min		呼吸衰竭
◆ 呼吸频率增快，>60 次/min ◆ 伴有胸廓凹陷、呼气性呻吟、发绀甚至呼吸暂停 ◆ 肺内有或无湿性啰音	围产期感染史 胎膜早破 羊水混浊 呼吸道感染接触史	重症肺炎
	生后 4~6 小时呈现呼吸困难进行性加重甚至呼吸暂停 出生体重 <2 500g，或胎龄 <37 周	呼吸窘迫综合征（respiratory distress syndrome，RDS）
	有羊水胎粪污染史，且生后未进行气管内吸引胎粪	胎粪吸入综合征

4.新生儿先天畸形筛查 对新生儿体检应注意观察新生儿是否有先天畸形的发生,常见的先天畸形及临床特征见表4-5。

表4-5 常见的先天畸形和临床特征

临床特征	畸形
◆ 脊柱的某一段或全段的全层广泛未闭合,脊髓暴露并遭破坏	脊柱裂
◆ 颅骨骨缝增宽,囟门增大且张力增高,触及可觉饱满或膨隆 ◆ 患儿头颅明显增大而表现为头围增大,但因面颅大小正常而表现为头颅与面颅比例不正常	脑积水
◆ 在鼻孔以下的上唇有一裂口或槽	单纯唇裂
◆ 唇裂通常经过裂开的齿龈与腭裂相连通	唇裂合并腭裂
◆ 口腔顶部有开口,使口腔与鼻腔连通,上唇一般正常	腭裂
◆ 外生殖器性别不清,从外生殖器不易确定性别	两性畸形
◆ 阴茎的尿道开口不在龟头的尖端,而在阴茎的底面	尿道下裂
◆ 为一个或多个肢体上有多余的指/趾存在	多指/趾畸形
◆ 为相邻的两个指/趾未分开或未完全分开	并指/趾畸形
◆ 头围小,枕部扁平,脸部平坦,睑裂短小,外眼角上斜,内眦赘皮,鼻根低平,小耳,上耳郭发育不全,张口伸舌;双手通贯掌,双侧拇指与第2指间距宽	21-三体综合征

(二)产后2小时后的住院期间保健

1. 新生儿护理 仍需注意新生儿保暖,母儿皮肤接触,以及新生儿母乳喂养。为预防晚发性维生素 K 依赖性出血,出生后 6 小时内,给予新生儿肌内注射维生素 K_1 1mg。

2. 体格检查 了解新生儿一般情况,体重、体温、呼吸、哭声、精神状态、母乳喂养、吃奶情况、皮肤颜色(有无发黄和脓疱)、眼睛分泌物、检查口腔有无鹅口疮,心肺听诊及腹部触诊、检查脐部有无发红和脓性分泌物,检查四肢活动和肌张力,了解大小便情况。

3. 预防接种

(1)乙肝疫苗:正常新生儿于出生后 24 小时内接种首剂乙肝疫苗,并于生后 1 个月、6 个月再分别各注射一次。若产妇为 HBsAg 阳性，所生新生儿应于出生后 12 小时内尽早注射乙型肝炎免疫球蛋白 100U，注意注射部位应与乙肝疫苗的接种部位不同。

（2）卡介苗：正常新生儿出生后 24 小时内接种卡介苗。

（3）对免疫规划疫苗可预防疾病的知识进行宣传和接种告知。

4. 新生儿疾病筛查

（1）苯丙酮尿症（phenylketonuria，PKU）：新生儿出生后 3 天采血监测，如筛出可疑病例，再由专科医生通过详细询问病史和有关检查，加以确诊。

（2）先天性甲状腺功能减退：新生儿出生后 3 天采血监测，如筛出可疑病例，再由专科医生通过详细询问病史和有关检查，加以确诊。

（3）听力筛查：筛查先天性神经性耳聋。初筛于出生后 0~72 小时内进行，未通过者，42 天左右进行复筛。

5. 筛查新生儿异常情况 注意观察新生儿异常情况，出现异常进一步检查和处理。常见的新生儿异常情况及可能的诊断见表 4-6。

表 4-6　新生儿异常情况及可能的诊断

病史	临床特征	可能的诊断
曾暴露于寒冷环境 早产 / 低体重 新生儿窒息 感染病史	体温 <35℃ 皮肤硬肿 反应差 心率 <100 次 /min 呼吸困难 喂养困难 尿少	寒冷损伤综合征
室温过高 蒙被过多 暖箱温度失灵 光疗时温度过高	体温 >37.5℃ 呼吸急促 心率快 反应弱或烦躁	环境因素引起发热
多见于生后 3~4 天 喂养不足	体温突然升高至 39~40℃ 呼吸、心率增快 烦躁不安、啼哭、面色潮红 严重者口唇干燥、尿量减少	新生儿脱水热

续表

病史	临床特征	可能的诊断
出生后 1~3 天发病 母亲有糖尿病病史 低出生体重儿(出生体重低于 2 500g 或小于 37 周胎龄) 巨大儿(出生体重大于 4 000g) 喂养困难	反应差、嗜睡 震颤 惊厥 呼吸暂停	低血糖 血糖低于 45mg/dl (2.6mmol/l)
出生后 2 天以内出现者见于低出生 体重儿、难产儿、窒息儿、颅内出血、 败血症等 2 天至 3 周出现者多为人工喂养儿, 或母亲孕期有腓肠肌痉挛史 3 周以上出现者多见于维生素 D 缺 乏或甲状旁腺功能减退	惊跳、震颤 惊厥 喉痉挛 呼吸暂停 发作间期一般情况好	低血钙 血钙低于1.8mmol/L (7.0mg/dl)或游离 钙低于 0.9mmol/L (3.5mg/dl)
生后 24 小时内出现肉眼可见的皮肤 黄染 生后 2 天出现手臂和大腿皮肤黄染 生后 3 天及以后出现手和足皮肤黄染	皮肤黄染	严重黄疸
与感染有关的病史,如 - 母亲产前、产时发热 - 母亲感染性疾病病史 - 胎膜早破超过 18 小时 - 产程中及产后脐带处理不规范	持续黄疸,或退而复现 伴败血症临床表现 实验室提示感染性疾病 存在	感染性黄疸
母乳喂养,吃奶良好 除皮肤黄染外无其他任何异常 体重增长良好 大便黄色 尿色黄,不染尿布	黄疸出现后持续不退 黄疸程度通常不重,皮肤 呈"亮黄"色 小儿一般情况好	母乳性黄疸
不洁分娩史 生后 2~7 天发病 喂养良好后又出现喂养困难	哭闹不安 神志清醒 牙关紧闭、苦笑面容 痉挛、角弓反张 声、光、触摸刺激后发作 脐部及其周围皮肤红肿、 流脓	破伤风
分娩或出生时有并发症或难产 严重的胎儿宫内窘迫表现或出生窒 息:1 分钟 Apgar 评分≤3 分,且 5 分 钟时仍≤5 分;和 / 或出生时脐动脉 血气 pH≤7.00 分娩过程中有明显的窒息史	意识改变:过度兴奋、嗜睡、 昏迷 肌张力改变:增高或减弱 原始反射异常:吸吮、拥抱 反射减弱或消失 惊厥 脑干症状:呼吸节律改变、 瞳孔改变、对光反应迟钝 或消失 前囟张力增高	缺氧缺血性脑病

三、综合评估与处理原则

对产妇及新生儿要进行动态的评估,在分娩室观察 2 个小时,至少分别于 15 分钟、30 分钟、60 分钟、120 分钟各观察和评估一次。在病房或休养室,每次查房时、产妇及新生儿出院前,医生和护士要对产妇及新生儿进行评估。评估产褥期是否正常,是否存在危险因素,是否存在紧急处理的情况,并给予相应处理。评估和处理原则如下所示。

(一)产妇

1. 在产房评估 重点评估产妇一般状态、血压、脉搏,子宫收缩及阴道出血情况,如产妇血压与脉搏正常、子宫收缩佳、阴道出血不多,于产后 2 小时,可以出产房。如胎盘娩出后活动性出血达到 200ml,要及时查找原因,子宫收缩是否良好、有无软产道裂伤、有无胎盘残留、凝血功能是否正常等,针对原因及时处理;如出血超过 500ml,在查找原因同时按产后出血救治流程处理,没有处理能力的机构要及时转诊。

2. 在病房或休养室评估 主要评估产妇精神状态、饮食、活动、哺乳、子宫复旧、阴道出血、会阴或腹部切口、大小便等情况。

(1)未发现危险因素者,应提供保健指导,包括创造良好的休养环境,加强营养、心理及卫生指导,注意产妇心理健康。做好婴儿喂养及营养指导,提供母乳喂养的条件,进行母乳喂养知识和技能、产褥期保健、新生儿保健及产后避孕指导。

(2)有危险因素者,应针对发现的异常情况积极处理,如子宫复旧不全,阴道出血增多、乳汁淤积、乳头皲裂、尿潴留、便秘者。对出现的异常情况加强检查、会诊,如产妇发热、腹痛等情况,及时给予诊断,得到有效治疗。对于紧急情况,需紧急处理者,如抽搐、呼吸急促或困难、发热和虚弱不能起床、或伴有分泌物脓性或臭味、严重腹痛等情况,需立即启动紧急救助系统,进行救治或转诊。

3. 出院前评估 产妇出院前要进行全面健康评估,无异常情况者准予出院并给予出院后的保健指导;有异常情况需要继续留院观察和治疗或转介至相关医疗保健机构实施高危管理。

4. 常见异常情况及处理

（1）子宫复旧不全:正常情况下,胎盘娩出后,子宫圆而硬,宫底在脐下一指,产后第1日宫底应平脐,以后每日下降1~2cm,产后4~5天达脐耻间中点,10~14天进入骨盆。如果子宫不能如期复旧,则要注意子宫复旧不全。一般由于胎盘胎膜残留,蜕膜脱落不全;子宫内膜或盆腔感染;子宫位置异常,过度后屈或侧屈;恶露引流不畅以及合并子宫肌瘤;多胎妊娠、巨大儿、羊水过多引起。要积极预防子宫复旧不全,产后鼓励产妇早起床、早活动,如产后早哺乳、适当活动、做产后保健操等;对于子宫复旧不全者,在休息时可取半卧位,以利于恶露引流,适当选用子宫收缩剂,如缩宫素、益母草等。若恶露有臭味、子宫有压痛,疑有感染者,应给予抗生素预防感染。

（2）会阴伤口愈合不良:如会阴切口出现红肿、硬结、痛、有脓性分泌物,说明切口愈合不良。可由于产妇自身体质差,营养不良、贫血、肥胖、低蛋白,造成抵抗力下降影响伤口愈合,或分娩期频繁的进行肛查或阴查增加了感染概率,或产妇入院时自身合并外阴炎、阴道炎、糖尿病导致会阴伤口愈合能力降低,也可由于产后不下床活动,恶露残留阴道滋生细菌,个人卫生差,护理不到位等原因。

产后会阴伤口愈合不良者,要保持会阴清洁,有水肿者用95%酒精或50%硫酸镁湿敷,促进局部血液循环;也可以用微波治疗仪进行理疗。严密观察恶露颜色、量、气味及体温变化。加强健康指导,鼓励下床活动,促进分泌物及恶露排出,大小便后清洁会阴部,勤换产垫,多采取健侧坐位、卧位,减少恶露对伤口的污染。指导产妇合理饮食,注意营养摄入,给予高维生素C、高蛋白、高热量及水分的补充,促进伤口愈合。

（3）尿潴留:在分娩过程中,膀胱受压导致黏膜水肿、充血及肌张力降低,会阴伤口疼痛,以及不习惯卧床排尿等原因,容易发生尿潴留。长时间的尿潴留有导致泌尿系统感染的可能。因此,产后 4~6 小时内鼓励产妇自行排尿 1 次。如产后 8 小时仍不能自行排尿,可采取热敷、按摩、温开水冲洗尿道周围诱导排尿,或试针灸疗法,针刺关元、中极、三阴交(双)、膀胱俞,或用新斯的明作穴位封闭。各种方法均无效时考虑导尿,必要时保留导尿管 1 至数日。

(4)便秘:主要是由于产妇比较疲劳,多卧床休息,活动量很小,致使肠蠕动减慢,分娩使腹肌及盆底组织松弛,导致排便力量减弱;会阴部伤口的肿胀疼痛,不敢用力排便;饮食中纤维素含量过少等原因易引起便秘。有便秘者可酌情给予轻泻剂或灌肠;有痔核肿痛者可给予湿热敷并涂 20% 的鞣酸软膏;若为内痔,涂软膏后用手轻轻送回,可减轻疼痛。加强腹肌与盆底肌的锻炼,如多做产褥保健操等。

(5)产褥感染:产褥感染指产褥期内生殖道创面受感染所引起的局部或全身的炎症性变化。主要表现是发热、疼痛、异常恶露等,产后 2~3 天出现高热,应考虑产褥感染的可能。进行血、尿常规及其他辅助化验检查,检测血清急性期反应物质中的 C 反应蛋白,有助于早期诊断感染。根据感染的部位、程度、扩散范围的不同,表现有所不同。

1)外阴、阴道炎:会阴部可出现疼痛,常不能取坐位,可有低热。局部伤口红肿、发硬、压痛明显、或伤口裂开,伴有脓性分泌物。阴道裂伤部位的感染表现为黏膜充血、溃疡、脓性分泌物增多。

2)宫颈炎:宫颈裂伤感染向深部蔓延,可达宫旁结缔组织,引起下腹部的疼痛。

3)急性子宫内膜炎、子宫肌炎:子宫复旧不良、宫底部有压痛、恶露有臭味,甚至有脓性分泌物,高热、头痛、白细胞计数增高。

4)急性盆腔结缔组织炎:子宫旁充血、水肿、增厚或形成炎块,下腹部出现明显压痛,高热不退,白细胞计数持续升高。

5)急性盆腔腹膜炎:炎症继续发展,形成盆腔腹膜炎,继而可发展成弥漫性腹膜炎。出现全身中毒症状,如高热、恶心、呕吐、腹胀;检查时下腹部有明显压痛、反跳痛。直肠子宫陷凹形成局限性脓肿时,若波及肠管与膀胱可出现腹泻、里急后重与排尿困难。

6)血栓性静脉炎:多于产后 1~2 周发病。病变在下肢的股、腘或大隐静脉时,有下肢疼痛,局部静脉压痛或触及硬索状,下肢水肿,皮肤发白,习称"股白肿"。单侧居多。如果病变发生在盆腔内静脉,则表现为弛张热、寒战,症状可持续数周或反复发作。

产褥感染的治疗原则是支持疗法,纠正贫血与电解质紊乱,增强免疫力。胎盘残留者给予有效控制感染和体温下降后,再清除宫腔残留物。切口感染者行脓肿切开引流,取半卧位等方法去除病原组织。抗生素的应用,应注意需氧菌与厌氧菌以及耐药菌株的问题。未确定病原体时,首选广谱高效抗生素等综合治疗,然后依据细菌培养和药敏试验,调整抗生素种类与剂量。对血栓性静脉炎者,在应用大量抗生素的同时,加用肝素。

(6)晚期产后出血:分娩 24 小时后,在产褥期内发生的子宫大量出血,称晚期产后出血。以产后 1~2 周发病最常见,亦有迟至产后 6 周发病者。出血可伴有低热、寒战,且常因失血量过多导致严重贫血甚至出血性休克。晚期产后出血多由于子宫胎盘附着面感染或复旧不全,胎盘、胎膜残留,剖宫产子宫切口感染或坏死所引起。在医院密切观察,查找原因,检测血常规了解贫血和感染情况,超声检查了解子宫大小、宫腔有无残留物及子宫切口愈合,同时进行细菌培养和药敏试验等。少量出血者可行广谱抗生素、子宫收缩剂及支持疗法;疑有胎盘胎膜残留,在输液备血的情况下刮宫。疑子宫切口裂开者,可行剖腹探查术。

(7)乳汁淤积:常出现在产后 2~3 日,乳房增大皮肤紧张,表面静脉扩张充血,有时可形成硬结,产妇感到疼痛,如有副乳也会肿胀疼痛。由于乳房充血,影响血液及淋巴液的回流,可导致局部淋巴结肿大。严重者乳腺管阻塞,乳汁排出不畅,形成"淤乳"。不哺乳者,上述的乳房变化可在产后 1 周左右恢复正常。

乳房出现胀满硬结伴疼痛者,可用以下方法进行预防和治疗:产后尽早哺乳;哺乳前热敷促使乳汁畅通;两次哺乳期间冷敷以减少乳房充血;婴儿吸吮力不足时,可借助吸奶器吸引;服用散结通乳的中药。

(8)乳头皲裂:正常乳头表皮富有韧性,哺乳时无痛感,但产后哺乳方法不当或乳头扁平或有畸形时,常在哺乳的第一周发生乳头皲裂,其表现是乳头表面有小裂口和溃疡,使得哺乳时疼痛而无法授乳,导致乳汁减少或淤积。细菌从乳头裂口进入可导致乳房感染。乳头皲裂可以通过以下方法进行处理:注意乳头的清洁卫生;喂奶时含接姿势要正确;哺乳后挤出少量的乳汁涂在乳头上保护乳头;如发生乳头破裂现象可用乳盾代替,暂不让婴儿吸吮乳头。

(9)产后心理健康问题:产后心理健康问题主要为产后抑郁及焦虑,尤以产后抑郁症发病率较高。在产后住院期间应询问产妇既往是否有精神病病史和用药史以及目前是否有失眠、紧张、焦虑和抑郁等不良情绪,如有任何一项或高危产妇,建议选用相应心理健康测评量表进行测评。

产后抑郁症多于产后 2 周发病,于产后 4~6 周症状明显。产后抑郁症患者既往无精神障碍史,其主要临床症状为:情绪改变如心情压抑、淡漠、焦虑、恐惧、易怒,夜间加重,自我评价降低,自暴自弃,与家人和丈夫关系不和谐,对小儿无兴趣。对生活缺乏信心,觉得生活无意义,厌食睡眠障碍,严重者有自杀或杀婴倾向。

对于产褥期抑郁症者要给予积极治疗,包括心理治疗和药物治疗。心理治疗通过心理咨询,以解除致病的心理因素。对产妇多加关心和无微不至照顾,尽量调整好家庭中的各种关系,指导其养成良好睡眠习惯。药物治疗应由专科医生指导,应尽量选择不进入乳汁的抗抑郁药物。

产后抑郁症可以通过以下方式进行有效预防:加强对孕妇

的精神关怀,利用孕妇学校等多种渠道普及有关妊娠、分娩常识,减轻孕妇妊娠、分娩的紧张、恐惧心情,完善自我保健;运用医学心理学、社会学知识,对孕妇在分娩过程中,多关心和爱护,对于预防产褥期抑郁症有积极意义。

（10）产褥中暑:在产褥期间,由于室内为高温、高湿、通风不良的环境,产妇体内余热不能及时散发,引起以中枢性体温调节功能障碍为特征的急性热病,称为产褥中暑。本病发病急骤,病情发展迅速。若处理不当,常导致产妇遗留中枢神经系统障碍的后遗症,甚至死亡。

出现先兆产褥中暑的产妇宜移至通风处,解开衣服,短暂休息,注意补充水分及电解质。轻度中暑者除上述处理外,可用物理降温,在头颈、腋下、腹股沟处放置冰袋,肌内注射退热药。重度中暑者需严密观察监测,降温过程中必须时刻注意产妇体温的变化,应每30分钟测量体温一次,当体温降至38℃时,应停止继续降温。同时测量血压和脉搏,并注意产妇意识是否逐渐恢复,在尚未完全清醒之前置导尿管记出入量。应配备特护。注意对症治疗。

5. 妊娠合并症及并发症监护与处理

（1）妊娠期高血压疾病:产后应注意血压、心率、尿量、尿蛋白、血小板及肝肾功能变化,注意产后子痫、心力衰竭、脑卒中等情况发生的征象。产后应随访血压至产后12周,以判断有无并发慢性高血压。如产后病情继续恶化需及时会诊或转诊。应严密观察,以防产后子痫的发生。

产后子痫多发生于产后24小时至10日内,子痫是在先兆子痫的基础上发生抽搐及昏迷的,是妊娠期高血压疾病最严重的阶段。产后要严密观察病情,及时发现先兆子痫症状,如头昏头痛、视物不清、恶心、呕吐、上腹部或心前区疼痛、表情淡漠、血压升高等。及时治疗,防止产后子痫发生。重视产后子痫的诱发因素,如疼痛、过度疲劳、手术创伤、情绪波动、过度兴奋等。

子痫发生后应积极处理,控制抽搐,纠正缺氧和酸中毒,控制血压。保持环境安静,吸氧,防止窒息,密切观察病情变化,及早发现心力衰竭、脑出血、肺水肿、肾衰竭、DIC 等并发症,并积极防治。

(2)妊娠合并心脏病:产后 3 日内尤其 24 小时内是发生心力衰竭的危险时期,产妇须充分休息并密切监护。应用广谱抗生素预防感染,直至产后 1 周左右,无感染征象时停药。住院时间根据心功能状况决定。心功能Ⅲ级或Ⅲ级以上者不宜哺乳。

(3)妊娠合并肝炎:妊娠合并甲型肝炎,在急性期应禁止哺乳,人工喂养为宜。妊娠合并乙型肝炎,应注意预防感染,选用对肝脏损害较小的广谱抗生素,预防和控制感染是防止肝炎病情恶化的关键。仅 HBsAg 阳性的产妇,在新生儿出生 12 小时内注射 HBIG 和乙型肝炎疫苗后可以哺乳。血 HBsAg、HBeAg、抗-HBc 中 3 项阳性或后 2 项阳性的产妇,或乳汁中 HBV-DNA 阳性的产妇不宜哺乳。回奶禁用对肝有损害的雌激素,可口服生麦芽或乳房外敷芒硝。防止母婴传播的根本办法是免疫预防。新生儿应采用乙型肝炎疫苗接种及乙型肝炎免疫球蛋白注射的综合方法进行联合免疫。

(4)妊娠糖尿病:产后 24 小时内如需应用胰岛素,用量应在严密血糖监测下使用,减至原用量的 1/2,第 2 日以后约为原用量的 2/3。产后应继续注意监测血糖、电解质平衡,预防产后出血,应用广谱抗生素预防创口感染,拆线时间稍延长。妊娠糖尿病者应定期随访,以早期发现转为糖尿病并进行治疗。

(二)新生儿

1. 出生评估

(1)新生儿窒息情况:出生后立即快速评估新生儿以下 4 项指标:是否足月妊娠、羊水清亮、有哭声或呼吸、肌张力状况,如以上 4 项中有 1 项为"否",则立即进行复苏救治。

(2)评估新生儿足月情况:根据足月儿和早产儿外表特点,评估胎儿是否足月。具体见表 4-7。

表 4-7　足月儿及早产儿的特点

项目	足月儿	早产儿
一般情况	哭声响亮,四肢运动活跃	哭声微弱,四肢活动少
皮肤	红润有弹性,胎毛少,皮下脂肪丰满	红、嫩、薄,水肿发亮,胎毛多,皮下脂肪少
头发	生长良好,分条清楚	短绒状
耳壳	软骨发育良好,耳舟成形	软,耳舟不清楚
指/趾甲	达到或超过指/趾端	指/趾甲软,未达到指/趾端
乳腺	乳晕清楚,可摸到结节,约7mm	无结节或结节 <4mm
足底纹	遍及整个足底	足底纹理少,足跟光滑
外生殖器	男婴睾丸已降入阴囊,女婴大阴唇已覆盖小阴唇	男婴睾丸未降或未全降女婴大阴唇不能遮盖小阴唇

2. 出院前评估　出院前均要对新生儿进行健康评估,并对评估结果进行记录。如果发现早产/低出生体重儿、新生儿发热(体温 >37.5℃)、低体温(体温 <35.5℃)、呼吸急促(>60 次/min)、眼部流脓、皮肤脓疱、皮肤黄疸、脐带残端发红或流脓、腹泻、24 小时母乳喂养 <8 次等,或其他更严重的状况与疾病,应暂缓出院,立即治疗,以免发展成危重症。

3. 新生儿常见异常情况及处理原则

(1)黄疸:新生儿于出生 24 小时内面部皮肤发黄,出生 24 小时以上手掌和足底发黄,可诊断黄疸。如果在医院应转到儿科进一步诊断及治疗,如果小儿在家立即转诊到医院诊治;鼓励母乳喂养;如果喂养困难,把挤出的母乳用杯子喂给孩子。

(2)淋菌性眼部感染:新生儿眼部肿大、流脓考虑为淋菌性眼部感染。给单剂适当抗生素治疗。指导产妇为新生儿进行眼睛护理,每天 3 次;用干净的水和肥皂洗手,用消毒棉签将婴儿眼睛上的脓轻轻擦去;1% 四环素眼药膏每日 3 次;护理后洗手。观察 2 天,如果没有好转或病情恶化,马上就诊。对患有淋病的产妇和伴侣进行评价和治疗。

(3)局部脐带感染:新生儿脐部发红,考虑局部脐带感染。

应给予适宜的抗生素口服。指导母亲脐部护理，每天 3 次。护理程序为：用干净的水和肥皂洗手；轻轻用生理盐水洗去脐外周的结痂；从脐带中心至周围涂上 75% 酒精；洗手。对于脐部发红波及周围皮肤或有脓性分泌物，考虑有严重的脐带感染，如果在医院应立即转诊到儿科，如果小儿在家应立即去医院诊治。

（4）局部皮肤感染：检查皮肤，尤其是颈部、腋窝和腹股沟处的皮肤有无脓疱，以及脓疱的个数、大小。皮肤脓疱 <5 个且不严重，为局部皮肤感染，可给予适宜的抗生素口服，并指导母亲皮肤护理。如 2 天内没有好转或更多，立即转诊儿科或去医院诊治。如果皮肤脓疱达到 5 个以上或很严重，在医院转到儿科，在家立即转诊到医院诊治。

（5）畸形：新生儿足部畸形，可转诊进行特殊的治疗。新生儿唇腭裂吸吮及吞咽困难者，如果母乳喂养不成功，应指导母亲进行替代喂养。制订随访计划，提出治疗建议。头部、腹部或背部组织裂开或食管闭锁、无肛等新生儿，应立即转到有能力诊治的医院进行特殊治疗，转诊前应用无菌生理盐水浸泡的敷料覆盖裂开的患处。

（6）新生儿低体温：新生儿的正常体表温度（腋温）为 36.5~37.5℃，核心温度（肛温）为 36.5~37.5℃。体温 <35.5℃ 为低体温。低体温应给予复温，如使用预热的暖箱、辐射台或棉被、大毛巾等。脱去患儿湿冷衣物，穿戴温暖、干燥的衣物和帽子，并盖暖被。推荐使用袋鼠式护理，尽早开始母乳喂养。如果喂养困难，可在辐射保暖台下维持静脉输液，要保证输入液体温暖。吸氧：给予中等流量氧气，监测患儿对供氧的反应。每小时检查 1 次是否存在危重征象（呼吸频率、节律和喘息变化、尿量、出血或皮肤颜色）；每小时测量 1 次患儿体温：若前 3 小时内患儿体温每小时升高至少 0.5℃，属复温成功，继续每 2 小时测量 1 次体温；若体温不升或每小时升高低于 0.5℃，确定取暖装置温度设定是否正确；如果患儿呼吸频率 >60 次 /min，或出现三凹征或呼气性呻吟,按呼吸困难治疗;立即转运新生儿到上级医院;转运途中采取袋鼠式保暖法保温,观察患儿生命体征变化。

(7)惊厥:是指全身或身体某局部肌肉运动性抽搐,是由骨骼肌不自主的强烈收缩而引起,发作时脑电图可以正常或异常。可表现全身惊厥、微小惊厥、痉挛三种情况。低血糖、低血钙、破伤风、化脓性脑炎、缺血缺氧性脑病都可以表现惊厥。对惊厥给予初步处理,正在发作或前一小时曾发生过惊厥,积极治疗惊厥:苯巴比妥 10~20mg/kg 肌内注射,注意观察呼吸、心率;如果 30 分钟后惊厥未停止,再给予苯巴比妥 10mg/kg。必要时再给予一次 10% 的水合氯醛 0.5ml/kg,鼻饲或灌肠。如惊厥同时伴发中心性发绀(舌和唇青紫)或其他呼吸困难的表现,给予中等流量氧。再根据病因进行处理。

四、保健指导

为产妇和新生儿提供保健指导。

(一)产妇保健指导

1. 卫生指导

(1)休养环境:产妇居住的病房要安静、舒适、清洁,保持空气新鲜流通,防止过多的探视。室温调节要合理,避免过冷,也避免过热引起产褥中暑。

(2)个人卫生:产妇出汗特别多,要注意皮肤的清洁、干燥,勤擦身,勤换衣服和被褥。每天两次用温开水清洁会阴部,经常更换卫生巾。要注意口腔卫生,做到早晚刷牙,每次进食后要漱口。经常梳头。洗澡勿用盆浴。

2. 营养指导 产妇在分娩期消耗了大量的能量,为了保证自身的恢复及分泌充足、优质的乳汁哺育婴儿,产妇的营养调理尤为重要,每日营养素的需要量高于孕期,产后应供给容易消化、富有营养的饮食。

(1)产妇胃肠道消化能力较弱,食欲尚未恢复,所以产后一两天内饮食应清淡、易消化,避免过分油腻。以后根据产妇食欲恢复状况逐渐增加进食量。

(2)重视蛋白质,动物性食品如鱼、禽、蛋、瘦肉等可提供丰富的优质蛋白质,乳母每天应摄入总量为 200g 的鱼、禽、蛋、瘦肉(其中包括蛋类 50g),尽量保证每天的蛋白质 1/3 以上来自动物性食品。也可增加豆腐、豆浆等豆制品或花生等坚果类食品补充。

(3)保持足够的热能摄入,以满足母体自身和哺乳期对营养素的需要。主食种类多样化:粗细搭配;不能过量进食;应多吃蔬菜和水果,既可提供丰富的水分、维生素、矿物质,又可提供足量的纤维素防止产后便秘。

(4)适当增饮奶类和汤类食品:每天饮奶至少 500ml,可增加钙的补充。多喝水,多吃流质食物,如鸡鸭鱼肉汤,易消化吸收,还可以促进乳汁分泌。

(5)少吃或不吃酸辣食物,不饮酒及咖啡、浓茶,适当控制甜食,以免影响食欲并使人发胖。

3. 母乳喂养指导 做好婴儿喂养及营养指导,提供母乳喂养的条件,进行母乳喂养知识和技能指导。

(1)帮助乳母采取正确的喂奶姿势:哺乳时母亲可以采用不同的体位,或坐或卧,但必须注意以下几点:母亲的体位要舒适,全身要放松,母婴必须紧密相贴,做到"三贴",即胸贴胸,腹贴腹,婴儿下颌贴母亲的乳房,头与双肩朝向乳房;嘴与乳头在相同水平上。

(2)帮助婴儿采取正确的含接姿势:哺乳时母亲应将整个乳房托起,用乳头去触碰婴儿面颊或口唇周围的皮肤,引起觅食反射。当婴儿张口时,迅速将乳头和大部分乳晕送入婴儿口中。当婴儿含接姿势正确时,母亲不会感到乳头痛,婴儿的吸吮轻松愉快,缓慢有力,能听到孩子的吞咽声。

(3)帮助乳母采取正确喂奶方法:喂奶时应让新生儿吸空一侧乳房后再吸吮另一侧,每次喂奶时间大约 30 分钟左右。如果喂奶时间太长,吸吮空乳,会将空气吸入而引起吐奶。新生儿早期每天喂奶 8~12 次,逐渐趋于规律。

(4)判断乳汁是否足够的指标:喂奶时能听到婴儿的吞咽声;母亲有泌乳的感觉,喂奶前乳房饱满,喂奶后变柔软;婴儿 24 小时内有尿湿 6 次以上。

(5)指导乳房护理

1)保持乳头清洁:第一次哺乳前要用温水和毛巾清洁乳头和乳晕。以后每次喂奶前产妇都要洗净双手,用干净毛巾擦拭乳头。保持乳腺管的通畅:坚持母婴同室和按需哺乳,让婴儿充分地吸吮,保证乳汁的分泌和乳腺管畅通。非哺乳时应佩戴大小适合的乳罩,以托起乳房,改善血液循环,减少乳房坠胀感。

2)避免乳头皲裂:乳头皲裂主要是喂哺时含接姿势不正确,以及用肥皂或酒精擦洗乳头而致。预防乳头皲裂最好的方法就是让新生婴儿正确的含接,把乳头和大部分乳晕都含在口内,使婴儿的吸吮力均匀地分布在乳头和乳晕周围。喂奶结束后让婴儿自然放开乳头,或用示指轻压其下颌处,使其张开嘴巴后取出乳头。初产妇或哺乳方法不当,容易发生乳头皲裂,轻者及时纠正含接姿势,鼓励继续哺乳,哺乳结束后,挤出少量乳汁涂抹在乳头上以促进表皮的修复。皲裂严重者每次哺乳后应在皲裂处涂敷乳头保护霜。乳头疼痛严重者可暂停哺乳,用手挤出或用吸奶器吸出乳汁,暂时用杯子喂哺。

3)掌握正确的挤奶方法:如母亲或婴儿患病暂不能喂哺或为缓解奶胀,需将乳汁挤出。挤奶前先准备一个清洁的广口杯或瓶子,双手洗净,将容器靠近乳房,拇指放在乳晕上方,示指放在乳晕下方,与拇指相对,其他手指托住乳房,拇指与示指向胸壁方向轻轻挤压,然后放松,反复进行。手指固定,不要在皮肤上滑动或摩擦。沿乳头依次挤压所有的乳窦,使每一个乳窦内的乳汁都被挤出。双手可交替使用以免疲劳。

(6)母乳喂养常见问题的处理

1)乳管阻塞并有痛性肿块:如果出现这种情况,仍要继续让婴儿吸吮。同时辅以用热毛巾敷。先吸吮阻塞的一侧,吸吮时可进行从肿块向乳头方向的按摩,促使乳管畅通,一般1~2天内肿块可能消除。产后2~3日,乳房增大,表面静脉扩张,有时形成硬结使产妇感到疼痛,可导致局部淋巴结肿大。1周左右可恢复正常,乳汁淤积形成硬结时,可进行局部按摩或服散结通乳中药等。

2）乳汁不足:主要与喂哺次数过少、吸吮时间过短有关,应尽量多喂、勤喂,掌握正确的姿势和技巧。产妇注意合理的营养和休息,家人多给予照顾和疏导,减少产妇焦虑,保证心情愉快,乳汁分泌便会增加。

3）婴儿吐奶和溢奶:每次喂哺后都应将婴儿竖抱起来,靠在自己肩上,轻拍婴儿背部,使之将胃中的气体排出(打嗝)。易吐奶的婴儿平卧时可取右侧卧位并将上半身垫高一段时间。

4. 休息和活动　产妇经过分娩后体力消耗很大,需充分休息。产后适当运动能加快产妇全身各器官功能的恢复,促进子宫收缩和恶露排出,锻炼腹壁和骨盆底肌肉,促进肠蠕动,增加食欲。

（1）产妇应调整生活节律,保证充足的睡眠和休息,保证产后体力的恢复。经常变换卧床姿势,不要长时间仰卧,勤翻身或尽量坐起,以免子宫后倾。

（2）产后鼓励尽早下床活动,根据身体状况,逐步增加活动范围和时间。尽早活动可防止恶露排出不畅,并致肠粘连和血栓的发生,加速伤口愈合。产后出血过多或有合并症、并发症的产妇可适当延长卧床时间,在此期间可做些床上运动,如深呼吸、抬头运动、四肢屈曲伸展、下肢高抬等。

（3）产后运动:产妇可进行适宜的产后运动,以助于身体恢复,但产后恢复需循序渐进。对于自然分娩、身体状况良好的产妇来说,产后第一天起可以开始轻度的锻炼,以促进身体的恢复。剖宫产的产妇可视个人身体恢复状况延迟练习开始的时间。此后可根据身体状况和喜好选择不同的运动方式,如体操、肌力训练、有氧运动、瑜伽、盆底肌肉锻炼(凯格尔训练)等,活动要循序渐进,同时注意提高心肺功能。

5. 产后康复按摩 产后康复按摩疗法:通过特定的按摩手法作用于产妇的体表及穴位,达到疏通经络,调和气血,调理脏腑,活血祛瘀的效果,从而能帮助产妇尽快恢复体力、消除疲劳,增强子宫收缩,促进乳汁分泌,缓解肌肉酸痛等,使产妇身体更快复原。此方法是一种安全、自然的康复疗法,可在产后 12小时和产后 48 小时起分别对自然分娩和剖宫产分娩的正常产妇进行全身的康复按摩。

6. 心理保健

(1)产妇心理特点:产妇产后的情绪状态处于心理转换期,妇女角色的转变、育儿的劳累、生活秩序的改变可能引起心情烦躁,做母亲责任的压力以及性反应能力的降低等原因可能使妇女情绪出现低落、情绪不稳、焦虑或抑郁,引起产褥期的心理障碍或焦虑,因此特别需要做好心理保健,尤其对高危人群要重点保健。

(2)筛查产后抑郁症和焦虑症的危险因素:容易发生产后抑郁症或焦虑症危险因素的情况有:未婚或单身母亲;无业;发生新生儿异常、畸形、围产儿死亡;高危新生儿;产程异常或难产;伤口愈合欠佳;产后大出血或切除子宫者;孕前或孕期有精神疾病史;有重要器官的慢性疾病等。具有一定危险因素的产妇容易发生产后抑郁症和焦虑症,应及早筛查,提供心理保健指导,减缓抑郁或焦虑情绪等心境障碍,避免产后抑郁症和焦虑症的发生。

(3)产褥期心理保健指导

1)多给予产妇心理关爱,为产妇创造良好的安静、闲适、健康的休养环境,及时了解和帮助解决产妇在哺育新生儿时的问题和困难。

2)为产妇准备清淡而营养的产后饮食,使产妇在餐饮中得到营养和爱心。感受被亲人照顾的亲情,有利于产妇身心的健康。

3）适度运动,快乐心情:打破传统的"坐月子"观念,尽早做适量的家务活动和体育锻炼。这不仅能够转移注意力,不再将注意力集中在婴儿或者烦心的事情上,还可以使体内自动产生快乐元素,使产妇的情绪愉悦起来。

4）保证充足的睡眠,产妇要学会珍惜每一个睡眠机会,创造各种条件多睡眠。当婴儿入睡时,产妇也要抓紧时间睡觉,或闭目养神休息。充足的睡眠能给产妇带来好心情。

5）自我心理调适:有了孩子后,产妇价值观会有所改变,对自己、对丈夫、对孩子的期望值也会发生变化,对生活的态度更接近实际,应坦然接受这一切变化,有益于帮助产妇摆脱消极情绪。多做一些自己喜欢做的事情,如看书、听音乐等,在自己的爱好中消除烦恼。

7. 产后性生活和避孕指导 产妇的生殖器官恢复需要6~8周的时间。42天健康检查无异常可恢复性生活。注意性卫生,预防生殖道感染,提供个体化指导。如果产妇有侧切伤口疼痛、产褥感染、产后出血或产后抑郁等,要推迟性生活的时间。

一般来说,纯母乳喂养的妇女,在产后6个月就可能恢复排卵、怀孕功能;混合喂养或人工喂养的妇女在产后4~6周就可能排卵、怀孕;妇女在月经来潮前排卵功能就恢复,所以不应该等到月经来潮后再避孕,应该在恢复性生活的同时,就采取避孕措施,以免意外妊娠。产后避孕方法有多种,可以根据需要进行选择。

常用避孕方法有以下几种:

（1）哺乳闭经避孕法:可以在产后立即使用,但需要同时满足三个条件才可应用,即持续纯母乳喂养、婴儿不满6个月、月经未来潮,避孕率可达到98%。此方法一般不推荐单独使用。

（2）避孕套:产后立即采用男用避孕套,是安全、可靠的方法,但要每次坚持正确使用,否则会造成避孕失败。

（3）宫内节育器：阴道分娩者通常于产后 3 个月后放置，剖宫产 6 个月后可放置宫内节育器。放置前要经妇科医生检查，月经规律、量不多，无生殖器炎症及肿瘤方可放置。

（4）避孕药：哺乳期不宜口服雌孕激素配伍的避孕药，包括短效口服药和长效针剂的不同剂型。可以采用适合哺乳期妇女使用的纯孕激素长效避孕针，产后 6 周即可开始注射。不哺乳的妇女可根据个人情况选用口服避孕药片或针剂。

（5）阴道隔膜：当生殖系统完全恢复正常后，可采取此方法。使用前，要经医生检查，配大小合适的阴道隔膜。每次性生活都应使用。

（6）其他：安全期、体外排精等避孕方法均不可靠，尽量不单独使用。

（二）新生儿保健指导

1. 保暖 新生儿出生后立即采取保暖措施，方法可因地制宜。

（1）产室内空气要新鲜，居室温度要适宜，温度最好维持在 22~24℃，保持一定湿度，不要将新生儿放在窗户附近或有过堂风的地方。

（2）胎儿娩出后，放置产妇腹部，用温热干毛巾迅速擦干全身羊水，用预热的包被包好，戴上小帽，放在母亲怀里，既保暖又可尽早开奶。

（3）早产儿应置于暖箱中保暖。若无暖箱，建议采用袋鼠式护理法保暖，也可在暖包外放置热水袋、热水瓶等保温，使体温保持在 36.5~37.5℃，注意切勿烫伤小儿。

2. 喂养 母乳是最好的食品，应大力提倡母乳喂养。

（1）正常分娩的新生儿，出生后 1 个小时内开始哺乳。剖宫产的新生儿在母亲有应答反应后半小时内开始哺乳。母婴同室，按需喂奶。

（2）早产儿的喂养应根据吸吮能力而定。有吸吮能力者自行哺乳；吸吮能力差者，将母乳挤出用小勺喂养；吸吮、吞咽能力均差者，应去医院用胃管鼻饲喂养或通过静脉补充营养。

3. 护理

（1）衣着：要用柔软棉布制作，宽松，易穿易脱，清洁干净，不用扣子。尿布要用柔软吸水性好、浅颜色的棉布制作，勤洗勤换，以防红臀。不宜包裹太紧或用带子捆绑，以便四肢自由伸曲。

（2）脐带：断脐后残端保持局部清洁干燥。脐带刚脱落1~2天，脐窝部可有少许分泌物，呈黄色黏稠胶冻状，无臭味，可用75%酒精轻拭，保持干燥。如脐部周围皮肤红肿，有脓性分泌物，提示感染，除局部用碘伏处理外，还应给予抗生素治疗。脐部的慢性肉芽肿可用10%的硝酸银溶液局部涂擦。

（3）皮肤：要保持皮肤清洁，经常洗澡，注意耳后、颈部、腋下、腹股沟等皱褶处的清洗和干燥。脐带脱落前新生儿不宜盆浴，以免脐部沾水污染。每次大便后用温水洗臀，以免发生新生儿红臀。对健康的新生儿，只要条件许可，生后第二天起就可以每日洗澡一次，不但能清洁皮肤，还可以加速血液循环，促进生长发育。对体重轻、生活能力低的新生儿或因室温低，无条件每天洗澡的，应每日洗脸、洗臀部。新生儿的洗澡盆最好专用。

（4）眼、口腔：保持眼部清洁，如果眼部有分泌物，可用温水或生理盐水擦净，再滴眼药水。新生儿口腔黏膜薄嫩，有时在齿龈上可见"马牙"或"板牙"，切勿用布擦或挑割，以免感染。

4. 特殊情况

（1）HIV感染产妇所生婴儿：新生儿出生后应根据孕产妇用药状况及时给予新生儿预防性抗病毒药物，并对新生儿进行随访。对HIV感染孕产妇所生婴儿，应加强喂养指导和常规儿童保健，监测生长发育，预防营养不良，增强体质，为HIV暴露儿童提供科学、安全的喂养方式指导与咨询;如果婴儿出现艾滋病临床症状,除不接种卡介苗、脊髓灰质炎、麻疹等减毒活疫苗外,按照正常计划免疫程序给予预防接种。新生儿随访至12~18 月龄,于 3 月龄前完成儿童艾滋病感染早期诊断,以明确感染状态。

(2)妊娠糖尿病产妇所生新生儿:出生时应保留脐带血,进行血糖和胰岛素、胆红素、血细胞比容、血红蛋白、钙、磷、镁的测定。无论出生时状况如何,均应视为高危新生儿,尤其是孕期血糖控制不满意者,需要给予监护、注意保暖和吸氧,防止新生儿低血糖,尽早母乳喂养,必要时滴服葡萄糖液。

(3)早产儿或低体重儿:注意日常护理,保持呼吸道通畅,监测体温和体重。应注意保暖,根据体重及日龄,采取相应保暖措施,放置于暖箱、开放性暖箱或包被内,室温应维持在适宜的环境温度,相对湿度 55%~65%。根据缺氧及呼吸状况决定给氧方式。以母乳喂养为佳,此外,根据早产儿的具体情况,适当补充维生素 A、维生素 D、维生素 C 及钙、镁、磷等矿物质亦很重要。

第二节 产 后 访 视

基层城乡社区卫生服务中心(站)在收到分娩医院转来的产妇分娩信息后,应于出院后 3~7 天、产后 28 天分别到产妇家中进行产后访视 1 次,对产妇及新生儿同时访视,出现母婴异常情况适当增加访视次数或指导及时就医。

一、访视要求

(一)访视流程

1. 访视前电话预约。
2. 社区访视人员应统一着装,佩戴上岗证。

3. 按门铃或敲门、自我介绍、说明来访目的。

4. 进入产妇家,在接触母婴前,清洁双手。

5. 检查顺序为先检查新生儿后检查产妇。

(二)访视包备

1. 必备物品 血压计、听诊器、体温计、婴儿秤、布兜、碘伏、过氧化氢的水溶液、酒精棉球、消毒棉签和纱布、绷带、臀垫、一次性消毒手套、一次性脚套等。

2. 附带物品 两把镊子、拆线剪、母乳喂养及避孕指导资料、心理健康测评量表。

二、产妇访视内容

1. 了解产妇分娩情况,分娩方式,产程是否顺利,有无难产经历,产后出血情况。孕产期有无异常包括妊娠合并症及并发症,诊断及其治疗经过。

2. 询问一般情况,有无头晕、疲乏等异常情况,询问哺乳情况,乳汁量是否充足,询问饮食、大小便情况。

3. 观察产妇精神状态、面色和恶露(颜色、量、异味)情况。

4. 测量体温、血压、脉搏。检查乳房和乳头有无红、肿、硬结或异常隆起等异常情况。检查子宫复旧,第一次访视时检查子宫底高度,有无压痛;查看伤口愈合情况,有无红肿、疼痛情况。一旦出现发热、腹痛、伤口疼痛、恶露异味等情况,应尽早就医。

5. 了解产妇心理健康问题,询问产妇是否有情绪改变如心情压抑、淡漠、焦虑、恐惧、易怒,失眠、自我评价降低,与家人或丈夫关系不和谐,对小儿无兴趣等情况。必要时使用心理健康测评量表进行测评,发现问题应及时给予心理咨询与指导,必要时转至精神心理专科进一步诊断和治疗。

6. 提供喂养、营养、心理、卫生及避孕方法等指导。对母乳喂养困难、产后便秘、痔疮、会阴或腹部伤口等问题进行咨询和处理。

7. 产妇休息时应经常变换体位,鼓励及早适当的下地活动,以利于产后子宫恢复和恶露排出。可以选择适宜的方式进行活动,如简易体操、瑜伽、有氧运动、肌力训练、盆底肌肉锻炼(凯格尔训练)等。

8. 发现有产褥感染、产后出血、子宫复旧不佳、妊娠合并症未恢复者,以及产后抑郁等问题的产妇,应及时转至上级医疗卫生机构进一步检查、诊断和治疗。

9. 每次产妇访视后医生都应填写产妇家庭访视记录表(表 4-8)。

表 4-8 产妇产后访视记录表

姓名:　　　　　　　　　　　　　　编号□□□-□□□□□

随访日期	年　　　月　　　日	
体温	℃	
一般健康情况		
一般心理状况		
血压	/　　　　mmHg	
乳房	1 未见异常　2 异常＿＿＿＿＿＿＿＿＿＿	□
恶露	1 未见异常　2 异常＿＿＿＿＿＿＿＿＿＿	□
子宫	1 未见异常　2 异常＿＿＿＿＿＿＿＿＿＿	□
伤口	1 未见异常　2 异常＿＿＿＿＿＿＿＿＿＿	□
其他		
分类	1 未见异常　2 异常＿＿＿＿＿＿＿＿＿＿	□
指导	1 个人卫生 2 心理 3 营养 4 母乳喂养 5 新生儿护理与喂养 6 其他＿＿＿＿＿＿＿＿＿＿	□/□/□/□/□
转诊	1 无　2 有 原因:＿＿＿＿＿＿＿＿＿　机构及科室:＿＿＿＿＿＿	□
下次随访日期		
随访医生签名		

三、新生儿访视内容

（一）第一次访视

新生儿出院后 1 周内，医务人员到新生儿家中进行产后访视。

1. 了解出生时情况、预防接种情况，了解新生儿疾病筛查情况等。

2. 观察家居环境，重点询问和观察喂养、睡眠、大小便、黄疸、脐部情况、口腔发育等。

3. 为新生儿测量体温、进行体格检查，记录出生时体重、身长，并同时建立《0~6 岁儿童保健手册》。

4. 根据新生儿的具体情况，有针对性地对家长进行母乳喂养、小儿护理和常见疾病预防指导。如果发现新生儿未接种卡介苗和第 1 剂乙肝疫苗，提醒家长尽快补种。如果发现新生儿未进行新生儿疾病筛查，告知家长到具备筛查条件的医疗保健机构补筛。

5. 对于低出生体重、早产、双多胎或有出生缺陷的新生儿根据实际情况增加访视次数和相应指导。

（二）第二次访视

新生儿满 28 天进行访视，可以结合接种乙肝疫苗第二针，在乡镇卫生院、社区卫生服务中心进行随访。重点询问和观察新生儿的喂养、睡眠、大小便、黄疸等情况，对其进行体重、身长测量、体格检查和发育评估。

（三）填写新生儿家庭访视记录表

每次新生儿访视后，医生都应填写新生儿家庭访视记录表（表 4-9）。

表4-9 新生儿家庭访视记录表

姓名：_____

编号□□□-□□□□□

性别	0未知的性别 1男 2女 9未说明的性别	□	出生日期_____	编号□□□□□□	
身份证号				家庭住址	
父亲	姓名		职业	联系电话	出生日期
母亲	姓名		职业	联系电话	出生日期
出生孕周_____周		母亲妊娠期患病情况 1糖尿病 2妊娠期高血压 3其他			□
助产机构名称_____		出生情况 1顺产 2胎头吸引 3产钳 4剖宫 5双多胎 6臀位 7其他_____			□/□
新生儿窒息 1无 2有 (Apgar评分:1分钟____ 5分钟____ 不详)			是否有畸形 1无 2有_____		□
新生儿听力筛查 1通过 2未通过 3未筛查 4不详					□
新生儿疾病筛查:1甲状腺功能减退 2苯丙酮尿症 3其他遗传代谢病_____					□
新生儿出生体重_____kg		目前体重_____kg		出生身长_____cm	□
喂养方式 1纯母乳 2混合 3人工 □		*吃奶量_____mL/次		*吃奶次数_____次/d	
*吐 1无 2有 □		*大便 1糊状 2稀		*大便次数_____次/d	

续表

体温 ___℃	脉率 ___次/min	呼吸频率 ___次/min	□
面色 1红润 2黄染 3其他 ___		黄疸部位 1面部 2躯干 3四肢 4手足	□
前囟 ___cm×___cm 1正常 2膨隆 3凹陷 4其他 ___			□
眼外观 1未见异常 2异常 ___		四肢活动度 1未见异常 2异常 ___	□
耳外观 1未见异常 2异常 ___		颈部包块 1无 2有 ___	□
鼻 1未见异常 2异常 ___		皮肤 1未见异常 2湿疹 3糜烂 4其他 ___	□
口腔 1未见异常 2异常 ___		肛门 1未见异常 2异常 ___	□
心肺听诊 1未见异常 2异常 ___		外生殖器 1未见异常 2异常 ___	□
腹部触诊 1未见异常 2异常 ___		脊柱 1未见异常 2异常 ___	□
脐带 1未脱 2脱落 3脐部有渗出 4其他 ___			□
转诊建议 1无 2有　机构及科室：___ 原因：___			□
指导 1喂养指导 2发育指导 3防病指导 4预防伤害指导 5口腔保健指导			□/□/□/□/□
本次访视日期 ___年___月___日		下次随访地点 ___	
下次随访日期 ___年___月___日		随访医生签名 ___	

第三节　产后 42 天健康检查

产后 42 天健康检查,应到提供分娩服务的医疗保健机构进行。产后 42 天是产褥期的结束,产妇全身各个器官除乳腺外应恢复到非妊娠期的健康状态。应对产妇进行一次全面的健康检查,评估产妇全身健康与生殖系统的恢复状态。如一切恢复良好,孕产妇健康管理可以结案;如发现异常或恢复不良,应及时和持续给予继续的保健随访与诊断治疗,必要时转诊。

一、产妇

(一)了解产褥期基本情况

了解产褥期有无发热、出血、腹痛等情况,以及治疗经过。询问产后康复及母乳喂养情况。询问妊娠期间有无妊娠合并症及并发症。对患有糖尿病、肝病、心脏病、肾病等内科合并症者应了解其相关疾病的症状是否缓解或控制。

(二)观察母亲的情绪和神态

了解产妇心理健康问题,询问产妇是否有情绪改变如心情压抑、淡漠、焦虑、恐惧、易怒,失眠、自我评价降低,与家人或丈夫关系不和谐,对小儿无兴趣等情况。产后 42 天健康检查时应常规进行心理健康测评量表测评,建议产后 1 年内至少筛查一次。发现问题应及时进行心理咨询与指导,必要时转至精神心理专科进一步诊断和治疗。

(三)体格检查

测血压、称体重,心肺听诊、肝脾触诊,检查乳房和乳头有无炎症,剖宫产者注意观察腹部伤口愈合情况,有无硬结或异常隆起。进行妇科检查,外阴部检查:观察会阴伤口愈合情况、有无阴道前壁或后壁膨出、子宫脱垂等。阴道窥器检查:观察阴道分泌物的量、色、味,宫颈有无裂伤,宫颈炎症及程度。双合诊 / 三合诊检查:扪清子宫是否恢复,输卵管、卵巢等有无炎症、包块。

若发现异常,必要时做 B 超进一步检查。

（四）对孕产期有合并症和并发症者进行必要的辅助检查

有生殖道感染史应给予相应的生殖道感染实验室检查;妊娠期高血压疾病的产妇,应给予检查尿蛋白;糖耐量试验异常者产后 42~60 天复查糖耐量试验,如果阳性转内科治疗;妊娠期肝功能损害(或妊娠胆汁淤积症)产后 42~60 天复查肝功能;妊娠期贫血的产妇,应检查血常规。

（五）产后盆底功能障碍性疾病预防

建议产后 42 天检查时全面评估产妇盆底功能情况。筛查有无脏器脱垂、尿失禁、盆腔疼痛等,具体内容包括询问病史、体格检查、盆底功能评估等。经妇科检查及盆底功能评估检查后诊断为尿失禁、盆腔脏器脱垂、盆腔痛等,建议在产后 30 天至产后 12 周内开始进行相关康复治疗。

（六）综合评估与处理原则

通过以上观察和检查对产妇状况进行评估和分类,一般分为已恢复正常和尚未恢复正常两类。

1. 已恢复正常者则孕产期保健结束,可以将相关结果记录在《孕产妇保健手册》上。

2. 尚未恢复正常者,生殖系统尚未恢复正常或检查中发现有异常情况,则需转至原分娩医院继续治疗,并随访其结果。有合并症的产妇,如心、肝、肾等功能尚未恢复正常或还有相关症状者,则需转至相关专科继续治疗,2 周内随访其结果。

（七）保健指导

为产妇提供喂养、营养、心理、卫生及避孕方法等指导。产后健康检查未发现异常者可恢复性生活。但如果产后检查发现恶露未净、会阴伤口有触痛、子宫偏大偏软、子宫复旧欠佳时,应暂缓性生活。在恢复性生活的同时,就应采取避孕措施,避免意外妊娠。

（八）填写产后 42 天健康检查记录表

填写产后 42 天健康检查记录表，见表 4-10。

表 4-10　产后 42 天健康检查记录表

姓名：　　　　　　　　　　　　　　编号□□□-□□□□□

随访日期	年　　　月　　　日	
一般健康情况		
一般心理状况		
血压	/　　mmHg	
乳房	1 未见异常　2 异常＿＿＿＿＿＿	□
恶露	1 未见异常　2 异常＿＿＿＿＿＿	□
子宫	1 未见异常　2 异常＿＿＿＿＿＿	□
伤口	1 未见异常　2 异常＿＿＿＿＿＿	□
其他		
分类	1 已恢复　　2 未恢复＿＿＿＿＿	□
指导	1 性保健 2 避孕 3 婴儿喂养及营养 4 其他＿＿＿＿＿＿	□/□/□/□/□
处理	1 结案 2 转诊 　原因：＿＿＿＿＿＿＿ 　机构及科室：＿＿＿＿＿＿	□
随访医生签名		

二、婴儿

1. 了解婴儿基本情况。

2. 测量体重和身长，进行全面体格检查，如发现出生缺陷，应当做好登记、报告与管理。

3. 对有高危因素的婴儿，进行相应的检查和处理。

4. 提供婴儿喂养和儿童早期发展及口腔保健等方面的指导。

第五章

妊娠合并症 / 并发症保健要点与处理原则

第一节 妊娠期合并症 / 并发症保健要点与处理原则

一、异位妊娠

孕卵在子宫腔外着床发育的异常妊娠过程,称为异位妊娠(ectopic pregnancy,EP),习惯称宫外孕包括输卵管妊娠、宫颈妊娠、剖宫产瘢痕部位妊娠、卵巢妊娠、腹腔妊娠等,以输卵管妊娠最为常见。异位妊娠约占早期妊娠中的发生率为 2%,因异位妊娠破裂导致的死亡人数占早孕期死亡人数的 75%,占所有妊娠相关死亡人数的 9%。应予以高度重视。

(一)诊断

1. 症状 以停经、腹痛、阴道出血为主要三大症状。

(1)停经:根据异位妊娠部位的不同,临床可以表现为无明显停经史(输卵管峡部妊娠),多为停经 6~8 周(输卵管壶腹部妊娠多发),也可能停经时间较长(输卵管间质部妊娠)。

(2)腹痛

1)剧烈撕裂样疼痛:常提示异位妊娠破裂,并有伴随症状(与体位有关):肛门坠胀感(立位时)、放射到肩胛或胸部(卧位时);恶心、呕吐,甚至晕厥等。

2）下腹或一侧反复发作的隐痛,伴有肛门坠胀感。常提示异位妊娠流产型。

（3）阴道流血:胚胎发育不良或死亡,血 hCG 水平逐渐下降,导致子宫内膜发生退行性变性和坏死,蜕膜剥脱,出血,量少,不规则点滴状,深褐色,也可时多时少,也有类似月经量。当病灶清除或绒毛滋养细胞完全坏死吸收,出血方能停止。

（4）晕厥与休克:剧烈腹痛同时,常有头晕、眼花、出冷汗、心悸,甚至晕厥。晕厥和休克的程度与腹腔内出血的速度及量有关。常提示发生了异位妊娠破裂。

2. 体征 根据病程的长短,破裂型还是流产型,腹腔内出血量的多少,体征有不同程度的表现。

（1）生命体征:面色苍白,心动过速（>100 次 /min）或血压变化（早期反应性血压升高,晚期低血压 <90/60mmHg）。

（2）腹部体征:腹部饱满,移动性浊音阳性,全腹压痛、反跳痛,或一侧下腹部的压痛、反跳痛。

（3）盆腔检查

A. 破裂型:后穹窿饱满,触痛明显,宫颈抬举痛明显,子宫漂浮感,子宫大小与停经天数不符,下腹压痛、反跳痛明显。

B. 流产型:后穹窿触痛,宫颈抬举痛,子宫小于停经天数,一侧附件区压痛明显。

C. 陈旧性宫外孕:病程时间长,可在一侧附件区触及界限不清、活动受限的包块。可有压痛。

D. 尚未流产或破裂,子宫小于停经天数,子宫一侧稍饱满,有压痛。

E. 宫颈妊娠:宫颈膨大并着色,宫颈质软,宫颈口可见不同程度的血迹,上方可及正常大小子宫。

F. 剖宫产瘢痕妊娠:子宫小于停经天数,于子宫下段峡部前壁有压痛。

3. 辅助检查

（1）超声检查:①经阴道超声检查是诊断异位妊娠的首选方法。最早妊娠 5~6 周或者胚胎移植后 24 天,经阴道超声宫腔

内未探及妊娠囊,附件区可探及含有卵黄囊和 / 或胎芽的宫外
孕囊,可明确诊断异位妊娠。②妊娠产物位于宫颈管内,宫腔位
于其上方,宫内未见妊娠产物,考虑宫颈管妊娠;③宫腔内及颈
管内无妊娠囊,妊娠囊位于子宫峡部前壁原剖宫产瘢痕部位,妊
娠囊内可见卵黄囊或胎芽、胎心,或探及混合性回声包块;考虑
剖宫产瘢痕部位妊娠。

（2）血清 hCG 检测:单独的血 hCG 测定不能用于异位妊娠
的诊断,应结合患者的病史、症状和超声检查协助诊断。连续动
态的血清 hCG 测定有助于区分正常与异常妊娠。

（3）经阴道后穹窿穿刺:穿出暗红色不凝血,提示腹腔有内
出血。但阴性不能完全排除异位妊娠。需结合病史、症状和体
征综合评估。

（4）诊断性刮宫:很少应用。排除正常宫内妊娠,可行诊断
性刮宫检查:如宫内刮出物仅为蜕膜组织,没有绒毛或种植部位
滋养细胞或螺旋动脉被改建等胚胎种植部位的特异性形态学改
变,方能排除早期宫内妊娠流产,考虑异位妊娠的诊断可能。

（二）预防

1. 做好经期保健。
2. 积极治疗阴道炎、盆腔炎。
3. 选择适宜、有效的避孕方法,减少非意愿妊娠。
4. 尽量减少不必要的宫腔操作。
5. 做好备孕期的保健。
6. 严格掌握剖宫产指征,尤其是初产妇的剖宫产指征。

（三）风险评估

1. 病史　具有以下病史者,发生异位妊娠的风险增高:
（1）既往输卵管妊娠病史 。
（2）输卵管手术史包括输卵管绝育术。
（3）性传播疾病或者盆腔炎病史 。
（4）盆腔手术史。

（5）不孕症和辅助生殖助孕（尤其是多胎移植）。

（6）吸烟。

（7）IUD 避孕失败。

（8）年龄大于 35 岁。

（9）剖宫产手术史。

2. 停经早期（5~6 周），阴道超声宫腔内未见孕囊，在宫腔内外部位探及异常影像。

（1）宫内可见蜕膜管型与血液形成的假妊娠囊，需动态检测，并结合血 hCG 的测定进行鉴别。

（2）宫旁或腹腔内探及混合回声区，直肠子宫陷凹可见游离液。

（3）宫内外均未见到妊娠的超声影像；不能排除异位妊娠。

（4）宫内未见明显孕囊，在宫颈管内或子宫峡部前壁，原剖宫产瘢痕处可探及孕囊或胎芽、胎心，或混合性回声包块。

3. **血 hCG 动态监测** 当血清 hCG 水平超过 3 500U/L 这一特定界值（阈值），并成倍上升，超声检查可显示正常宫内妊娠。否则，异位妊娠风险增加。

（四）处理及管理

1. 处理

（1）期待治疗

1）症状：无腹痛或合并轻微腹痛，病情稳定者。

2）血清 β-hCG 水平较低（≤200mIU/ml），且逐渐下降。

3）阴道超声检查未见宫外孕囊，也未见疑似异位妊娠的宫外孕包块。

4）有随访条件；随访期间一旦出现明显腹痛，血清 hCG 持续上升，则需进一步治疗。

（2）氨甲蝶呤治疗：氨甲蝶呤（methotrexate，MTX）是应用最广泛的药物。

1）适应证：生命体征平稳；血清 β-hCG 水平≤5 000mIU/ml；异位妊娠囊肿包块小于 3~4cm，未见心管搏动；未破裂；无明显腹腔内出血;具备随访条件。

MTX 治疗期间,需要监测血 hCG 水平、血常规、肝肾功能。

2)绝对禁忌证:生命体征不平稳、异位妊娠破裂、哺乳期、合并宫内妊娠、肝肾功能异常、免疫功能缺陷、中重度贫血、白细胞减少症,血小板减少症、MTX 过敏、活动期肺部疾病、活动期消化道溃疡;不具备随访条件。

3)相对禁忌证:超声探及异位妊娠包块超过 4cm、可见胚芽及心管搏动;初始 hCG 水平高(5 000U/L);拒绝输血治疗者。

(3)手术治疗

1)手术方式:腹腔镜微创手术已取代开腹手术成为异位妊娠的主要手术手段;经腹手术适用于生命体征不稳定、有大量腹腔内出血、腹腔镜检查中视野受限者。

2)手术术式:病灶清除。

①针对输卵管妊娠。

◇输卵管开窗取胚术:清除病灶,修复输卵管,保留生育功能;

◇对侧输卵管正常,可行病变输卵管切除术;

②卵巢妊娠:部分卵巢切除术、卵巢切除或附件切除。

③输卵管间质部妊娠:行子宫角部切除及同侧输卵管切除。

④宫颈管妊娠:子宫动脉栓塞后或 MTX 治疗后在超声引导下,行清宫术。

⑤剖宫产瘢痕部位妊娠:子宫动脉栓塞后或 MTX 治疗后在超声引导下清宫,或宫腔镜下妊娠物清除术,或宫腹腔镜下病灶清除术。

2. 管理

(1)孕前保健:筛查有异位妊娠风险的妇女,指导预防保健,一旦停经后尽早进行孕期保健。

(2)孕早期保健

1)停经 6 周内,应进行激素和超声的检查,及早发现异位妊娠，及早诊断，及早治疗。

2）孕早期出血、腹痛，及时随诊。激素的测定、阴道检查、超声检查，尽早确定妊娠部位。不宜过早盲目保胎。

（3）治疗后的随访：动态监测血 hCG 下降、超声检查病变部位恢复情况。

二、妊娠合并贫血

（一）缺铁性贫血

1. **诊断**　孕产期绝大多数的贫血为营养性贫血，包括缺铁性贫血和巨幼红细胞贫血，其中缺铁性贫血多见。孕产期缺铁性贫血多发生在孕中晚期。临床症状与贫血程度相关，疲劳是最常见的症状，贫血严重者有脸色苍白、乏力、心悸、头晕、呼吸困难和烦躁等表现。血红蛋白下降之前储存铁即已耗尽，故尚未发生贫血时也可出现疲劳、易怒、注意力下降及脱发等铁缺乏的症状。铁缺乏的高危因素包括：曾患过贫血、多次妊娠、在 1 年内连续妊娠及素食等。存在高危因素的孕妇，即使血红蛋白（Hb）浓度≥110g/L 也应检查是否存在铁缺乏。

（1）血常规：缺铁性贫血患者的血红蛋白（Hb）浓度、平均红细胞体积（MCV）、平均红细胞血红蛋白含量（MCH）和平均红细胞血红蛋白浓度（MCHC）均降低。

（2）血清铁蛋白：血清铁蛋白是一种稳定的糖蛋白，不受近期铁摄入影响，能较准确地反映铁储存量，是评估铁缺乏最有效和最容易获得的指标。建议有条件的医疗机构对所有孕妇检测血清铁蛋白。贫血患者血清铁蛋白 <20μg/L 应考虑缺铁性贫血。血清铁蛋白 <30μg/L 即提示铁耗尽的早期，需及时治疗。但在感染时血清铁蛋白水平也会升高，可检测 C 反应蛋白以鉴别诊断。患血红蛋白病的孕妇，也应检测血清铁蛋白。

（3）网织红细胞血红蛋白含量和网织红细胞计数：铁缺乏导致网织红细胞血红蛋白含量下降、网织红细胞计数减少。

2. **保健要点**　孕前积极治疗可能导致贫血的疾病，增加铁的储备。孕期加强营养,鼓励进食富含血红素铁的食物,如红色肉类、鱼类及禽类。水果、土豆、绿叶蔬菜、菜花、胡萝卜和白菜等含维生素 C 的食物可以帮助铁吸收。减少可能抑制铁吸收的食物,如牛奶及奶制品、谷物、高精面粉、豆类、坚果、茶、咖啡、可可等。加强产前检查,及时发现铁缺乏。

3. 处理原则

(1)补充铁剂:对轻度、中度缺铁性贫血者,妊娠期以口服铁剂为主,辅以维生素 C 加强对铁剂的吸收,同时改善饮食,进食含铁丰富的食物。轻中度贫血需要补充铁剂连续 3 个月,同时口服维生素 C;增加铁剂的依从性咨询;了解饮食习惯,有挑食习惯者适当补充叶酸和维生素 B_{12},下一次产前检查时重新进行评价(4~6 周后)。如果有贫血,转诊到有能力救治的医疗机构。

诊断明确的缺铁性贫血的孕妇每天应该补充元素铁 100~200mg,治疗 2 周后需要复查 Hb 评估疗效。通常 2 周后血红蛋白水平回升。为保证体内铁储备的恢复,一般疗程在 4 个月以上。为了避免食物抑制非血红素铁的吸收,建议进食前 1 小时补充铁剂,并与维生素 C 共同服用,以增加吸收率。服铁剂会使人有些疲倦;大便变黑属于正常现象;如果出现这样的情况,不要停止治疗;如果服用铁剂有任何问题或反应严重应来院复诊。如果患者不能耐受口服铁剂、依从性不确定或口服铁剂无效者可选择注射铁剂。注射铁剂可更快地恢复铁储存,升高血红蛋白水平。

(2)输血:输注浓缩红细胞是治疗重度贫血的重要方法之一。血红蛋白浓度 <70g/L 者建议输血;血红蛋白浓度在 70~100g/L 之间,根据患者手术与否和心脏功能等因素,决定是否需要输血。重度贫血或接近预产期或短期内需要终止妊娠者应进行输血,或紧急转诊到有输血条件的医院,适当输入小剂量红细胞,以提高血红蛋白达 80g/L 以上为宜。有出血高危因素者应在产前备血。

(3)产时及产后处理:缺铁性贫血的孕妇需要终止妊娠或

临产时,应采取积极措施,最大限度地减少分娩过程中失血。重度贫血产妇于临产后应备血。严密监护产程,防止产程过长,避免发生产伤。在胎儿娩出后应用缩宫素、前列腺素、米索前列醇等药物以减少产后失血。产后出血或在产前未纠正贫血者,在产后 48 小时复查血红蛋白浓度。血红蛋白 <100g/L 的无症状产妇,产后补充元素铁 100~200mg/d,持续 3 个月,治疗结束时复查血红蛋白浓度和血清铁蛋白。

(二)巨幼细胞贫血

1. **诊断**　巨幼细胞贫血多发生在妊娠中、晚期,起病较急,贫血多为中、重度。表现为乏力、头晕、心悸、气短、皮肤黏膜苍白、消化道症状(如食欲减退、恶心、呕吐、腹泻、腹胀、厌食、舌炎等)和周围神经炎症状(如手足麻木、针刺、冰冷等感觉异常以及低热、水肿、表情淡漠等)。

(1)外周血象:为大细胞性贫血,血细胞比容降低;红细胞平均体积(MCV)>100fl;红细胞平均血红蛋白含量(MCH)>32pg;大卵圆形红细胞增多,中性粒细胞分叶过多,粒细胞体积增大、核肿胀;网织红细胞减少,血小板减少。

(2)骨髓象:红细胞系统呈巨幼细胞增生,不同成熟期的巨幼细胞系列占骨髓细胞总数的 30%~50%,核染色质疏松,可见核分裂。

(3)叶酸和维生素 B_{12} 值:血清叶酸 <6.8nmol/L、红细胞叶酸 <227nmol/L,提示叶酸缺乏。血清维生素 B_{12} <90pg,提示维生素 B_{12} 缺乏。

叶酸和／或维生素 B_{12} 缺乏的临床症状、骨髓象及血象改变均相似,但维生素 B_{12} 缺乏常伴有神经系统症状,而叶酸缺乏则无神经系统症状。

2. **保健要点**　加强孕期营养指导,主要补充叶酸和维生素 B_{12}。改变不良的饮食习惯,多食用新鲜的蔬菜、水果、瓜豆类、肉类、动物肝脏等。对于有高危因素的孕妇,应从妊娠 3 个月开始,每天口服叶酸 0.5~1mg,连续服用 8~12 周。

3. 处理原则

（1）叶酸 5mg 口服，每天 3 次，吸收不良者每天肌内注射叶酸 10~30mg，直至症状消失、血象恢复正常，改用预防性治疗量维持疗效。若治疗效果不显著，应检查有无铁缺乏，如有应同时补充铁剂。有神经系统症状者，单独用叶酸有可能使神经系统症状加重，应及时补充维生素 B$_{12}$。

（2）维生素 B$_{12}$ 100~200μg 每天 1 次肌内注射，连续 14 天，以后每周 2 次，直至血红蛋白恢复正常。

（3）血红蛋白 <70g/L 时，可少量间断输浓缩红细胞。

（4）分娩时避免产程延长，预防产后出血。

三、妊娠期高血压疾病

（一）诊断与分类

1. 妊娠期高血压 妊娠 20 周后首次出现高血压，收缩压 ≥140mmHg（1mmHg=0.133kPa）和／或舒张压≥90mmHg；尿蛋白检测阴性。收缩压≥160mmHg 和／或舒张压≥110mmHg 为重度妊娠期高血压；并于产后 12 周恢复正常。

2. 子痫前期－子痫

（1）子痫前期：妊娠 20 周后孕妇出现收缩压≥140mmHg 和／或舒张压≥90mmHg，伴有下列任意 1 项：尿蛋白定量 ≥0.3g/24h，或尿蛋白／肌酐比值≥0.3，或随机尿蛋白≥（+）；无蛋白尿但伴有以下任何 1 种器官或系统受累：心、肺、肝、肾等重要器官，或血液系统、消化系统、神经系统的异常改变，胎盘－胎儿受到累及等。子痫前期可分为以下亚型：①早发型子痫前期（分娩孕周 <34 周）；②晚发型子痫前期（分娩孕周≥34 周）。各亚型彼此间并非完全互斥。子痫前期也可发生在产后。

子痫前期孕妇出现下述任一表现为重度子痫前期（severe pre-eclampsia）：①血压持续升高不可控制：收缩压≥160mmHg 和／或舒张压≥110mmHg；②持续性头痛、视觉障碍或其他中枢神经系统异常表现;③持续性上腹部疼痛及肝包膜下血肿或肝破裂表现;④转氨酶水平异常:血丙氨酸转氨酶(ALT)或天冬氨酸转氨酶(AST)水平升高;⑤肾功能受损:尿蛋白定量 >2.0g/24h;少尿(24h 尿量 <400ml,或每小时尿量 <17ml),或血肌酐水平 >106μmol/L;⑥低蛋白血症伴腹水、胸水或心包积液;⑦血液系统异常:血小板计数呈持续性下降并低于 100×10^9/L;微血管内溶血,表现有贫血、血乳酸脱氢酶(LDH)水平升高或黄疸;⑧心功能衰竭;⑨肺水肿;⑩胎儿生长受限或羊水过少、胎死宫内、胎盘早剥等。

（2）子痫:子痫前期并伴有孕妇抽搐不能用其他原因解释。

3. 慢性高血压并发子痫前期　高血压孕妇妊娠 20 周前无蛋白尿,妊娠 20 周后若出现蛋白尿≥0.3g/24 小时,或随机尿蛋白≥(＋);或妊娠 20 周前有蛋白尿,妊娠 20 周后尿蛋白量明显增加;或出现血压进一步升高等上述重度子痫前期的任何 1 项表现。

4. 妊娠合并慢性高血压　妊娠前或妊娠 20 周前收缩压≥140mmHg 和 / 或舒张压≥90mmHg,妊娠期无明显加重;或妊娠 20 周后首次诊断高血压并持续到产后 12 周后。

（二）妊娠期保健要点与处理原则

1. 妊娠期保健要点

（1）妊娠早期

1）对有妊娠期高血压疾病危险人群有针对性地提供保健指导:①对于工作紧张孕妇,或缺乏妊娠及分娩经验的初产妇要进行心理保健,减轻紧张和压力;②对于营养不良或肥胖者要给予营养指导和体重管理;③对于高危人群要进行高危管理,增加产前检查次数,密切注意血压的变化。

2）积极治疗妊娠合并慢性高血压或妊娠期高血压:①妊娠期高血压患者可在家或住院治疗,要注意休息、镇静、监测母胎情况,酌情降压治疗;②妊娠合并慢性高血压以降压治疗为主,注意子痫前期的发生;③慢性高血压合并妊娠,如BP≥180/110mmHg,或合并心、脑、肾功能损害者,应视为不宜妊娠,经专科医师会诊,告知妊娠对孕妇及胎儿的影响,建议终止妊娠。

（2）妊娠中晚期

1）对妊娠期高血压疾病高危人群提供保健指导:可适量补钙,孕期增加卧床休息的时间,妊娠早中期（妊娠 12~16 周）开始每天服用小剂量阿司匹林（50~150mg）,依据个体因素决定用药时间,预防性应用可维持到妊娠 26~28 周。增加产前检查次数,监测血压、尿蛋白和血红蛋白,进行营养指导和体重管理。告知注意观察头晕、眼花、水肿等自觉症状,出现异常随时就医。

2）对子痫前期进行监测:①询问自觉症状:了解头痛、胸闷、眼花、恶心、呕吐、上腹部疼痛等自觉症状;②基本检查项目:血压、体重、血常规、尿常规、尿量、胎心及胎动;③特殊检查:眼底检查、血黏度、凝血功能、心肝肾功能、血脂、乳酸脱氢酶、血尿酸和电解质等检查;④胎儿特殊检查:B 超监测胎儿生长发育、宫内状况和胎儿血流等。

3）子痫前期治疗:治疗目的为争取母体完全恢复健康、胎儿存活,以对母儿影响最小的时机和方式适时终止妊娠。

①一般治疗

• 子痫前期应住院全面评估,决定是否持续住院治疗;重度子痫前期应住院治疗。

• 休息和饮食:应注意休息,并取侧卧位。保证摄入充足的蛋白质和热量。不建议限制食盐摄入。

• 镇静:为保证充足睡眠,必要时可睡前口服地西泮2.5~5mg。

②药物治疗

子痫前期治疗原则为镇静、解痉、降压、必要时扩容和利尿,密切监测母胎情况,适时终止妊娠。

• 镇静:目的是缓解孕产妇精神紧张、焦虑,改善睡眠,预防并控制抽搐。可应用地西泮口服、肌内注射或者静脉注射,还可选用冬眠药物及其他镇静药物。

• 解痉:目的是预防和控制抽搐。首选硫酸镁,首次应采用负荷剂量(2.5~5g)静脉注射,其后以 1~2g/h 的速度静脉滴注,必要时夜间睡前加用双侧臀部肌内注射(5g)。24 小时硫酸镁总量 25~30g。用药前及用药过程中,均要观察尿量、呼吸及腱反射,必要时测定血镁浓度,及时处理,对抗剂为钙剂。

• 降压:目的是为了持续降低血压,尽量延长孕周或改变围产期结局。建议对收缩压≥140mmHg 或舒张压≥90mmHg 的患者进行降压治疗;尤其是对于孕期或产后出现的严重高血压(即收缩压≥160mmHg 或舒张压≥110mmHg)应采取紧急降压治疗。慢性高血压在妊娠前已用降压药者,需继续服用降压药。应选择对胎儿低毒副作用、不影响心排出量、肾血流量及子宫胎盘灌注量、不导致血压下降过低或急剧下降的降压药。

• 扩容:一般不主张扩容,仅用于严重低蛋白血症、重度贫血者,如需扩容,可选用白蛋白、血浆、全血等。

• 利尿:子痫前期患者不主张常规应用利尿剂,仅用于患者出现全身性水肿、肺水肿、脑水肿、肾功能不全、急性心力衰竭时,可酌情使用呋塞米等快速利尿剂。甘露醇主要用于脑水肿。严重低蛋白血症有腹水者,应补充白蛋白后再应用利尿剂效果较好。

(3)分娩期:应适时终止妊娠。终止妊娠是治疗妊娠期高血压疾病、保障母婴安全的有效措施。

1)终止妊娠指征:①重度子痫前期患者经积极治疗 24~48 小时仍无明显好转者;②子痫前期患者 >37 孕周;③子痫前期患者不足 34 孕周,胎盘功能减退,胎儿已成熟者;④子痫前期患者不足 34 孕周,胎盘功能减退、胎儿尚未成熟、但需终止妊娠者,可用地塞米松促胎肺成熟后终止妊娠;⑤子痫:控制 2 小时后可考虑终止妊娠。

2)终止妊娠的方式

引产:如无产科剖宫产指征者,原则上考虑阴道试产。引产适用于病情控制后,宫颈条件成熟者。先行人工破膜,羊水清者,可给予缩宫素静脉滴注引产。

第一产程:应密切观察产程进展情况,监测血压及自觉症状,适当应用镇静或镇痛药物,保持产妇安静和充分休息。继续解痉、降压治疗,防止产时子痫,严密观察,及时发现胎盘早剥征象,一旦病情变化应及时剖宫产结束分娩。

第二产程:应实施阴道助产,缩短产程。

第三产程:应用镇静药,并积极预防产后出血及产后子痫。

剖宫产:适用于有剖宫产指征者,宫颈条件不成熟,引产失败,胎儿窘迫等。

3)延长妊娠的指征:①孕周 <32 周,经治疗好转,无器官功能障碍或胎儿情况恶化;②孕周 32~34 周,尿蛋白定量 <5g/24小时;③轻度胎儿生长受限,胎儿监测指标良好;④羊水轻度过少,超声测量显示无舒张期脐动脉反流;⑤重度子痫前期经治疗后血压下降;⑥无症状,但实验室检查提示胎儿缺氧经治疗后好转者。

4)促胎肺成熟及脑保护:孕周 <34 周的早发型重度子痫前期预计 1 周内可能分娩者,应给予促胎肺成熟药物。采用地塞米松每 12 小时肌内注射 1 次,共 4 次。或使用倍他米松间隔24 小时肌内注射 2 次,或羊膜腔内注射地塞米松 1 次。如距离前次促肺成熟治疗间隔时间 >2 周,可再进行 1 次促肺成熟治疗。已使用 2 个疗程以上的促肺成熟药物、已有宫内感染证据者,禁用糖皮质激素。妊娠 32 周前终止者,建议 24 小时前应用硫酸镁实施脑保护。

5)子痫处理:子痫是妊娠期高血压疾病最严重的阶段,是导致母儿死亡的最重要原因。应积极进行抢救及处理。其处理原则为:控制抽搐,纠正缺氧及酸中毒,控制血压,抽搐控制后终止妊娠。

①控制抽搐:治疗原则是解痉、止抽、降低颅内压。

解痉、止抽:硫酸镁 5g 加于 10% 葡萄糖 20ml 中,静脉注射(>5 分钟),继之以硫酸镁 20g 加于 5% 葡萄糖 500ml 中,以

1~2g/h 静脉滴注；解痉同时可用强镇静剂如地西泮、苯巴比妥或冬眠合剂药物控制抽搐。使用镇静药物时注意预防误吸。

降低颅内压：20% 甘露醇 250ml 快速静脉滴注。

②血压过高如持续收缩压≥160mmHg、舒张压≥110mmHg时，要积极给予降压治疗以预防心脑血管并发症。

③纠正缺氧和酸中毒。

④抽搐控制后即可考虑终止妊娠。对于早发型子痫前期治疗效果较好者，可适当延长孕周，但须密切监护母儿状况。如条件不具备应转至上级医院。

⑤加强护理：应设专人护理，保持环境安静、避免声光刺激；保持呼吸气道、开放静脉及留置尿管的通畅；防止窒息、坠床及舌咬伤；密切观察生命体征，特别是血压及心率状况。

⑥密切观察病情变化，及早发现脑出血、心力衰竭、肺水肿，HELLP 综合征、肾衰竭、DIC 等并发症，一旦出现，应积极处理。

（4）产褥期：产后仍需加强监测、治疗。密切监测血压及尿蛋白，密切观察和记录产后出血量。对重度子痫前期，产后应继续使用硫酸镁 24~48 小时预防产后子痫。如血压≥150/100mmHg 应继续给予降压治疗。产后子痫多发生于产后 24 小时直至 10 日内，故应注意子痫的预防。

产后 12 周血压和蛋白尿恢复正常可确诊为妊娠期高血压，如果未恢复正常可诊断妊娠合并慢性高血压。

四、妊娠合并糖尿病

（一）妊娠合并糖尿病诊断

妊娠合并糖尿病包括孕前糖尿病（PGDM）和妊娠糖尿病（GDM），孕前糖尿病可能在孕前已确诊或在妊娠期首次诊断。

1. 孕前糖尿病

（1）妊娠前已确诊为糖尿病的患者。

（2）妊娠期前未确诊为糖尿病,孕期检查达以下标准者:①首次孕早期行空腹血浆葡萄糖(FPG)检查:FPG≥7.0mmol/L;②伴有典型的高血糖症状或高血糖危象,同时随机血糖>11.1mmol/L(200mg/dl);③糖化血红蛋白(HBA1c)≥6.5%(采用美国国家糖化血红蛋白标准化项目／糖尿病控制与并发症试验标化的方法)。

2. 妊娠糖尿病

（1）无糖尿病病史的孕妇,在孕24~28周以及28周后首次就诊时,直接进行75g葡萄糖耐量试验(OGTT)检查:正常空腹血糖(FBG)为<5.1mmol/L(92mg/dl),服糖后1小时血糖(PBG)<10.0mmol/L(180mg/dl),2小时血糖(PBG)<8.5mmol/L(153mg/dl)。其中一项达到或超过上述界值即诊断妊娠糖尿病(GDM)。

（2）无条件进行OGTT的地区,可于24~28周先行FPG检查,FPG<4.4mmol/L,不进行OGTT检查;FBG≥5.1mmol/L,诊断GDM;FBG≥4.4mmol/L,且<5.1mmol/L者,尽早行75g OGTT检查。

（二）妊娠期风险评估

妊娠合并糖尿病的风险评估主要依据是否需要药物治疗及有无并发症,具体如下:

1. 不需要药物治疗的糖尿病(妊娠糖尿病、糖尿病合并妊娠)为一般风险(黄色)。

2. 需要药物治疗的糖尿病(妊娠糖尿病、糖尿病合并妊娠)为较高风险(橙色)。建议转诊至二、三级妇产科专科医院或者二级及以上综合性医院。

3. 糖尿病伴有严重合并症(糖尿病并发肾病V级、严重心血管病、增生性视网膜病变或玻璃体积血、周围神经病变等)为高风险(红色)。这些孕妇继续妊娠的风险较大,建议转诊至有救治经验的三级医院或妇产科专科医院进行评估和处理。

（三）孕产期保健要点与处理原则

综合处理原则：医学营养治疗、运动疗法、糖尿病教育与心理保健、药物治疗（胰岛素、必要时加用口服降糖药）、病情监测等五项措施并行。

1. 妊娠期 妊娠合并糖尿病患者要加强保健，纳入高危管理，对孕妇和胎儿进行监测与评估。

（1）血糖监测：①血糖监测方法：大多数孕妇可以采用微量血糖仪自行测定毛细血管全血血糖水平。对于血糖控制不满意的孕前糖尿病或血糖明显异常而需要加用胰岛素的 GDM 孕妇，可以考虑应用连续动态血糖监测。②血糖监测频率：建议每周至少监测 1 次全天血糖（包括末梢空腹血糖及三餐后 2 小时血糖共 4 次），推荐每 2 个月监测一次 HbA1c。③餐前及空腹血糖 <5.3mmol/L，餐后 1 小时血糖 <7.8mmol/L，餐后 2 小时血糖 <6.7mmol/L，避免夜间血糖 <3.3mmol/L。妊娠期无低血糖风险者，糖化血红蛋白（HbA1c）<6%。若有低血糖倾向，可放宽至 HbA1c<7%。

（2）孕妇并发症监测：包括妊娠期高血压疾病、羊水过多、酮症及糖尿病酮症酸中毒、外阴阴道念珠菌病、泌尿系感染、甲状腺疾病及早产等。对于孕前糖尿病孕妇尚需监测肾功能、眼底及血脂。

（3）胎儿监测：注意监测胎儿生长发育情况（包括巨大胎儿和胎儿生长受限）、评估胎儿宫内发育状况、对于孕前糖尿病需评估胎儿畸形。

（4）产前检查需关注的其他项目：血压、尿常规、阴道分泌物及水肿等情况；注意胎动，孕 34 周开始每周一次做 NST。

（5）医学营养治疗：理想的饮食控制目标：既能保证提供妊娠期间热量和营养需要，又能避免餐后高血糖或饥饿酮症出现，保证胎儿正常发育。具体包括：①每天摄入总能量：应根据不同妊娠前体质量和妊娠期的体质量增长速度而定，同时注意避免能量限制过度，妊娠早期保证不低于 1 500kcal/d，妊娠晚期不低于 1 800kcal/d。一般热卡 25~35kcal/（kg·d）；②各种营养物质的需要量：碳水化合物摄入量占总能量的 50%~60% 为宜，每天不低于 150g；蛋白质占总能量的 15%~20% 为宜；脂肪占总能量的 15%~20% 为宜，且需限制饱和脂肪酸含量高的食物；膳食纤维每天摄入量 25~30g；维生素及矿物质需合理增加；③餐次的合理安排：少量多餐、定时定量原则；建议餐次 5~6 餐/d，早、中、晚三餐的能量应控制在每天摄入总量的 10%~15%、30% 及 30%，每次加餐的能量可占 5%~10%。

（6）运动疗法：选择一种低至中等强度的有氧运动（主要指机体大肌肉群参加的持续性运动）可降低胰岛素抵抗。①常见的运动形式：步行、慢跑、游泳、骑自行车、孕妇操等。选择运动形式因人而异。②运动时间：餐后 30 分钟后开始，持续时间因人而异，推荐 30~40 分钟。③运动频率：每周 3~4 次。④运动的禁忌证：1 型糖尿病合并妊娠、心脏病、视网膜病变、多胎妊娠、宫颈功能不全、先兆流产、先兆早产、胎儿生长受限、前置胎盘、妊娠期高血压疾病等。⑤运动量：以心率不超过靶心率为限。靶心率（次/min）＝（220－年龄）×70%。

（7）胰岛素治疗：①时机：1 型糖尿病患者，或糖尿病孕妇经规范饮食及运动治疗后，血糖不能达标者，应及时加用胰岛素治疗。②治疗方案：基础胰岛素（长效或中效）联合餐前超短效或短效胰岛素。③注意事项：从小剂量开始，0.3~0.8U/（kg·d），或根据血糖轮廓结果选择初始剂量。每次调整后观察 2~3 天判断疗效，每次增减 2~4U 或不超过胰岛素每天用量的 20% 为宜，直至达标。在妊娠期胰岛素需求量随孕周增加会有不同程度的增加，妊娠 36 周后可能稍下降，需随时调整。

（8）口服降糖药：目前，口服降糖药二甲双胍和格列本脲在妊娠期应用的安全性和有效性不断被证实，对于胰岛素用量大或拒绝应用胰岛素的孕妇，在充分知情同意后，可以考虑应用或联合胰岛素应用。

2. 分娩期

（1）分娩时机选择：需根据病情及血糖控制是否满意选择不同分娩时机。①无须胰岛素治疗而血糖控制达标的 GDM 孕妇,无妊娠并发症,胎儿监测无异常的情况下,到预产期未自然临产者,可促宫颈成熟终止妊娠。②孕前糖尿病以及需应用胰岛素治疗的妊娠糖尿病者,如果血糖控制良好,且无母儿并发症,39周后终止妊娠。③糖尿病伴微血管病变者,或既往有不良产史者,终止妊娠时机需个体化。

（2）分娩方式选择:糖尿病不是剖宫产的手术指征,如孕期血糖控制良好,无产科并发症,可行阴道分娩。剖宫产手术指征:糖尿病伴微血管病变、合并重度子痫前期或胎儿生长受限（FGR）、胎儿窘迫、胎位异常、剖宫产史、既往死胎、死产史、孕期血糖控制不好、胎儿偏大,尤其腹围偏大者,可适当放宽剖宫产指征。

（3）产程管理:产程中严密监测产程进展、宫缩情况及胎心变化,避免产程延长。对于胎儿偏大者,避免肩难产。

（4）分娩期血糖管理:①饮食管理:妊娠期饮食调节血糖控制良好者,产程中鼓励正常进食,一旦出现不能正常进食,出现尿酮体时,应补液纠正酮症。孕前糖尿病及孕期应用胰岛素的GDM,产程中需糖尿病饮食;②血糖管理:定期监测血糖及尿酮体,每1~2小时测定血糖1次,维持血糖在4.4~6.7mmol/L,每4小时监测尿酮体1次。如血糖偏高,需小剂量胰岛素静脉滴注,如尿酮体阳性需评估是饥饿性酮症,还是高糖性酮症,必要时查电解质及血气分析,酌情处理。详见表5-1。

（5）围分娩期胰岛素应用:手术前后、产程中、产后非正常饮食期间应停用所有皮下注射胰岛素,改用胰岛素静脉滴注,以避免出现高血糖或低血糖。①择期剖宫产术前晚停用除中效胰岛素以外的所有皮下胰岛素。②拟引产者,在计划分娩前一晚正常使用中效胰岛素,引产当日早餐前停用皮下胰岛素,使用静脉滴注胰岛素。具体方法:静脉滴注生理盐水,正式临产后或血糖低于3.9mmol/L,改用5%葡萄糖100~150ml/h,维持血糖在5.6mmol/L左右;>5.6mmol/L,5%葡萄糖＋胰岛素1~4U/h,血糖应用快速检测,每小时一次,调整胰岛素和葡萄糖滴注速度。③产程中不能正常饮食者,停止皮下注射胰岛素,应用静脉滴注。根据血糖和尿酮体水平,决定静脉滴注胰岛素的用量（表5-1）。

表 5-1　小剂量胰岛素静脉持续点滴

血糖（mmol/L）	胰岛素（U/h）	液体（125ml/h）	配伍
<5.6	0	5% 糖盐水 / 乳酸钠林格液	—
5.6~7.8	1.0	5% 糖盐水 / 乳酸钠林格液	500ml+4U
7.8~10	1.5	0.9% 盐水	500ml+6U
10~12.2	2.0	0.9% 盐水	500ml+8U
>12.2	2.5	0.9% 盐水	500ml+10U

3. 产褥期

（1）产后胰岛素的应用原则：①产前未用胰岛素者，产后也不需应用胰岛素。②产前应用胰岛素者，产后胰岛素用量减为产前剂量的 1/2~1/3；并根据血糖水平调节胰岛素用量。③剖宫产术后需静脉输液者，除基础胰岛素用量外，输注葡萄糖时需按照每 4~6g 葡萄糖加 1U 胰岛素的比例加用胰岛素。

（2）新生儿出生时处理：①妊娠糖尿病孕产妇所娩新生儿均应视为高危新生儿，尤其是孕期血糖控制不满意者，需要给予监护、注意保暖和吸氧等措施，密切观察新生儿呼吸窘迫综合征的发生。②出生后半小时内监测末梢血糖，鼓励早开奶、早吸吮，并鼓励纯母乳喂养；充分吸吮母乳情况下，出现低血糖时，可喂糖水，必要时 10% 葡萄糖缓慢滴注，防止新生儿低血糖。

（3）GDM 患者在产妇产后 6~12 周行 OGTT，测定空腹和服糖后 2 小时的血糖水平，有条件者，建议检测血脂及胰岛素水平。若符合 PGDM 的诊断，转内分泌科进一步处理。

五、妊娠合并甲状腺疾病

（一）妊娠合并甲状腺功能减退症

在碘充足地区，引起甲减的最常见原因是自身免疫性甲状腺炎。其他原因包括甲状腺手术和 [131]I 治疗等。

1. 诊断

（1）妊娠期临床甲状腺功能减退症（简称临床甲减）的诊

断标准:血清 TSH> 妊娠期特异性参考范围上限,血清 FT4< 妊娠期特异性参考范围下限。如果得不到 TSH 妊娠期特异性参考范围,妊娠早期 TSH 上限的切点值可以通过以下 2 个方法得到:普通人群 TSH 参考范围上限下降 22% 得到的数值或者 4.0mIU/L。

（2）妊娠期亚临床甲状腺功能减退症（简称亚临床甲减）的诊断标准:血清 TSH> 妊娠期特异性参考范围上限,血清 FT_4 在妊娠期特异性参考范围之内。

2. 妊娠期风险评估 妊娠期风险评估主要依据是否需要药物治疗及是否有严重合并症,具体如下:

（1）无须药物治疗大的甲减为一般风险（黄色）。

（2）需要药物治疗的甲减无系统功能障碍为较高风险（橙色）。建议转诊至二、三级妇产科专科医院或者二级及以上综合性医院。

（3）甲减引起相应系统功能障碍,基础代谢率小于 50% 为高风险（红色）。这些孕妇继续妊娠的风险较大,建议转诊至有救治经验的三级医院或妇产科专科医院进行评估和处理。

3. 孕产期保健要点与处理原则

（1）妊娠期:①甲状腺功能的控制及监测:孕前诊断并治疗的甲减患者在确诊妊娠后,左甲状腺素（LT_4）的剂量需要增加 20%~30%。最简单的方法是每周额外增加 2 天的剂量。妊娠期新诊断的临床甲减,LT_4 的起始剂量:50~100μg/d,根据患者的耐受程度增加剂量,尽快达标。目标:TSH 控制在妊娠期特异性参考范围的下 1/2 水平。如果无法获得妊娠期特异性参考范围,则可控制血清 TSH 在 2.5mU/L 以下。监测频率:在妊娠 20 周之内,根据甲减的程度每 2~4 周复查甲状腺功能,待血清 TSH 稳定后可每 4~6 周检测一次。妊娠期亚临床甲减,LT_4 的起始剂量可根据 TSH 升高的程度选择,治疗目标和监测频率与妊娠期临床甲减相同。②母体并发症的监测:需关注妊娠期高血压疾病、早产、流产的风险。③胎儿的监测:注意胎动,定期复查超声,了解胎儿生长发育及宫内状况。

（2）分娩期:妊娠合并甲减,如甲状腺功能控制满意,并不增加母体及胎儿的风险,分娩时机及方式根据孕妇是否存在其他并发症来决定,如无其他并发症,按照正常孕妇处理。

（3）产褥期:①患有临床甲减的妊娠妇女产后 LT_4 剂量应调整至妊娠前水平,并需要在产后 6 周复查甲状腺功能,指导调整 LT_4 剂量。②妊娠期诊断的亚临床甲减,产后可以考虑停用 LT_4,并在产后 6 周评估血清 TSH 水平。③产妇产后 6 周复查甲状腺功能。④适碘,保证婴儿的碘摄入量。⑤新生儿 48 小时至 4 天足跟血筛查甲状腺功能。

（二）妊娠合并甲状腺功能亢进症

妊娠期甲状腺毒症患病率为 1%,其中临床甲状腺功能亢进症（简称临床甲亢）占 0.4%,亚临床甲状腺功能亢进症（简称亚临床甲亢）占 0.6%。病因中 Graves 病占 85%,包括妊娠前和新发的 Graves 病。妊娠一过性甲状腺毒症（gestational transient thyrotoxicosis,GTT）占 10%。

1. 诊断

（1）Graves 病甲亢:妊娠早期血清 TSH< 妊娠期特异性参考范围下限（或 0.1mU/L）,提示可能存在甲状腺毒症。如伴有弥漫性甲状腺肿、眼征及 TRAb 阳性;T_3 升高较 T_4 更明显等特点,则考虑 Graves 病甲亢。

（2）妊娠期一过性甲状腺毒症（GTT）:血清 TSH 低于妊娠期特异性参考范围下限（或 0.1mIU/L）,FT_4> 妊娠期特异性参考范围上限,排除甲亢后,可以诊断 GTT。

2. 妊娠期风险评估

（1）无须药物治疗的甲亢为一般风险（黄色）。

（2）需要药物治疗的甲亢无并发症者为较高风险（橙色）。建议转诊至二、三级妇产科专科医院或者二级及以上综合性医院。

（3）甲亢并发心脏病、感染、肝功能异常、精神异常等疾病为高风险（红色）。这些孕妇继续妊娠的风险较大，建议转诊至有救治经验的三级医院或妇产科专科医院进行评估和处理。

3. 孕产期保健要点与处理原则

（1）妊娠期：①治疗：GTT 治疗以支持疗法为主，纠正脱水和电解质紊乱。不主张给予抗甲状腺药物（antithyroid drug，ATD）治疗。Graves 病甲亢：孕期新诊断的甲亢需要 ATD 治疗，但需告知 ATD 的致畸风险。在早孕期首选丙基硫氧嘧啶（propylthiouracil，PTU），如果不能应用 PTU，甲巯咪唑（methimazole，MMI）可作为二线选择。妊娠中晚期诊断的甲亢则首选 MMI。孕前已经治疗的甲亢患者，在确诊妊娠后，可暂停 ATD，并立即检测甲状腺功能及 TRAb。由内分泌科医生与产科医生共同诊治，根据临床表现和 FT_4 水平决定是否用药。如评估停药后复发或病情加重的风险较大，则建议继续应用 ATD，但需告知 ATD 的致畸风险。既往应用 MMI 的孕妇，若在早孕期需继续治疗，应尽快转换成 PTU。MMI 和 PTU 的剂量转换比例为 1∶（10~20）。治疗目标：应用最小有效剂量的 PTU 或 MMI，使血清 FT_4/TT_4 接近或轻度高于参考范围上限。②孕期甲状腺功能的监测：检测指标包括 FT_4 或 TT_4、T_3 和 TSH。监测频率：妊娠期应用 ATD 者早孕期每 1~2 周检测 1 次；妊娠中晚期可每 2~4 周检测 1 次，达标后每 4~6 周 1 次。③TRAb 的监测：既往应用过放射性碘治疗或手术治疗、或正在应用 ATD 治疗的 Graves 病孕妇，在妊娠早期检测 TRAb，如果 TRAb 升高，建议在妊娠 18~22 周再次检测，如果此时 TRAb 升高，或开始应用 ATD，则孕晚期需再次检测 TRAb，以评估是否对胎儿及新生儿进行监测。④母体并发症的监测：妊娠期高血压疾病、流产、早产、胎儿生长受限、死产、甲状腺危象及充血性心力衰竭等。⑤胎儿的监测：妊娠后半期母体甲亢不能控制或存在高滴度 TRAb（高于参考范围上限 3 倍）的孕妇，需要从妊娠中期开始监测胎儿心率，超声检查胎儿的甲状腺体积、生长发育情况、羊水量、胎儿骨成熟度等。

（2）分娩期：①终止妊娠评估内容：甲状腺功能控制情况，有无妊娠期高血压等并发症发生。②分娩时机选择：如果无其他并发症，预产期终止妊娠；如有妊娠期并发症，则以并发症的严重程度决定终止妊娠的时机。③分娩方式选择：妊娠合并甲亢不是剖宫产的指征，分娩方式取决于有无产科指征及不宜阴道分娩的妊娠期并发症。

（3）产褥期：产后因甲状腺结合蛋白（TBG）减少，且产妇因哺乳而睡眠不足易致甲亢复发或病情加重。① ATD：剂量可能增加，需在妊娠 36 周左右由内分泌科医生确定产后 ATD 治疗方案。②注意休息，保证睡眠。③适碘，保证婴儿的碘摄入量。④妊娠后半期母体甲亢不能控制或存在高滴度 TRAb 的孕妇，需留存脐带血测定甲状腺功能及 TRAb 水平，指导新生儿的处理。新生儿为高危儿，应密切监测其临床症状和甲状腺功能。⑤新生儿 48 小时 ~4 天足跟血筛查甲状腺功能。⑥产妇产后 6 周复查甲状腺功能。

六、妊娠合并肝病

妊娠期常见的肝脏疾病主要包括妊娠合并病毒性肝炎，我国以乙型肝炎病毒性肝炎为主，以及妊娠特有疾病：妊娠期肝内胆汁淤积症、子痫前期 - 子痫（详见妊娠期高血压疾病）、妊娠期急性脂肪肝、HELLP 综合征等。

（一）诊断要点

1. 病毒性肝炎　病毒性肝炎是由多种肝炎病毒（甲、乙、丙、丁、戊型）引起的一组传染病，往往有肝炎接触史或既往肝炎病毒感染史。临床上以乏力、食欲缺乏、肝肿大和肝功能异常为主要特点，部分病例会出现黄疸表现。其中的甲、戊型肝炎为急性肝炎，乙、丙、丁型主要为慢性肝炎。诊断主要依据实验室病毒病原学检查及肝功能检查。以我国常见的 HBV 感染为例：HBsAg 阳性持续 >6 个月，肝功能正常者，为慢性 HBV 感染（慢性 HBV 携带);慢性 HBV 感染者出现肝功能异常时即为慢性乙肝。由于妊娠期肝脏负担增加,慢性乙肝发展为重症肝炎较非妊娠期明显增加。乙型肝炎与丁型肝炎重叠感染为重型肝炎的重要原因,其病情发展快、危重,母儿死亡率高。肝功能极度升高,黄疸迅速加重,可出现酶胆分离,凝血功能异常,伴出血倾向;有不同程度的肝性脑病,伴肝肾综合征。

2. **妊娠期肝内胆汁淤积症(ICP)** 发生在妊娠晚期,以皮肤瘙痒,血清胆汁酸和/或转氨酶升高为其主要临床表现。 单纯的 ICP 除部分病例因严重瘙痒影响睡眠、情绪外,孕妇往往无特殊不适,妊娠终止后瘙痒及肝功能损害迅速恢复正常。ICP最大的危害是明显增加了围产儿不良结局:早产、羊水粪染、胎儿宫内窘迫、死胎以及新生儿窒息的风险。虽然肝功能异常是 ICP 常见的临床表现,但临床上发现严重肝功能损害、凝血功能障碍时需首先考虑其他肝脏疾病,如重型肝炎、急性脂肪肝等。

3. **HELLP 综合征** 在妊娠期高血压疾病的基础上发生,以溶血(H)、转氨酶升高(EL)、血小板减少(LP)为特征的综合征,常危及母儿生命;多器官功能衰竭及 DIC 是导致孕产妇死亡的主要原因。临床表现为恶心、呕吐、上腹部的不适。确诊主要依靠实验室检查:①血管内溶血末梢血涂片可见红细胞碎片、异形红细胞等,血清胆红素升高,以间接胆红素为主≥20.5μmol/L,LDH 水平升高;②转氨酶升高 AST≥70U/L,ALT≥40U/L;③血小板计数 <100×10⁹/L。

4. **妊娠期急性脂肪肝** 发生在妊娠晚期的严重的肝功能障碍。以明显的消化道症状、肝功能异常及凝血功能障碍为特征。多发于初产妇,起病急、病情重、进展快、病死率高。发病时恶心、呕吐,可伴有腹痛、腹泻,进行性黄疸等;实验室检查:转氨酶升高、胆红素升高以直接胆红素升高为主,常伴有低血糖、低纤维蛋白原,凝血功能障碍,尿胆红素阴性。影像学检查(超声、MRI)可能会发现肝脏脂肪变性。需与以上妊娠期常见的肝脏基本鉴别。具体见表 5-2。

表 5-2 妊娠期常见肝脏疾病的鉴别诊断

项目	HELLP 综合征	急性脂肪肝	重型肝炎	ICP
发病时间	中晚孕	晚孕	整个妊娠期	晚孕
高血压	有	无	无	无
转氨酶	↑,LDH↑	↑↑	↑↑/酶胆分离	↑
胆红素	↑间接胆红素为主	↑直接胆红素为主	↑	–/↑
血小板	减少	正常/减少	正常/减少	正常
PT/APTT	正常	延长	延长	正常
纤维蛋白原	正常	减少	减少	正常
血糖	正常	降低	正常	正常
血氨	正常	↑↑	↑↑	正常
HBV 标志物	阴性	阴性	阳性	阴性

注:PT:凝血酶原时间;APTT:活化部分凝血活酶时间。

（二）保健要点与处理原则

1. 妊娠期

（1）孕期卫生宣教:注意休息和营养,以及个人饮食卫生;有甲肝接触史者,两周内注射丙种球蛋白。妊娠期第一次就诊时即对所有孕妇进行肝炎病毒的血清学筛查。

（2）孕期监测肝功能:常规产前保健过程中,妊娠早中晚期应动态监测肝功能,以便及时了解妊娠对肝脏功能的影响。在妊娠期间出现以下情况时,应随时检测肝功能的变化:孕早期合并妊娠剧吐;妊娠期出现瘙痒或厌油、恶心、呕吐等消化系统症状;孕晚期合并妊娠高血压、子痫前期等。

（3）孕期出现肝功能异常和黄疸:应全面检查肝肾功能、胆汁酸水平、血常规、凝血功能等,及早作出诊断和鉴别诊断。如无治疗条件,应及早转入上级医院或综合医院,进行诊治。

（4）适时终止妊娠:应在具有一定条件和技术能力的综合医院诊治。

1）孕早期:活动性肝炎、急性病毒性肝炎、重型肝炎好转后,建议终止妊娠。妊娠剧吐出现肝损害者,积极治疗妊娠呕吐,同时保肝治疗;肝功能有进一步恶化趋势者,应终止妊娠。

2）孕中晚期：①妊娠期病毒性肝炎，与内科或传染科医师联合诊治，原则保肝治疗，如出现肝功能恶化，则应及时终止妊娠。重型肝炎，保肝、脏器功能支持治疗，纠正凝血功能后积极终止妊娠，并做好重要脏器功能的监测和维护。慢性 HBV 感染或慢性肝炎者，若孕妇高病毒水平，即 HBVDNA 水平 >2×10^5 IU/ml 或 HBeAg 阳性，妊娠 28~32 周开始服用抗病毒药物，首选替诺福韦酯，结合新生儿联合免疫预防，阻断 HBV 的母婴传播。②妊娠肝内胆汁淤积症，首选熊去氧胆酸 10~15mg/（kg·d），最大剂量 21mg/（kg·d）治疗；熊去氧胆酸治疗效果差者联合 S- 腺苷蛋氨酸治疗；同时密切监测胎儿宫内状况。适时终止妊娠：TBA≥100mmol/L，34~37 周终止妊娠；TBA 40~100mmol/L，37 周左右终止妊娠；TBA<40mmol/L，39 周左右终止妊娠。③HELLP 综合征，积极治疗子痫前期，保肝，纠正血小板减少和贫血，酌情应用糖皮质激素改善病情。≥34 孕周或积极治疗 48 小时后终止妊娠。④妊娠急性脂肪肝，一旦诊断，在补充凝血因子改善凝血功能的同时，积极终止妊娠。

2. 分娩期 肝功能损害严重者分娩或手术前，预防注射维生素 K$_1$ 10mg/d，改善凝血功能，防止产后出血。

（1）剖宫产：肝功异常伴有产科剖宫产指征者：妊娠合并重症肝炎，妊娠急性脂肪肝，HELLP 综合征、血小板低于 50×10^9/L、伴有出血倾向时，在备成分血、补充凝血因子，改善凝血功能情况下，尽快行剖宫产终止妊娠。并做好防止产后出血的预防措施（子宫宫缩剂的使用、子宫捆绑术、盆腔血管结扎术等）。产后注意预防感染，选择对肝脏损伤小的抗生素。监测肝、肾功能、凝血功能等。

（2）阴道分娩：监测产程进展，产程中提供人性化服务，加强胎儿监护。鼓励进食，保证能量摄入，监测产程进展，严防产程延长，出现异常及时处理，必要时剖宫产。宫口开全后建立 2 条静脉通道，酌情阴道助产，缩短第二产程，胎肩娩出后静脉滴注缩宫素，积极预防产后出血，严格无菌操作，防止感染。

（3）第三产程：积极处理第三产程，预防产后出血，警惕阴道血肿的形成。

3. 产褥期

（1）除常规进行产后观察外,应特别严密监测生命体征、神志、尿量。监测肝、肾功能、凝血功能,防止肝昏迷,防止肾衰竭。妊娠合并重症肝炎、妊娠急性脂肪肝,HELLP 综合征,产后有条件酌情进入重症监护病房,进行重要脏器功能的综合监护和治疗,以改善结局。

（2）注意预防感染,可选用对肝功能损伤小的抗生素,避免应用四环素、红霉素。

（3）HBsAg 阳性孕妇,分娩过程中其新生儿已经暴露于病毒,出生后必须尽快注射乙肝免疫球蛋白 100μg 和乙肝疫苗（0、1、6 月接种方案),这是预防母婴传播的关键,即使孕妇妊娠期接受了抗病毒预防治疗。

七、妊娠合并心脏病

妊娠合并心脏病包括既往有心脏病史的妇女妊娠,如风湿性心脏病、先天性心脏病和各种心律失常患者合并妊娠;以及妊娠期间特发的心脏疾病,如妊娠期高血压性心脏病、围产期心肌病等。妊娠期血流动力学改变,心脏负荷明显增加,特别是妊娠晚期;部分心脏病孕妇不能耐受心脏、循环系统负荷增加,使病情恶化,诱发急慢性心功能减退,出现严重心律失常、肺动脉高压危象、心力衰竭、血栓栓塞形成等严重并发症,甚至死亡。孕前、孕期和围分娩期关注孕产妇的心脏情况,明确妊娠风险和掌握终止妊娠的时机和方法至关重要。

（一）诊断要点

1. **病史**　部分患者孕前有明确的心脏病史,甚至有心脏手术史,常见先天性心脏病和风湿性心脏病等;部分患者既往因无症状和体征而未发现心脏疾病,常规产科检查或孕期疾病严重时方才诊断,多见各种异常心律和少数先天性心脏病患者;因此,产科医生要注重病史的询问。

2. 症状 心功能 I 级者通常没有不适主诉；随着心功能减退，患者可出现乏力、呼吸困难、心慌、气短，呼吸急促、伴有胸痛，夜间呛咳、咯血、不能平卧、端坐呼吸等。

3. 体征 不同种类的心脏病患者有其不同的临床表现，如发绀或杵状指、持续性颈静脉怒张、水肿、收缩期 III 级以上杂音或舒张期杂音，心包摩擦音、舒张期奔马律和交替脉等。

4. 辅助检查

（1）心电图或 24 小时动态心电图：有严重心律失常，如心房颤动、心房扑动、III 度房室传导阻滞、ST 段及 T 波异常改变等。

（2）心脏彩色多普勒超声：可了解心脏形态学改变，明确结构异常性心脏病，包括心腔扩大、心肌肥厚、瓣膜运动异常、心内结构异常等；同时进行心功能的测定，如心排量、每搏输出量，收缩、舒张功能的异常、肺动脉高压等。

（3）心肌受损程度的测定：如心肌酶学和肌钙蛋白的测定。血浆 B 型钠尿肽 BNP 的检测可作为有效的心衰筛选和预后判断指标，心衰患者无论有无症状，BNP 水平均明显升高，并且随心衰的严重程度而呈一定比例的增高。

5. 心力衰竭 最容易发生在妊娠 32~34 周、分娩期及产褥早期。早期心衰的表现：

（1）轻微活动即感胸闷、心悸、气短。

（2）休息时心率 >110 次 /min，呼吸 >20 次 /min。

（3）夜间常因胸闷需坐起呼吸，或需到窗外呼吸新鲜空气。

（4）肺底出现少量持续存在的湿啰音，经咳嗽或深呼吸不能消失。

此外，妊娠合并上呼吸道感染、贫血、甲亢、一些药物的使用以及多胎妊娠等都增加了发生心衰的风险。

6. 妊娠期特发的心脏病

（1）妊娠高血压性心脏病：既往无心脏病，在妊娠期高血压疾病的基础上，出现早期心衰（或急性左心衰）症状和体征，并经辅助检查可明确诊断。

（2）围产期心肌病：既往无心脏病，在妊娠晚期到产后5个月期间出现的急性左心衰竭的症状和体征，可伴有妊娠高血压疾病或营养不良等。超声心动图可见心脏扩大，心肌收缩力下降，左室射血分数下降。类似于扩张性心肌病。此病病死率高，如再次妊娠，心衰发生机会仍多。

（二）保健要点与处理原则

1. 心脏病妇女妊娠风险评估　有心脏病史的妇女计划妊娠前需咨询心内科和产科医师决定能否妊娠。能够通过手术矫正的心脏疾病（如先天性心脏病、心脏瓣膜病、严重心律失常等）建议手术恢复会后再妊娠，严重心脏病不宜妊娠者建议避孕或绝育。

由于我国家庭医师的缺乏，一些育龄妇女不了解自己已经存在的心脏疾病。因此，建议对初次建卡的孕妇均应该进行全面的心脏体格检查及心电图检查，条件容许的医院建议行心脏彩超检查，及时发现潜在的心脏疾病。根据心脏病种类、严重程度以及心功能情况，决定是否继续妊娠，或需转诊至有心脏病救治能力的上级医院。

我国2016年颁布的《妊娠合并心脏病诊治专家共识》制定了详细的心脏病患者妊娠风险评估及分级管理建议（表5-3）。

表5-3　孕产妇心脏病危险因素分级及分层管理

风险分级	疾病种类	就诊医院级别
Ⅰ级 （没有增加孕产妇死亡率，没有增加或者轻度增加母胎并发症）	无合并症的轻度的肺动脉狭窄和二尖瓣脱垂；小的动脉导管未闭（内径≤3mm）	二、三级妇产科专科医院或者二级综合性医院以上
	已手术修补的不伴有肺动脉高压的房间隔缺损、室间隔缺损、动脉导管未闭和肺静脉畸形引流	
	不伴有心脏结构异常的单源、偶发的室上性或室性期前收缩	
Ⅱ级 （轻度增加孕妇死亡率或者中度增加母胎并发症）	未手术的不伴有肺动脉高压的房间隔缺损、室间隔缺损、动脉导管未闭	二、三级妇产科专科医院或者二级综合性医院以上
	法洛四联症修补术后且无残余心脏结构异常	
	不伴有心脏结构异常的大多数心律失常	

续表

风险分级	疾病种类	就诊医院级别
Ⅲ级 (中度增加孕妇死亡率或者重度增加母胎并发症)	轻度二尖瓣狭窄(瓣口面积 >1.5cm^2)	三级妇产科专科医院或者三级综合性医院
	马方综合征(无主动脉扩张);二叶式主动脉瓣疾病;主动脉疾病(主动脉直径 <45mm);主动脉缩窄矫治术后	
	非梗阻性肥厚型心肌病	
	各种原因导致的轻度肺动脉高压(<50mmHg)	
	轻度左心功能障碍或者左心射血分数(EF)40%~49%	
Ⅳ级 (明显增加孕妇死亡率或者重度增加母胎并发症。需要专家咨询。如果继续妊娠,要告知风险,需要产科和心脏科专家孕期、分娩期和产褥期严密监护母儿情况)	机械瓣膜置换术后	具有良好心脏专科的三级甲等综合性医院或者综合实力强的心脏监护中心
	中度二尖瓣狭窄(瓣口面积 1.0~1.5cm^2)和主动脉瓣狭窄(跨瓣压差≥50mmHg)	
	右心室体循环患者或者 Fontan 循环术后	
	复杂先心和未手术的青紫型心脏病(SpO$_2$ 85%~90%)	
	Marfan 综合征(主动脉直径 40~45mm);主动脉疾病(主动脉直径 45~50mm)	
	严重心律失常(房颤、完全性房室传导阻滞、恶性室性期前收缩、频发的阵发性室性心动过速等)	
	急性心肌梗死,急性冠状动脉综合征	
	梗阻性肥厚型心肌病	
	心脏肿瘤,心脏血栓	
	各种原因导致的中度肺动脉高压(50~<80mmHg)	
	左心功能不全(左心射血分数 30%~39%)	
Ⅴ级 (极高的母亲死亡率和严重母胎并发症,属妊娠禁忌证。如果妊娠,要讨论终止问题。如果继续妊娠,要充分告知风险。由产科和心脏科专家孕期、分娩期和产褥期严密监护母儿情况)	严重左室流出道梗阻	具有良好心脏科的三级甲等综合性医院或者综合实力强的心脏监护中心
	重度二尖瓣狭窄(瓣口面积 <1.0cm^2)或有症状的主动脉瓣狭窄	
	复杂先心和未手术的青紫型心脏病(SpO$_2$<85%)	
	马方综合征(主动脉直径 >45mm);主动脉疾病(主动脉直径 >50mm);先天性的严重主动脉缩窄	

2. 妊娠期　妊娠期血流动力学的改变将增加心脏负担,贫血、低蛋白血症和感染等不良因素可以导致心功能下降,双胎、羊水过多和子痫前期等产科因素可诱发心脏病加重。

（1）加强产前检查:心功能Ⅰ级的患者可以常规产前检查,孕中晚期每次检查时要注重心功能的评估。部分原不宜妊娠的严重心脏病患者来院检查时已是孕中晚期,且心功能Ⅰ~Ⅱ级,则告知妊娠风险,对要求继续妊娠者加强孕期检查,孕28周以前,每2周产前检查1次,孕28~30周以后,每周1次。有心功能减退表现者及时住院观察治疗,有心衰征象应立即住院。

（2）防治心力衰竭:①减少或者限制体力活动,增加休息时间,保证足够睡眠,保持情绪稳定,减少耗氧;②左侧卧位,以保持回心血量的稳定,增加心输出量;③合理营养,适当控制体重,高蛋白、少脂肪、多维生素、低盐饮食;④积极防治可导致心脏负荷加重、诱发心脏并发症的各种疾病,如贫血、低蛋白血症、上呼吸道感染、妊娠期高血压病、甲亢、心动过速等;⑤严重心脏病者可给予营养心肌药物,妊娠晚期适当预防性间断性应用利尿剂,注意电解质和酸碱平衡。

3. 分娩期

（1）终止妊娠的时机:①心脏病妊娠风险分级Ⅰ~Ⅱ级,且心功能Ⅰ级者可以妊娠至足月。②心脏疾病妊娠风险分级Ⅲ级,且心功能Ⅰ级者可以妊娠至34~35周左右终止妊娠,如果有良好的监护条件,可妊娠至37周终止妊娠。③心脏疾病妊娠风险分级Ⅳ级但仍然选择继续妊娠者,即使心功能Ⅰ级者,也建议在妊娠32~34周左右终止妊娠,如果有很好的综合监测实力,可以适当延长孕周。④心脏疾病妊娠风险分级Ⅴ级者属妊娠禁忌证,一旦诊断需要尽快终止妊娠,如果患者及家属在充分了解风险后拒绝终止妊娠,需要转至综合诊治和抢救实力非常强的医院进行保健,综合母胎情况适时终止妊娠。

妊娠期需对孕妇的心功能进行反复评估,如果出现严重心脏并发症或心功能下降则需提前终止妊娠。

（2）分娩方式选择:心功能Ⅰ~Ⅱ级、功能性心律失常但无器质性心脏病、左向右分流且小缺孔型先天性心脏病、无流出道梗阻者、无肺动脉高压者,无心功能减退者,原则上可阴道分娩。

由于麻醉下的手术过程中孕妇血流动力学的波动及分娩时间均较经阴道分娩为小,妊娠合并心脏病患者可适当放宽剖宫产手术指征。

(3)产程管理:产程中加强心电监护,建议给予导乐和分娩镇痛。第二产程避免用力屏气加腹压,可使用胎头吸引或产钳助产术,尽量缩短第二产程。胎儿娩出后,产妇腹部放置沙袋,以防腹压骤降诱发心力衰竭。心脏病患者宫缩药物的使用需谨慎,权衡好产后出血和诱发严重心脏并发症的风险,禁用麦角新碱;对于严重心脏病、肺动脉高压孕妇,即使缩宫素也要小剂量谨慎使用。剖宫产术时对出血风险高的患者,建议实施子宫捆绑术和／或结扎子宫动脉预防产后出血。

4. 产褥期

(1)产后 72 小时之内心脏负荷重,加强监护,观察脉搏、血压、呼吸、体温、阴道出血,监测心脏杂音的变化及心功能情况。产后出血、感染和血栓栓塞是严重并发症,极易诱发心衰,应重点预防。

(2)有细菌性心内膜炎高风险的产妇,预防性抗生素应用到产后 7 天。

(3)心功能 Ⅰ、Ⅱ 级可以哺乳,但需有人帮助,防止过劳。心功能 Ⅲ 级及以上者不宜哺乳。

(4)对有血栓形成倾向者,可酌情预防性应用抗凝剂低分子量肝素。

八、胎儿生长受限

胎儿生长受限(fetal growth restriction,FGR)是指各种因素导致胎儿在宫内生长受到限制,未能达到其潜在所应有的生长速率。FGR 检出率低,预防或治疗手段有限,发病与多种疾病有关,围产儿患病率及死亡率均高于正常体重儿,出生时低体重,远期体格及智能发育均受到一定影响。

(一)诊断

孕期准确诊断 FGR 不容易,往往需要在分娩后明确诊断。孕期密切关注胎儿生长发育状况,可以提高 FGR 诊断率及准确率。

1. **首先准确核实孕周**　核准孕周是诊断 FGR 的重要前提。了解月经史、辅助生殖技术受孕的信息,结合孕早期或孕中早期的超声诊断,核准孕周 。

2. **孕期检查**　应用妊娠图,宫高测量连续 3 周低于第 10 百分位数或 26 孕周后宫高低于同孕周对应标准 3cm 以上,可疑 FGR。

3. **胎儿超声检查**

(1)估测体重或腹围低于相应胎龄第 10 百分位数,至少间隔 2 周复查一次,可考虑 FGR 诊断。

(2)测头围与腹围比值(HC/AC),比值低于正常同孕周平均值的第 10 百分位数,考虑为 FGR。

(3)血流多普勒超声检查指标:对于由胎盘和子宫血供减少相关的 FGR,脐血流、胎儿血流的监测对诊断和判断预后有重要的价值。脐动脉阻力指标增加(PI、RI、S/D),舒张末期血流缺失或倒置,胎儿静脉导管反流、主动脉流量降低,大脑中动脉阻力指标下降等,将提示胎儿预后不良。

4. 出生时体重低于同胎龄体重的第 10 百分位数,为小于孕龄儿(small for gestation age,SGA)或足月胎儿出生体重<2 500g[低出生体重(low birth weight,LBW)],可明确诊断 FGR。

(二)预防

1. **准确判断孕龄**　在妊娠 4.5~5 周经阴道超声检查即可见孕囊,孕囊平均直径与孕周相同;6~12 周之间以冠-臀长(CRL)cm+6.5cm 计算等于孕周。

2. 加强孕各期保健指导

（1）孕早期详细了解病史，进行 FGR 的高危因素风险评估，并给予保健指导。

（2）纠正不良生活习惯，如吸烟、酗酒，滥用药物及接触有毒有害物质等。

（3）科学合理的膳食指导，均衡营养，并根据孕前体重指数，指导控制体重增重在适宜的范围。

（4）积极治疗妊娠并发症／合并症。对于子痫前期高危孕妇，孕 12~16 周预防性口服小剂量阿司匹林，除可预防子痫前期外，也可预防 FGR。

3. 应用妊娠图监测宫高生长曲线，及早发现异常，进行超声检查协助诊断。

4. 对于 FGR 高危人群，低分子量肝素、补充孕激素及钙剂等措施，并不能预防 FGR 的发生。发生 FGR 的孕妇使用西地那非，也不能改善胎儿的生长和宫内健康状况。

5. 当临床怀疑 FGR 时，建议行超声检查进一步评估诊断。

（三）风险评估

导致 FGR 的风险分析：

1. 母体因素 肥胖、高龄（>40 岁）、有妊娠合并症/并发症，如合并肾脏疾病、慢性高血压、孕前糖尿病、严重贫血、严重心脏病、自身免疫系统疾病、内分泌疾病、感染性疾病，辅助生殖技术怀孕者，胎盘早剥史，以及妊娠期高血压疾病、双胎妊娠，均可增加 FGR 发生风险。孕妇吸烟、酗酒、滥用药物等不良嗜好以及社会状况、经济条件较差时，也容易发生胎儿生长受限。孕前体重指数低，孕期增重不足，也会增加 FGR 的发生风险。

2. 胎儿因素 胎儿患有遗传性疾病或染色体病，如 21- 三体综合征、18- 三体综合征或 13- 三体综合征，Turner 综合征（45，XO）。细菌或病毒等病原微生物感染，如胎儿感染风疹病毒、巨细胞病毒、单纯疱疹病毒、弓形虫、梅毒螺旋体等可增加 FGR 的发生风险。

3. 胎盘及脐带因素　胎盘梗死、炎症、水肿,前置胎盘,脐带附着异常／畸形(帆状胎盘和单脐动脉)等均会影响胎儿正常营养的获取,增加 FGR 风险。

(四) 处理及管理

1. 目前缺乏足够的证据证明,卧床休息、吸氧、静脉补液、增加饮食可以改善 FGR 不良结局。但经以上处理,分娩后胎儿体重符合正常体重时,即可排除 FGR 的诊断。

2. 对于 FGR,建议行 TORCH 筛查[弓形虫、风疹、巨细胞病毒和单纯疱疹病毒及其他(toxoplasmosis,other,rubella,cytomegalovirus,herpes virus,TORCH)]筛查,尤其是巨细胞病毒和弓形虫的产前筛查。

3. 超声检查

(1) 对胎儿进行详细的结构超声筛查。

(2) 关注有关胎盘灌注不良或脐带功能的异常表现。

(3) 至少间隔 2 周动态进行胎儿生长发育趋势的监测(通过胎儿腹围或胎儿体重估测),同时进行羊水和脐动脉血流监测。

(4) 应用多普勒血流检测:脐动脉血流、脐静脉血流、大脑中动脉(middle cerebral artery,MCA)血流、静脉导管血流。

妊娠期可疑 FGR,脐动脉多普勒监测作为首选方法。

在中孕晚期和晚孕期,子宫动脉切迹的持续存在可确定妊娠状态下的子宫胎盘循环出现异常,应再参考 PI 值的变化,当 PI 值大于相应胎龄的第 95 个百分位数时才被认为是异常。

脐动脉多普勒正常而大脑中动脉 PI 值小于第 5 个百分位数的 FGR 胎儿,常提示这些胎儿发生神经发育迟缓的风险增高。

未足月 FGR,如果脐动脉血流异常,建议进行静脉导管血流检查,静脉导管血流舒张末期血流频谱的消失或倒置,对预测新生儿酸中毒和不良结局,决定分娩时机有一定价值。

（5）关注羊水量及生物物理评分,综合评估胎儿在宫内的安危状况。

与羊水指数法相比,使用最大羊水池深度法诊断羊水过少,可减少假阳性及不必要的干预;不建议对＜孕32周的FGR胎儿采用生物物理评分(BPP)评估其宫内安危。

4. 遗传咨询及产前诊断

（1）对于孕周＜24周或估计胎儿体重(estimated fetal weight,EFW)＜500g的FGR孕妇,无论是否合并胎儿结构异常,均建议进行遗传咨询和产前诊断。

（2）若胎儿合并结构异常或孕中期超声软指标异常时,建议介入性产前诊断,进行羊水穿刺行染色体微阵列及核型分析,以排除胎儿自身发育的异常。

5. 宫内安危评估

（1）指导FGR孕妇做好胎动自我监护,一旦胎动减少及时就医。

（2）较为理想的FGR监测方案是综合评估,即联合多普勒超声、羊水量、BPP、电子胎心监护和胎儿生长趋势等多个指标,综合评估胎儿宫内安危。

对FGR胎儿,如有条件,建议行基于计算机分析的电子胎心监护。但电子胎心监护不应作为FGR唯一的监护方法。

（3）如FGR出现脐动脉血流阻力增高,甚至出现舒张末期血流缺失或反向,则建议转诊至有FGR监护和诊治经验的医疗中心。

6. 产科处理

（1）终止妊娠时机:FGR孕妇终止妊娠的时机必须综合考虑孕周、病因、类型、严重程度、监测指标和当地新生儿重症监护的技术水平等决定。

1）对于＞37周的FGR,可考虑积极终止妊娠。

2）＞34周的FGR胎儿,出现生长停滞＞2周、羊水过少(最大羊水池深度＜2cm)、BPP＜6分、无应激试验频发异常图形或明确的多普勒血流异常,可考虑积极终止妊娠。

3）≥32 周的 FGR 中,如果脐动脉舒张末期血流正向,MCA 搏动指数＜第 5 百分位数,对新生儿酸中毒有一定预测价值,可作为决定分娩时机的参考。

4）＜32 周的 FGR 中,MCA 血流预测新生儿酸中毒和不良结局的准确度有限。尤其当脐动脉舒张末期血流正向时,不可单独将 MCA 血流作为决定分娩时机的依据。

5）孕 28~32 周的 FGR,如脐动脉血流出现异常(舒张末期血流缺失或反向)同时合并静脉导管 a 波异常(缺失或反向),建议尽快完成糖皮质激素促胎肺成熟后,积极终止妊娠。如果是单纯脐动脉血流舒张末期反向,而没有其他胎儿窘迫的证据(如异常电子胎心监护图形、静脉导管 a 波异常等),可期待妊娠但不宜超过孕 32 周。

6）对于孕 24~28 周或 EFW 500~1 000g 的胎儿,在出现明确的脐动脉多普勒血流异常(舒张末期血流缺失或反向)时,如果孕妇和家属要求积极救治,则建议在具备一定的极低出生体重儿救治能力的医疗中心进行产前监护和分娩。

7）FGR 本身不是剖宫产绝对指征。但出现脐动脉血流异常(舒张末期血流缺失或反向)时,建议剖宫产终止妊娠。

8）如 FGR 孕妇自然临产,建议及早入院;第一产程间断吸氧,第二产程持续吸氧。产程中进行持续电子胎心监护,在电子胎心监护的各项参数中,胎心率的短变异是预测胎儿宫内安危的有效参数。

（2）糖皮质激素应用

1）对于孕 34~37 周,预计 7 天内有早产风险,且孕期未接受过糖皮质激素治疗的,建议产前使用糖皮质激素 。

2）预计在孕 34 周之前分娩的 FGR,建议产前使用糖皮质激素。

3）对于孕 32 周之前分娩的 FGR,建议产前使用糖皮质激素,并用硫酸镁保护胎儿和新生儿的中枢神经系统。

7. FGR 娩出的新生儿为高危儿,注意保暖,全面查体、留取脐带血进行相关的辅助检查,并鼓励三早,纯母乳喂养,做好血糖监测。临床可疑 FGR,超声多普勒监测流程如图 5-1 所示。

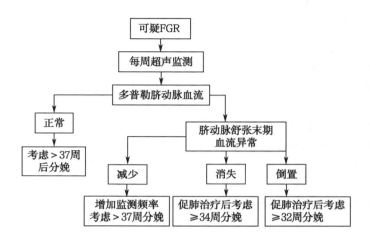

图 5-1 临床可疑 FGR,超声多普勒监测流程

九、前置胎盘

妊娠 28 周后,胎盘附着于子宫下段,甚至胎盘下缘达到或覆盖宫颈内口,其位置低于胎先露部,称为前置胎盘。前置胎盘是妊娠晚期严重并发症之一,发病率在 1% 左右,近年来其发病率有增加趋势。前置胎盘的典型症状是孕晚期或临产后出现无诱因、无痛性反复阴道流血。诊断方法首选超声检查,怀疑合并胎盘植入时可行磁共振检查。处理原则为抑制宫缩,止血、纠正贫血和预防感染,尽可能延长孕周,根据前置胎盘类型决定分娩时机和方式。

(一)诊断

1. 前置胎盘分类 根据胎盘下缘与宫颈内口的关系,将前置胎盘分为 4 类:

(1)宫颈内口全部为胎盘所覆盖为完全性前置胎盘(又称中央性前置胎盘)。

（2）宫颈内口部分为胎盘覆盖为部分性前置胎盘。

（3）胎盘附着于子宫下段，胎盘边缘到达宫颈口内，但未覆盖为边缘性前置胎盘。

（4）胎盘附着于子宫下段，胎盘边缘距离宫颈口内 <2cm，为低置胎盘。

如既往有剖宫产史或子宫肌瘤剔除术史，此次为前置胎盘，且胎盘附着于原手术瘢痕部位者，发生胎盘粘连、植入和致命性大出血的风险高者，临床上称之为胎盘植入性疾病。

2. 临床表现

（1）症状：妊娠晚期或临产期，发生无诱因、反复无痛性阴道出血为其典型症状。出血发生迟早、反复发生次数及量多少与前置胎盘类型有关。约 1/3 的前置胎盘在孕 30 周前有首次阴道出血，这些患者输血可能性大，早产及围产期死亡的风险更高；约 1/3 在孕 30~36 周时出现症状；剩余 1/3 大多在孕 36 周后出现首次阴道出血；约 10% 的患者至足月时都无出血。初次出血一般量不多，为少量鲜红血。随着妊娠进展，子宫下段发生变化，胎盘机械性地与宫壁分离，子宫血窦开放。血色多为鲜红。完全性前置胎盘出血发生早，次数频繁，量多，约有 1/4 者可发生低血容量性休克。低置胎盘可至临产才发生出血。预测产前出血的特征包括：胎盘覆盖宫颈内口、胎盘边缘较厚（>1cm）、覆盖宫颈内口的胎盘边缘存在无回声区、宫颈长度≤3cm、晚期妊娠宫颈缩短。

（2）体征：胎先露高浮，合并胎位异常，臀位、斜位或横位。子宫松弛好，胎儿触诊清楚。此类患者在中晚孕期严禁肛诊或者阴道指诊。

（3）辅助诊断：B 超检查为首选的辅助检查方法，可定位胎盘，既准确又无损伤，准确率可高达 97%。超声检查时需充盈膀胱，有利于显示胎盘的位置。妊娠中期可有 50% 的胎盘呈前置状态，30 周后 90% 可能上移为正常位置的胎盘。后壁前置胎盘在孕晚期通过超声检查诊断有一定难度。超声检查进行胎盘定位的同时，还需注意检查胎盘是否有植入。磁共振（MRI）

对于后壁的前置胎盘诊断,尤其是可疑胎盘植入或者穿透性植入的诊断更显优势。

(二)预防

前置胎盘的危险因素包括多次宫腔操作史、剖宫产史、多产、高龄孕妇、不孕治疗史、合并子宫畸形、肌瘤、瘢痕、吸烟、吸毒、多胎妊娠等。既往有过前置胎盘者,发生前置胎盘的机会增多。对这些危险因素均应采取预防措施,包括一级、二级和三级预防。

1. 孕前与孕早期 ①采取积极有效的避孕措施,减少子宫内膜损伤和子宫内膜炎的发生;②避免多产、多次刮宫或引产以及剖宫产,预防感染;③普及妊娠期保健知识,养成良好的生活习惯,计划妊娠妇女应戒烟、戒毒,避免被动吸烟;④加强妊娠期管理,按时产前检查及正确的妊娠期指导,早筛查、早诊断、正确处理。

2. 孕中期 ①对于有高危因素的患者进行健康教育,介绍相关的病情并进行解释。②饮食和生活指导,适当减少运动。对于有出血或超声检查提示胎盘位置低的孕妇需要减少活动量甚至严格卧床休息。

3. 孕晚期 ①无症状孕妇可以在家卧床休息,关注子宫的敏感性,以及出血量的情况;注意营养,补充铁剂,纠正贫血。②在家中应有家人陪伴,并充分了解一旦出现出血情况如何快速告知、就诊、转运的流程。③对于孕妇和胎儿可能会发生的并发症,应对分娩方式以及分娩地点进行初步的讨论,并制订可行的预案。④对完全性前置胎盘,子宫敏感,有反复的出血,或合并有瘢痕子宫者,应及时收住院观察和治疗。

4. 分娩期 ①告知存在的风险及处理预案;②合理调配资源,对妊娠风险分级为"橙色"和"红色"的孕产妇,要及时向辖区妇幼保健机构报送相关信息;③根据病情实施应急预案。

5. 产褥期 ①健康教育,加强营养,保证休息和睡眠;②产后注意宫缩情况,提倡母乳喂养促进子宫收缩;③指导避孕。

（三）风险评估

按照"孕产妇妊娠风险评估与管理工作规范"，低置胎盘的评估分级为"黄色"（一般风险），瘢痕子宫伴中央型前置胎盘或伴有可疑胎盘植入者为"橙色"（较高风险），穿透性胎盘植入者为"红色"（高风险）。

（四）处理与管理

1. 处理

（1）孕中期：采取期待治疗。一般选择在家中卧床休息，不需要住院治疗。定期监测胎盘的位置，在孕中期有 50% 的病例存在胎盘位置异常，而随着孕周的增加，至孕晚期由于子宫增长使胎盘位置移动，其中 90% 的胎盘可处于正常位置。

（2）孕晚期：①无出血症状，期待治疗至 36~37 周，可以在院外随访，严格卧床休息。②妊娠 37 周前有反复阴道出血，应在有血源及有紧急手术条件的医院住院期待治疗，观察宫缩和出血量，制订紧急预案，做好交接班。根据出血量及胎龄进行进一步的处理。③对有胎盘粘连（包括粘连、植入和穿透）高风险的孕妇，应用超声或磁共振（MRI）检查，以明确诊断。按照妊娠风险管理的要求，综合当地医疗资源，制订、落实可行的紧急救治预案，包括手术人员技术力量的安排、手术（子宫）切口选择、术中止血方法的应用、必要时多科室间配合、手术时机的确定等。④住院期待期间，严密观察子宫的敏感性及阴道出血量，32 周前酌情应用宫缩抑制剂，可以改善早产儿神经系统的发育，降低早产儿脑性瘫痪的发生风险；监测胎儿生长及宫内安危情况。⑤严格卧床休息，给予促胎肺成熟药物，配血，针对病人失血的情况给予支持治疗，包括铁剂，维生素，以及必要时使用抗生素或输血。⑥胎儿已成熟，或阴道大出血，应在保证血容量，防止休克的前提下，及时以剖宫产终止妊娠，并做好新生儿复苏准备，以改善围产儿结局。⑦临产后阴道出血不多的边缘性或低置性前置胎盘，或胎儿已经死亡，有阴道分娩条件时，则可以酌情阴道分娩，并充分配血，及时补血，并做好积极预防产后出血的准备。

（3）分娩期

1）剖宫产：可在短时间内娩出胎儿，迅速结束分娩，对母儿相对安全，是处理前置胎盘的主要手段。剖宫产指征包括：完全性前置胎盘，持续大量出血，部分性和边缘性前置胎盘出血量较多、先露高浮、短时间内不能结束分娩，胎心异常。前置胎盘合并植入者可于妊娠≥36 周时择期终止妊娠；完全性前置胎盘可于≥37 周时择期终止妊娠；边缘性前置胎盘可于≥38 周时择期终止妊娠；部分性前置胎盘应根据胎盘遮盖宫颈内口情况适时终止妊娠。术前应做好处理产后出血和抢救新生儿的准备。一旦术中发生难以控制的大出血时，在行子宫动脉上行支结扎、局部缝扎止血、前列腺素制剂的应用、宫腔填纱、B-Lynch 缝合等止血措施的同时，及时成分输血，补充凝血因子，积极预防消耗性凝血功能障碍，必要时切除子宫。

2）阴道分娩：临产后监测阴道出血量、产程进展和生命体征，出血多时可在开通静脉、备血及手术准备的情况下进行阴道检查，如具备阴道分娩条件，可行阴道分娩，分娩中可行人工破膜，若破膜后仍有出血或产程进展不顺利、胎儿窘迫应立即改行剖宫产。

（4）产褥期：①监测生命体征；②纠正贫血，治疗产后出血，使用宫缩剂和补血药；③预防感染，预防性应用抗生素。

2. 管理

（1）对妊娠风险分级为"黄色"的孕产妇 - 低置胎盘和边缘性前置胎盘，应当建议其在二级以上医疗机构接受孕产期保健和住院分娩。如有异常，应当尽快转诊到三级医疗机构。

（2）对妊娠风险分级为"橙色"的孕产妇 - 瘢痕子宫伴中央型前置胎盘或伴有可疑胎盘植入者，应当建议其在县级及以上危重孕产妇救治中心接受孕产期保健服务，有条件的原则上应当在三级医疗机构住院分娩。

（3）对妊娠风险分级为"红色"的孕产妇，应当建议其在县级及以上危重孕产妇救治中心接受孕产期保健服务，原则上应当在三级医疗机构住院分娩。

十、胎盘早剥

妊娠 20 周后或分娩期,正常位置的胎盘在胎儿娩出之前与子宫壁分离,称为胎盘早剥。胎盘早剥是妊娠晚期严重并发症,起病急,发展快,若处理不当可危及母儿生命。胎盘早剥的典型临床表现为妊娠 20 周后阴道流血、腹痛,可伴有子宫张力增高和子宫压痛,严重时出现失血性休克、弥散性血管内凝血,若处理不及时可危及母儿生命。治疗原则为早期诊断,积极纠正休克与防治并发症,及时终止妊娠。

(一)诊断

1. 临床表现　根据胎盘早剥的病理类型,可分为显性、隐性及混合性剥离 3 种。典型临床表现是阴道流血、腹痛,可伴有子宫张力增高和子宫压痛,以胎盘剥离处最明显。阴道流血特征为陈旧不凝血,但出血量往往与疼痛程度、胎盘剥离程度不一定吻合,尤其是后壁胎盘的隐性剥离。早期表现通常以胎心率异常,宫缩间歇期子宫呈高张状态,胎位触诊不清。严重时子宫呈板状,压痛明显,胎心率改变或消失,甚至出现恶心、呕吐、出汗、面色苍白、脉搏细弱、血压下降等休克征象。在临床上按照胎盘早剥的分级标准评估病情的严重程度(表 5-4)。

表 5-4　胎盘早剥临床分级

分级	临床特征
0 级	胎盘后有小血凝块,但无临床症状
Ⅰ 级	阴道出血;可有子宫压痛和子宫强直性收缩;产妇无休克发生;胎儿无窘迫发生
Ⅱ 级	可能有阴道出血;产妇无休克;有胎儿窘迫发生
Ⅲ 级	持续性腹痛;子宫强直性收缩,呈板状;失血性休克,胎儿死亡,凝血功能异常

胎盘早剥面积小者,常无腹痛或腹痛轻微,贫血不明显。子宫软,子宫大小与孕周相符,胎位清楚,胎儿正常。产后查胎

盘,见母体面有凝血块及压迹。

胎盘剥离面为胎盘面积 1/3 左右时,主要症状为突发持续性腹痛、腰酸或腰背痛,疼痛程度与胎盘积血量成正比,无阴道流血或阴道流血不多,贫血与阴道出血量不符。子宫大于孕周,宫底升高,胎盘剥离处压痛明显,宫缩有间歇,胎位可查清,胎儿存活。

胎盘剥离面积 >1/2 时,出现休克征象,休克程度大多与阴道出血量不成正比,子宫板状硬,无间歇,胎位触不清,胎心消失。

2. 辅助诊断

(1)胎心监护:可判断胎儿的宫内状况,如出现胎心基线变异消失、变异减速、晚期减速、正弦波形及胎心率缓慢等可提示与胎盘早剥有关。

(2)B 超检查:典型声像图显示胎盘与子宫壁之间出现边缘不清的液性低回声区,胎盘异常增厚或胎盘边缘"圆形"裂开。同时可见胎儿宫内状况,并可排除前置胎盘。超声检查结果阴性不能完全排除胎盘早剥,尤其是对后壁胎盘早剥,B 超诊断有一定局限性,不作为首选诊断方法。

(3)实验室检查:包括全血功能计数及凝血功能检查。根据病情应检测肾功能及二氧化碳结合力,并作 DIC 筛选试验,包括血小板功能、凝血酶原时间及血纤维蛋白原测定。结果可疑的,进一步做纤溶确诊试验。

3. 并发症

(1)DIC:胎盘早剥是妊娠期发生凝血功能障碍的最常见原因。一旦发生 DIC,病死率较高,应积极防治。

(2)产后出血:若并发 DIC、子宫胎盘卒中时,可引起大量产后出血,并难以救治,可导致休克、多脏器功能衰竭死亡。

(3)急性肾衰竭:主要是因为大量出血使肾灌注量大量减少,导致急性肾衰竭。

(4)羊水栓塞:羊水中有形成分栓子,经剥离面开放的子宫血管进入母血液循环。

（二）预防

胎盘早剥的高危因素包括高龄孕妇、腹部挤压创伤、双胎、羊水过多破膜后、脐带过短或因脐带缠绕相对过短、慢性高血压或妊娠期高血压疾病、胎儿生长受限、胎盘早剥史、吸烟、滥用可卡因等。应针对高危因素进行宣教,进行生活指导;治疗并发症;尽量避免可能引起医源性的胎盘早剥的操作。

（三）风险评估

按照"孕产妇妊娠风险评估与管理工作规范",胎盘早剥为"红色"（高风险）。

（四）处理与管理

1. 处理

（1）妊娠期:①快速评估,尽早诊断,一旦诊断尽快结束分娩;不主张宫内转运,建议就地终止妊娠,转运新生儿。②加强孕妇生命体征的监测,备血,动态监测血常规、凝血功能及肝肾功能,留置尿管,保证尿量 >30ml/h,吸氧,开放静脉。③及时补充血容量:出现凝血功能异常,血红蛋白低于 7g,血小板 $<5 \times 10^9$,血细胞比容 <25% 等情况,需要输成分血及补充凝血因子。④如胎儿存活但是距足月孕周较远时,在孕妇无严重并发症,生命体征平稳,病情不再发展的情况下,动态监测母儿生命体征、胎儿生长发育和安危,应用糖皮质激素促进胎肺成熟,尽可能延长孕周。

（2）分娩期:如有条件可先行人工破膜减轻宫内张力,减少子宫胎盘卒中和 DIC 发生的风险。分娩方式的选择:①阴道分娩:适宜短时期可阴道分娩者。先行人工破膜排出羊水,减轻张力,并可用腹带裹紧子宫压迫胎盘,必要时静脉滴注缩宫素加速分娩,建议助产,缩短产程。产程中应密切观察生命体征、胎儿状况和尿量,动态监测凝血功能、血常规,备成分血,做好并发症的防治。如发现病情加重或出现胎儿窘迫,应行剖宫产结束分娩。如胎儿已经死亡,尽量选择阴道分娩,除非孕妇生命体征不稳定,以及有其他阴道分娩的禁忌证。②剖宫产:生命体征不稳定,胎儿窘迫,短时间不能阴道分娩,应尽快手术。如已合并DIC,则需输成分血,在补充凝血因子的同时尽快结束分娩。术中辅以药物、缝扎、填塞等止血方法,积极预防产后出血。剖宫产术中发生凝血功能障碍导致的难以控制的大出血,在进行子宫按摩、宫缩剂的应用、血管结扎、宫腔填纱、B-Lynch 缝合等止血措施的同时,及时输成分血,补充凝血因子,改善凝血功能,必要时切除子宫。没有处理能力时,应在有效压迫止血、快速补充血容量的情况下,及早转院。

(3)产褥期:①监测凝血功能,继续纠正凝血功能的异常;②急性大量的失血导致的低血容量造成肾衰竭,注意产后药物的蓄积以及避免使用可能发生肾毒性的药物;③凝血功能异常和子宫收缩乏力均会导致产后出血,在纠正凝血功能异常的同时使用宫缩剂减少出血;④指导随访和避孕。

2. 管理 对妊娠风险分级为"红色"的孕产妇——胎盘早剥,应当建议其在县级及以上危重孕产妇救治中心接受孕产期保健服务,原则上应当在三级医疗机构住院分娩。

十一、早产与胎膜早破

早产的定义上限全球统一,即妊娠 37 周前分娩;下限因各国新生儿救治水平不同而有差异。发达国家与地区采用妊娠满20 周,也有一些采用满 24 周。我国目前仍然采用妊娠满 28 周或新生儿出生体质量≥1 000g 的标准。包括胎膜完整自发性早产、胎膜早破早产和治疗性早产。

临产前发生胎膜自发性破裂,称为胎膜早破。依据胎膜早破发生的孕周,分为足月 PROM 和未足月胎膜早破。未足月胎膜早破指妊娠 37 周前发生的胎膜破裂,主要危害是早产和宫内感染。早产或未足月胎膜早破发生的孕周越早,围产儿预后越差。

(一)诊断要点

1. 早产 主要临床表现是子宫收缩,初为不规律宫缩,可伴有少许阴道流血或血性分泌物,随后可发展为规律宫缩,与足月临产相似。

（1）先兆早产:出现规律宫缩(4 次 /20min 或 8 次 /60min),但宫口尚未扩张,经阴道超声测量宫颈长度≤20mm。

（2）早产临产:出现规律宫缩(4 次 /20min 或 8 次 /60min),同时宫颈管进行性缩短,伴有宫口扩张。

2. 胎膜早破

（1）症状:患者突感阴道内有液体流出,有时仅感外阴较平时湿润。可伴有腹痛及少许阴道流血。阴道流液后,不少患者可随后出现规律腹痛、阴道流血等产兆。

（2）体征:孕妇取平卧位,两腿屈膝分开,可见液体自阴道流出,或轻轻上推胎先露部(注意脐带脱垂风险),见阴道流液增加,有时可混有胎脂或胎粪。诊断 PROM 的直接证据为阴道窥器检查时,可见液体自宫颈流出,并见到胎脂样物质。

（3）辅助检查:阴道流出液或后穹窿积液 pH 测定≥6.5,石蕊试纸变蓝提示 PROM,但血液、宫颈黏液、精液及细菌污染可出现假阳性。阴道流水少时,可取阴道后穹窿积液置于载玻片上,干燥后镜检可见羊齿植物叶状结晶提示为羊水;或采用生化指标检测,包括检测胰岛素样生长因子结合蛋白 1、胎盘 α 微球蛋白 1 等。超声检查发现羊水量减少也可协助诊断。

（4）绒毛膜羊膜炎的诊断:绒毛膜羊膜炎是 PROM 的常见并发症,且二者互为因果。其诊断依据包括:①孕妇体温升高(体温≥38℃);②脉搏增快(≥100 次 /min)、胎心率增快(≥160 次 /min);③宫底有压痛、阴道分泌物异味;④外周血白细胞计数升高(≥15×10^9/L 或细胞核左移)。体温升高的同时伴有上述 2 个及以上症状或体征的孕妇,可以诊断为临床绒毛膜羊膜炎。单纯一项指标异常者,应进行相应的鉴别诊断,并密切观察和监测。

（二）保健要点与处理原则

1. 孕前宣教 避免低龄(≤18 岁)或高龄(>35 岁)妊娠;

提倡合理的妊娠间隔时间（>6个月）；提倡均衡营养摄入，避免体质量过低或过胖；戒烟、酒；控制原发病，如高血压、糖尿病、甲状腺功能亢进、系统性红斑狼疮等。尽早治疗下生殖道感染，及时治疗滴虫性阴道炎、细菌性阴道病、宫颈沙眼衣原体感染、外阴阴道假丝酵母菌病、淋病奈瑟菌感染等。

2. 妊娠期

（1）加强围产期卫生宣教与指导：妊娠晚期禁止性生活，避免突然腹压增加；有宫颈功能不全病史者，妊娠12~16周行预防性宫颈环扎术。对多胎妊娠可实施减胎术。

（2）早产的预测：目前有两个早产预测指标被推荐用于确定患者是否需要采取早产的预防措施。①既往晚期自然流产或早产史；②阴道超声测量宫颈长度，适于有早产高危因素的孕妇的定期监测。妊娠24周前阴道超声测量宫颈长度<25mm，提示早产风险大。

对存在早产高风险的孕妇可预防性使用孕酮和/或宫颈环扎术。①孕24周前阴道超声发现宫颈长度<25mm者，无论有无早产史，推荐使用微粒化孕酮胶囊200mg/d或孕酮凝胶90mg/d阴道给药，至妊娠34~36周；②有自然早产史，此次妊娠24周前宫颈长度<25mm者，建议行宫颈环扎术，也可选择阴道给孕酮制剂。

（3）宫内转运：早产儿尤其是孕周<32孕周的极早早产者，应尽量转到有早产儿救治能力的三级医院分娩。胎儿宫内转运优于出生后新生儿转运，在条件允许的情况下，尽量实施胎儿宫内转运。

（4）胎膜早破的处理原则

1）足月PROM的处理：足月PROM明确诊断后，应及时终止妊娠。破膜超过12小时应预防性使用抗生素。具备阴道分娩条件者，破膜后2~12小时内积极引产可显著降低感染的风险，而不增加剖宫产率和阴道助产率。

2）PPROM的处理：PPROM治疗为预防感染的同时，实施针对早产的相应处理（见后）。孕周大小是决定PPROM处理方案的第一要素。a. 孕周 <24 周：为无生机儿阶段，不建议继续妊娠，以引产为宜；b. 孕周 24~27^{+6} 周：出生后有存活可能，保胎过程长，需要充分告知期待治疗的感染和极早早产儿的相关风险，依据孕妇本人及家属的意愿，决定是否继续妊娠；c. 孕 28~33^{+6} 周：不伴感染、胎儿窘迫及其他并发症的前提下，可行期待治疗；d. 孕 34~34^{+6} 周：由于约 >5% 的新生儿会发生呼吸窘迫综合征，目前国内外学术界对于是否延长孕周至 35 周尚无统一的意见，建议依据孕妇本人状况和意愿及当地医疗水平决定是否行期待保胎。

（5）早产的治疗原则：在母儿安全的前提下，应尽量延长孕周，防止即刻早产，为完成促胎肺成熟及硫酸镁脑保护治疗，以及宫内转运孕妇到有早产儿抢救条件的医院分娩赢得时间。

1）宫缩抑制剂：适用于胎膜完整妊娠 35 周前或胎膜早破妊娠 34 周前的早产。可选择钙通道阻断剂（硝苯地平）、β- 肾上腺素能受体激动剂（利托君）、前列腺素抑制剂（吲哚美辛）以及阿托西班等。使用以上药物时需观察药物的不良反应。

2）硫酸镁：推荐妊娠 32 周前早产者，应用硫酸镁作为胎儿中枢神经系统保护剂治疗，但建议应用硫酸镁时间≤48 小时。

3）糖皮质激素：排除孕妇有明确感染，特别是绒毛膜羊膜炎的临床证据，所有妊娠 34^{+6} 周前的早产患者应当给予 1 个疗程的糖皮质激素。主要药物包括倍他米松和地塞米松，二者效果相当。倍他米松 12mg 肌内注射，24 小时重复 1 次，共给药 2 次；地塞米松 6mg 肌内注射，12 小时重复 1 次，共给药 4 次。若早产临产，来不及完成完整疗程者，也应给药。

4）抗感染治疗：对于胎膜完整的早产孕妇，使用抗生素不能预防早产；但 <34 周的胎膜早破者，期待治疗期间建议给予青霉素、大环内酯类抗生素预防感染。

5）终止保胎的指征：a. 宫内感染；b. 宫缩进行性增强，宫缩抑制剂无法抑制；c. 继续妊娠对母儿的危害大于早产儿的风险；d. 孕周满 34 周且无母儿并发症者。

3. 分娩期　早产分娩时需新生儿医师在场参与早产儿的

抢救。早产不是剖宫产指征。产程中加强胎心监护有利于识别胎儿窘迫,尽早处理;不提倡常规会阴侧切,也不支持没有指征的产钳助产;早产儿出生后适当延长 30~120 秒后断脐,可减少新生儿输血的需要及减少新生儿脑室内出血发生率。胎膜早破12 小时以上或产程中发热者行羊膜腔和新生儿耳拭子培养,胎盘送病理检查。

4. 产褥期

（1）胎膜早破的产妇产后继续给予预防性抗生素,明确诊断绒毛膜羊膜炎者,使用抗生素 5~7 天,根据感染控制情况停药。

（2）存在宫内感染者,产后出血风险增加,注意观察子宫收缩及阴道流血情况。

（3）早产儿转儿科或早产儿死亡者,需加强对孕妇的心理支持及沟通,避免产后抑郁症的发生。

十二、多胎妊娠

随着辅助生殖技术的发展及高龄孕妇的增多,多胎妊娠的发生率逐年上升。多胎妊娠属于高危妊娠,其妊娠期高血压疾病、妊娠期肝内胆汁淤积症、妊娠糖尿病等并发症的发生率明显增加,是导致流产、早产、出生缺陷及围产儿病率和死亡率增加的重要原因。 由于多个胎儿之间的相互影响,不同类型多胎妊娠的临床表现、诊断和防治措施复杂,需要每个产科从业者对多胎妊娠有一个全新的认识。目前,通过对 IVF 技术胚胎移植数目的管理及早期减胎术的应用,临床上绝大多数为双胎妊娠。

（一）双胎妊娠的分类和绒毛膜性

1. 双卵双胎　两个卵子分别受精形成的双胎妊娠,约占双胎妊娠的 70%,两个胎儿各自的遗传基因不完全相同,故其血型、性别、外貌等表型可不相同。有两个羊膜腔,胎盘多为分离的两个,也可融合成一个,但胎盘内血液循环各自独立,两个羊膜囊中间隔有两层羊膜、两层绒毛膜。属于双绒毛膜双羊膜囊双胎。

2. 单卵双胎　由一个受精卵分裂形成的双胎妊娠,约占双胎妊娠的30%。具有相同的遗传基因,两个胎儿血型、性别及外貌等表型均相同。随受精卵分裂时间的不同可形成不同类型的双胎。

（1）受精卵分裂发生在受精后3日内,将形成两个独立的受精卵,为双绒毛膜双羊膜囊双胎。

（2）当分裂发生在受精后第4~8日,两个胎儿共用一个胎盘,将形成单绒毛膜双羊膜囊双胎,两个羊膜囊之间仅隔有两层羊膜。

（3）当分裂发生在受精后第9~13日,此时羊膜囊已形成,两个胎儿共存于一个羊膜腔内,将形成单绒毛膜单羊膜囊双胎。

（4）当分裂发生在受精后13日以后,此时原始胚盘已形成,不能完全分裂成两个胎儿,将形成不同形式的连体双胎。

理论上,单绒毛膜双胎为单卵双胎;双绒毛膜双胎不一定都是双卵双胎。双胎的绒毛膜性对围产儿预后的影响比合子性更大,单绒毛膜双胎由于两个胎儿共用一个胎盘,胎盘之间存在血管吻合,故可能出现一系列的并发症,单绒毛膜双胎妊娠胎死宫内的风险是双绒毛膜双胎的3.6倍,妊娠24周前发生流产的风险是后者的9.18倍,如果其中之一发生胎死宫内,对存活胎儿存在发生脑损伤的风险。因此,临床上强调以绒毛膜性将双胎分为双绒毛膜双胎及单绒毛膜双胎。

（二）诊断要点

1. 病史　双胎妊娠孕妇可能系高龄。有多胎妊娠家族史,既往可能有不孕史,妊娠前可能有应用促排卵药物或体外受精胚胎移植史。

2. 症状　通常早孕反应明显;妊娠中晚期腹部明显增大、孕期体重增加明显;妊娠晚期可能出现下肢水肿、静脉曲张、呼吸困难等症状。

3. 体格检查 宫高、腹围明显大于相应孕周，妊娠中晚期腹部查体可触及多个肢体或两个胎头。腹部可闻及两个相差 10 次 /min 以上的胎心音。

4. 双胎绒毛膜性的判断 妊娠期超声是判断双胎绒毛膜性的重要检查。

（1）妊娠 6~9 周，可通过宫腔内孕囊的数目进行绒毛膜性的判断。若宫腔内有 2 个孕囊，为双绒毛膜双胎，若仅见一个孕囊，则单绒毛膜双胎的可能性大。

（2）妊娠 10~14 周，可以通过双胎间的羊膜与胎盘交界的形态判断绒毛膜性。单绒毛膜双胎羊膜分隔与胎盘呈"T"征，而双绒毛膜双胎胎膜融合处夹有胎盘组织，所以胎盘融合处表现为"λ"征。

（3）若检查时孕周≥14 周，双胎绒毛膜性判定的难度增加；只能通过分离的胎盘个数或胎儿性别判断绒毛膜性。如为 2 个胎盘或性别不同，则为双绒毛膜双胎；如 2 个胎儿共用一个胎盘，性别相同，缺乏妊娠早期超声检查资料，则绒毛膜性判定会很困难。

（4）如绒毛膜性诊断不清且性别一致，建议按单绒毛膜双胎处理。

5. 双胎妊娠特有并发症

（1）双绒毛膜性双胎并发症

1）双绒毛膜性双胎生长不一致：双胎中一胎估测体重＜第 3 百分位数；或一胎符合以下 3 个条件中的至少 2 个。a. 一胎估测体重＜第 10 百分位数；b.2 个胎儿估测体重差异≥25%；c. 较小胎儿的脐动脉搏动指数＞第 95 百分位数。双绒毛膜双胎生长不一致者发生死胎的风险增加，小胎儿的死亡率高于大胎儿。

2）一胎异常或死亡：一胎异常包括结构异常和染色体异常。双绒毛膜双胎胎盘之间无吻合血管，其中一胎胎死宫内一般不会因血管交通因素对另一胎造成不良影响。但早产是双绒毛膜双胎中一胎胎死宫内后的最大风险，共存胎儿发生胎死宫内的风险也较高。

（2）单绒毛膜性双羊膜囊双胎特殊并发症：单绒毛膜双胎由于两个胎儿共用一个胎盘，胎盘之间存在血管吻合，故可能出现严重的并发症，增加围产儿发病率及死亡率。

1）双胎输血综合征（TTTS）：通过两胎儿胎盘间的动 - 静脉吻合支，血液从动脉向静脉单向分流，使一个胎儿成为供血儿，一个胎儿成为受血儿。供血儿贫血、血容量减少，致使胎儿生长受限、羊水过少，甚至死胎；受血儿血容量增多、动脉压增高，可发生充血性心力衰竭、胎儿水肿、羊水过多、甚至死胎。对于单绒毛膜性双羊膜囊双胎孕妇，若短期内出现腹围明显增加或腹胀明显时应警惕 TTTS 的发生。 目前国际上对 TTTS 的诊断主要依据为：a. 单绒毛膜双胎；b. 双胎出现羊水量改变，一胎儿出现羊水过多（孕 20 周前羊水最大深度 >8cm，孕 20 周后羊水最大深度 >10cm），同时另一胎儿出现羊水过少（羊水最大深度 <2cm）即可诊断。根据双胎之间血流分流程度的不同，目前临床上普遍采用 Quintero 分期判断 TTTS 的预后。表 5-5。

表 5-5　TTTS 的 Quintero 分期

Ⅰ期	受血儿羊水过多，同时供血儿羊水最大深度 <2cm
Ⅱ期	超声检查观察 60 分钟，供血儿的膀胱未显示
Ⅲ期	任一胎儿出现多普勒血流异常，如脐动脉舒张期血流缺失或倒置，静脉导管血流、大脑中动脉血流异常
Ⅳ期	任一胎儿出现水肿
Ⅴ期	一胎儿或两胎儿发生宫内死亡

2）选择性胎儿受限（sFGR）主要诊断依据：双胎中一胎估测体重 < 第 3 百分位数，或符合以下 4 项中的至少 2 项。a. 一胎估测体重 < 第 10 百分位数；b. 一胎腹围 < 第 10 百分位数；c. 2 个胎儿估测体重差异 ≥25%；d. 较小胎儿的脐动脉搏动指数 > 第 95 百分位数。与 TTTS 的鉴别要点为后者必须同时符合一胎儿羊水过多和另一胎儿羊水过少。

sFGR 的分型主要依据彩超对小胎儿脐动脉舒张期血流频谱的评估，共分为 3 型：Ⅰ型：小胎儿脐动脉舒张末期血流频谱正常；Ⅱ型：小胎儿脐动脉舒张末期血流持续性的缺失或倒置；Ⅲ型：小胎儿脐动脉舒张末期血流间歇性的缺失或倒置。Ⅰ型预后一般良好，Ⅱ型的小胎儿多存在严重的胎盘灌注不良，70%~90%的胎儿在孕30周前出现病情恶化，Ⅲ型小胎儿的健康情况多能在孕32~34周之前保持稳定。

3）动脉反向灌注序列（TRAPS）：亦称一胎无心畸形，为少见畸形。双胎之一心脏缺如、残留或无功能，结构正常胎儿被称为泵血儿，无心胎的循环需要依赖于正常胎儿，如不治疗，结构正常胎儿可发生心力衰竭而死亡。

4）双胎贫血-多血序列征（TAPS）：为一种慢性胎-胎输血，两胎儿出现严重的血红素差异但并不存在羊水过多-过少序列征。TAPS可能为原发，也可能为TTTS行胎儿镜激光术后的胎盘上小的动-静脉血管残留所致，占TTTS胎儿镜激光术后的2%~13%。TAPS的产前诊断标准为临床排除TTTS，多血质儿大脑中动脉收缩期峰值流速（MCA-PSV）≤0.8MoM，贫血儿MCA-PSV≥1.5MoM，或2个胎儿MCA-PSV差值≥1.0MoM。产后的诊断标准为2个胎儿血红蛋白水平差异≥80g/L，并且贫血儿与多血质儿的网织红细胞比值≥1.7。

5）单绒毛膜单羊膜囊双胎：两胎儿之间无胎膜分隔，共用一个羊膜腔。两个胎儿可因脐带缠绕或打结而发生宫内缺氧、死亡，为极高危的双胎妊娠。

6）一胎畸形或胎死宫内：单绒毛膜性双胎发生胎儿结构异常的概率是单胎妊娠的2~3倍。中、晚孕期单绒毛膜双胎一胎死亡后，另一胎会通过胎盘吻合血管对死亡胎儿进行急性宫内输血，从而导致供血儿脑损伤甚至死亡。TTTS、TAPS、严重的sFGR及单羊膜囊双胎脐带缠绕等均容易引起单绒毛膜性双胎一胎胎死宫内。

（三）保健要点和处理原则

1. 妊娠期

（1）双胎的孕期保健应该在高危门诊或双胎专科门诊进

行,并适当增加产检次数。

(2)单绒毛膜双胎应该由具备胎儿医学知识的专家进行产前保健,有条件者转入上级医院保健及分娩。有并发症的双胎妊娠,特别是单绒毛膜双胎需转诊至有产前诊断中心或胎儿医学中心的上级医院进行进一步的诊治。

(3)双胎妊娠的妊娠期热量、蛋白质、微量元素和维生素的需求量增加,缺铁性贫血较为常见,应给予膳食营养指导和及时补充铁剂和叶酸,同样做好体重管理。

(4)由于双胎妊娠并发症的风险明显增高,因此需要对妊娠并发症进行筛查,早期发现,及时处理;如妊娠期高血压疾病、妊娠期肝内胆汁淤积症、妊娠糖尿病、胎膜早破、前置胎盘等。

(5)早产的预防:加强对孕妇早产风险的教育。有早产高风险的可于早、中孕期定期监测宫颈长度。无症状且中孕期超声显示宫颈管长度≤25mm 的双胎孕妇,可阴道使用孕激素预防早产。对于宫颈长度<15mm 或宫颈扩张>10mm 的双胎妊娠,宫颈环扎术可能延长妊娠,并减少早产的发生。

(6)超声检查是监测双胎胎儿宫内状况的重要手段。第11~13 周确定绒毛膜性和羊膜性,双绒毛膜双胎建议至少每月进行 1 次胎儿生长发育的超声评估和脐血流多普勒检测;单绒毛膜双胎建议自妊娠 16 周开始,至少每 2 周进行 1 次超声检查,评估内容包括双胎的生长发育、羊水分布和胎儿脐动脉血流等,并酌情检测胎儿大脑中动脉血流和静脉导管血流。

(7)产前筛查与产前诊断

1)产前筛查:妊娠 11~13^{+6} 周超声筛查可以通过检测胎儿颈部透明层厚度,评估胎儿发生唐氏综合征的风险,并可早期发现部分严重的胎儿畸形;不建议单独使用妊娠中期生化血清学方法对双胎妊娠进行唐氏综合征的筛查;早孕期应用母体血浆中胎儿游离 DNA 筛查 21- 三体具有较高的敏感性和特异性,筛查效能优于早孕期联合筛查或中孕期母体生化筛查。

2)产前诊断:建议在妊娠 18~24 周进行超声双胎结构筛

查。对于有指征进行细胞遗传学检查的孕妇,要及时给予产前诊断咨询。双胎妊娠有创性产前诊断操作带来的胎儿丢失率要高于单胎妊娠。对于双绒毛膜双胎,应对两个胎儿进行取样。对于单绒毛膜双胎,通常只需对其中任一胎儿取样;但如出现一胎结构异常或双胎大小发育严重不一致,则应对两个胎儿分别取样。

（8）单绒毛膜双胎若出现 TTTS、sFGR、TRAPS、TAPS 等并发症,应转入具有胎儿医学中心的医院进一步诊治。

2. 分娩期

（1）终止妊娠的时机

1）建议对于无并发症及合并症的双绒毛膜双胎可期待至孕 38 周时再考虑分娩。

2）无并发症及合并症的单绒毛膜双羊膜囊双胎可以在严密监测下至妊娠 37 周分娩。

3）建议单绒毛膜单羊膜囊双胎的分娩孕周为 32~34 周,也可根据母胎情况适当延迟分娩孕周。

4）复杂性双胎（如 TTTS、sFGR、TRAPS、TAPS）需要结合每个孕妇及胎儿的具体情况制订个体化的分娩方案。

（2）分娩方式的选择:双胎妊娠的分娩方式应根据绒毛膜性、羊膜性、胎方位、孕产史、妊娠期合并症及并发症、子宫颈成熟度及胎儿宫内情况等综合判断,需同时考虑各级医院医疗条件的差异及与患者和家属的充分沟通,制订个体化的指导方案。

无合并症的双绒毛膜双羊膜囊双胎和单绒毛膜双羊膜囊双胎及可以选择阴道试产;但分娩方式的选择还要参考双胎儿的胎先露。第一胎儿为头先露的孕妇,可以考虑阴道分娩。第二胎儿为非头位,第一胎儿阴道分娩后,第二胎儿需要阴道助产或剖宫产的风险较大,需做好充分的知情同意。

双胎剖宫产指征:①第一胎儿非头先露;②连体双胎孕周>26 周;③单胎妊娠的所有剖宫产指征,如前置胎盘、胎儿宫内窘迫等;④单绒毛膜单羊膜囊双胎。

（3）产程管理

1）在双胎分娩过程中,第二胎儿发生胎位变化的概率为20%。因此,无论第二个胎儿为何种胎先露,产科医师均需做好产钳术、内倒转术、臀牵引术等阴道助产及第二胎儿急诊剖宫产术的准备。

2）单绒毛膜双胎存在两胎盘间血管交通吻合支,分娩过程中发生急性双胎输血率为10%,产程中需要加强胎儿监护,尤其对于体质量较小的胎儿。

3）无论阴道分娩还是剖宫产,均需积极防治产后出血。

3. 产褥期

（1）多胎妊娠产后出血风险增加,需监测好生命体征,并观察子宫收缩、阴道流血情况。产后常规复查血常规,关注血红蛋白、血小板、白细胞变化。

（2）多胎妊娠是静脉血栓形成的风险因素,无禁忌证者鼓励及早下床活动及实施物理方法预防血栓形成;结合其他风险因素,必要时给予低分子量肝素治疗。

（3）多胎妊娠,特别是 IVF,高龄产妇,需警惕产后高血压的发生。产后注意监测血压、水肿,必要时复查小便常规。

十三、孕产期静脉血栓栓塞症

（一）定义、高危因素评分及诊断

1. 定义 静脉血栓栓塞症(venous thromboembolism,VTE)是深静脉血栓形成(deep vein thrombosis,DVT)和肺栓塞(pulmonary embolism,PE)的统称。DVT 是指血液在深静脉内不正常凝结引起的静脉回流障碍性疾病,常发生于下肢,少数见于肠系膜静脉、上肢静脉、颈静脉或脑静脉;若血栓脱落阻滞于肺动脉则会导致 PE。

2. VTE 危险因素评分 所有孕妇均应进行 VTE 风险动态评估,评估时间节点为初次就诊时、妊娠 24~28 周、妊娠 36 周、分娩前及产后即刻分别进行高危因素评分。在孕期住院、风险因素改变、长期制动等情况下需临时评估,详见表 5-6。

表 5-6 孕产妇 VTE 危险因素评分表

危险因素	评分
产前因素	
年龄≥35 岁	1 分
BMI 为 28.0~34.9kg/m²	1 分
BMI≥35.0kg/m²	2 分
产次≥3 次	1 分
吸烟史	1 分
既往或孕期新发的 VTE（除外大手术后发生），复发性 VTE（≥2 次）	4 分
大手术后发生 VTE	3 分
遗传性易栓症，但未发生 VTE	3 分
一级亲属有雌激素相关或无明显诱因的 VTE 家族史	1 分
内科并发症，如肿瘤、心力衰竭、SLE（活动期）、多发性关节炎或炎症性肠病、肾病综合征、1 型糖尿病肾病、镰状细胞病、静脉注射吸毒等	3 分
下肢静脉曲张	1 分
经体外辅助生殖技术或体外受精妊娠	1 分
多胎妊娠	1 分
孕前糖尿病	1 分
子痫前期	1 分
产后因素	
选择性剖宫产	1 分
产时剖宫产	2 分
子宫切除术	2 分
早产分娩	1 分
产后出血（出血量≥1 000ml 和／或需要输血）	1 分
死胎	1 分
分娩时使用中位产钳或 K 氏产钳	1 分
产程延长（≥24h）	1 分
临时因素	
卵巢过度刺激综合征（OHSS）	4 分
妊娠剧吐	3 分
妊娠期或产褥期有外科手术史（阑尾切除术、产后绝育手术、骨折复位手术），除外会阴修补术	3 分
制动（卧床时间≥48h）或脱水	1 分
全身性感染	1 分

3. 诊断 由于 VTE 的早期表现往往不特异,临床诊断有一定困难,需请相关科室人员会诊,多学科联合诊治。

（1）DVT:孕产妇 DVT 好发于左侧肢体近端深静脉和髂静脉。诊断可参考非妊娠成年人群的 Wells 评分法,详见表 5-7。

表 5-7 DVT 临床诊断的 Wells 评分表

项目	评分
瘫痪、轻度瘫痪或近期曾行下肢石膏固定	1 分
近期卧床超过 3 天,或过去 4 周内大手术史	1 分
深静脉系统局部压痛	1 分
整个下肢肿胀	1 分
一侧小腿肿胀(在胫骨粗隆下方 10cm 处测量小腿周径比另一侧大 3cm)	1 分
在有症状一侧的腿部,凹陷性水肿更明显	1 分
非曲张性浅静脉侧支形成	1 分
癌症活动期或在 6 个月内接受过抗癌治疗	1 分
比 DVT 可能性更大的其他症状,如 Baker 囊肿、蜂窝织炎、肌肉损伤、静脉炎后综合征、腹股沟淋巴结肿大和静脉外压迫	–2 分

注:低风险:≤0 分;中风险:1~2 分;高风险:3~8 分。

（2）PTE:起病特征多种多样,可无症状,或出现不明原因的呼吸困难、胸痛、胸闷或咯血,甚至直接表现为休克或猝死。妊娠期出现上述症状时应警惕并进一步诊治。诊断可参考非妊娠期人群 PTE 临床诊断的评分系统,详见表 5-8。

表 5-8 PTE 临床诊断的 Wells 评分表

项目	评分
有 DVT 的临床症状	3 分
其他诊断的可能性低于 PTE	3 分
心率 >100 次 /min	1.5 分
制动时间≥3 天,或者前 4 周内手术史	1.5 分
既往 DVT 和 / 或 PTE 病史	1.5 分
咯血	1 分
恶性肿瘤	1 分

注:低风险:<2 分;中风险:2~6 分;高风险:>6 分。

（3）辅助检查包括：D-D 二聚体、心电图、动脉血气分析、血管加压超声、CT 肺动脉造影（CTPA）、静脉造影、血栓弹力图、超声心动图、胸部 X 线片等。

（二）妊娠期风险评估

1. 妊娠期 VTE 均为高风险（红色），需转诊至有救治经验的三级医院或妇产科专科医院进行评估和处理。

2. 具有 VTE 高风险的人群，需根据导致风险评分增高的具体疾病进行相应的妊娠期风险评估。

（三）孕产期保健要点与处理原则

根据危险因素评分结果进行分层管理。

1. 妊娠期 动态评估 VTE 风险因素，并根据评分结果给予适宜的 VTE 预防措施。

（1）风险因素评分为 3 分者，妊娠 28 周开始应用抗凝药物；≥4 分者评估后即刻开始应用。抗凝药物持续应用至分娩前 24 小时。

（2）药物选择：首选低分子量肝素（LWMH），包括依诺肝素、达肝素、那屈肝素。

（3）药物剂量：在无明显禁忌证的情况下，高风险人群应采用标准预防剂量的 LWMH。对于体重过低或过高的孕产妇，可以根据体重适当调整。具体如下：依诺肝素 40mg/d、达肝素 5 000U/d、那屈肝素 0.4ml/d。反复发生 VTE 且长期口服抗凝药，或患有 APS 合并动静脉栓塞的患者，推荐孕期予以治疗剂量的 LWMH，具体如下：依诺肝素 40mg/12h、达肝素 5 000U/12h、那屈肝素 0.4ml/12h。特殊的抗凝治疗需经相关科室会诊后进行。

（4）孕期关注肝功能、出血倾向、血小板计数及骨质疏松等情况。

2. 分娩期 产前用药者，应在分娩前 24 小时停药，有产前出血风险者慎用。分娩期注意止血彻底，避免发生产后出血。

（1）针对妊娠期使用预防剂量 LWMH 的孕妇,如需急诊手术或分娩镇痛,在停药 12 小时内不宜行椎管内麻醉。

（2）针对妊娠期使用治疗剂量 LWMH 的孕妇,在停药 24 小时内不宜行椎管内麻醉。

（3）行椎管内麻醉者,若使用预防剂量的 LWMH,应在停药至少 12 小时后拔管,若为治疗剂量的 LWMH,应在停药 24 小时后拔管。拔管 4 小时内不注射 LWMH。如需产后早期开始抗凝者,建议产后立即拔管,辅以静脉镇痛。

3. 产褥期 是预防和治疗 VTE 最重要的时期。

（1）针对所有产妇,分娩后当天应在医师指导下尽早下床活动且避免脱水;如因病情需要暂时不能下床活动者,应尽可能采用被动运动、按摩、穿弹力袜等物理方法预防血栓形成。

（2）高危产妇应在分娩后开始应用 LWMH 抗凝:①无产后出血风险、无椎管内麻醉的情况下,分娩后尽早应用预防剂量的 LWMH。经阴道分娩者推荐于产后 4~6 小时开始,行剖宫产者,在产后 12 小时开始。②有产后出血风险者(包括产前出血、凝血功能障碍、进行性发展的伤口血肿、疑似腹腔内出血和产后出血),可穿弹力袜使用足部脉冲装置或间歇充气加压装置进行处理。待出血风险降低后,及时应用 LWMH 抗凝。

（3）高危因素评分为 2 分者应用至出院,≥3 分者应用至产后 7~10 天;明确 VTE 者需要长期行抗凝治疗,至少应用至产后 6 周,总疗程至少 3 个月;反复发生 VTE 者,需要考虑延长抗凝治疗时间,甚至终身抗凝治疗;有出血风险者慎用。特殊的抗凝治疗需经相关科室会诊后进行。

（4）VTE 的治疗:主要包括抗凝、溶栓、安装滤网等方法。需要及时请相关科室会诊,多学科联合救治。

总之,VTE 是导致孕产妇死亡的重要原因之一,早期预防和及时诊治是降低 VTE 相关孕产妇病死率的重要手段。孕产妇 VTE 的防治需要多部门、多学科共同参与,同时需要孕产妇及家属的积极配合。

第二节　分娩期并发症预防与处理原则

一、产后出血

胎儿娩出后 24 小时内,阴道分娩者出血 ≥ 500ml、剖宫产分娩者出血量 ≥ 1 000ml 为产后出血。严重产后出血是指胎儿娩出后 24 小时内出血量 ≥ 1 000ml。难治性产后出血是指经宫缩剂、持续性子宫按摩或按压等保守措施无法止血,需要外科手术、介入治疗甚至切除子宫的严重产后出血。

(一)诊断

1. 产后出血的诊断　关键在于对出血量有正确的测量和估计,错误低估将会丧失抢救时机。突发大量的产后出血易得到重视和早期诊断,而缓慢、持续的少量出血和血肿容易被忽视。出血量的绝对值不同体质量者临床意义不同,因此,最好能计算出产后出血量占总血容量的百分比,妊娠末期总血容量的简易计算方法为非孕期体质量(kg)× 7% ×(1+40%),或非孕期体质量(kg)× 10%。

2. 常用的估计出血量的方法

(1)称重法或容积法。

(2)监测生命体征、尿量和精神状态。

(3)休克指数法,休克指数 = 心率 / 收缩压(mmHg),见表 5-3。

(4)血红蛋白水平测定,血红蛋白每下降 10g/L,出血量为 400~500ml。但是在产后出血早期,由于血液浓缩,血红蛋白值常不能准确反映实际出血量。

(5)出血速度也是反映病情轻重的重要指标。重症产后出血情况包括:出血速度 >150ml/min;3 小时内出血量超过总血容量的 50%;24 小时内出血量超过全身总血容量。

3. 产后出血的病因诊断　产后出血的主要原因为子宫收缩乏力、胎盘因素、软产道损伤、凝血功能障碍,应根据阴道出血发生的时间、出血量、宫缩情况、胎盘胎膜完整性、软产道损伤情况，以及血液凝固情况等判断产后出血的原因。这四种原因可共存、互为因果或互相影响。

在阴道出血量与产妇休克征象不符合时，应鉴别羊水栓塞、腹腔内出血、宫腔积血或软产道血肿，结合临床检查分析，判断产后出血的原因，并及早给予针对性处理。

（二）预防

1. 加强产前保健　产前积极治疗基础疾病，充分认识产后出血高危因素，高危孕妇尤其是凶险性前置胎盘、胎盘植入者应于分娩前转诊到有输血和抢救条件的医院分娩。

2. 密切观察产程，避免产程延长和滞产。

3. 积极处理第三产程是预防产后出血的关键，包括预防性使用缩宫素、控制性牵拉脐带、预防性按摩子宫。

（1）预防性使用宫缩剂：是预防产后出血最重要的常规推荐措施，推荐的缩宫素用法为 10U 稀释后静脉滴注或者 10U 肌内注射，应用时机为头位胎儿前肩娩出后、胎位异常胎儿全身娩出后、多胎妊娠最后一个胎儿娩出后。酌情应用其他宫缩剂及止血药物。

（2）控制性牵拉脐带：可协助胎盘娩出，但并非预防产后出血的必要手段，仅在接生者熟练牵拉方法且认为确有必要时选择性使用。

（3）预防性按摩子宫：ACOG《产后出血实践公告》认为按摩子宫预防产后出血的效果尚不明确，有研究发现在低危人群中常规预防性按摩子宫并不能降低产后出血的发生率。我国 2014 年指南中指出，不推荐常规进行预防性子宫按摩来预防产后出血，但接生者应该在产后常规触摸宫底，了解子宫收缩情况。

4. 胎儿娩出后立即收集阴道出血，采用称重法和容积法相结合，准确测量产后 24 小时内各阶段的出血量。

5. 加强产后生命体征的监测

（1）阴道分娩后在产房密切观察 2 小时，回病房后继续常规观察，剖宫产术后应延长观察时间。

（2）观察内容：医护人员应定期观察测量血压、脉搏，有效按压宫底加强宫缩，记录宫底高度和阴道出血量，关注膀胱充盈情况，及时督促排尿。并注意产妇主诉，如阴道内疼痛、肛门坠痛、腰背痛等，可能提示有阴道血肿。同时向产妇及家属交代注意事项，发现异常症状及早处理。

（三）风险评估

1. 筛查产后出血高危因素

孕期要重视和筛查产后出血的高危因素，包括：

（1）个体本身因素：高龄初产妇或低龄孕妇；多孕、多产史。

（2）手术史：曾有多次子宫操作手术史如人工流产刮宫术、宫腔手术、子宫肌瘤剔除史、剖宫产手术史；生殖器发育不全或畸形者手术史。

（3）妊娠合并症：糖尿病、肝脏疾病、血液疾病等。

（4）妊娠并发症：多胎妊娠、巨大儿、羊水过多、妊娠期高血压疾病、子痫前期、前置胎盘，胎盘早剥，重度贫血，死胎、早产或胎膜早破合并感染。

（5）分娩期并发症：急产、产程过长、难产、过于紧张焦虑、手术助产、产道损伤等。

（6）药物使用：长时间镇静剂、宫缩抑制剂，如盐酸利托君。

对于有上述高危因素者，应在有一定抢救能力并有血源供应的医疗保健机构分娩，临产后做好备血，产程中更加严密的观察，积极预防，发现异常及时处理，第二产程建立静脉通道等，采取可行性的预防措施；产后 2 小时加强生命体征及阴道流血的观察。

产后出血的危险因素与常见原因见表 5-9。

表 5-9　产后出血的危险因素与常见原因

危险因素	导致病因	产后出血原因
羊水过多	子宫过度伸展	子宫收缩乏力
多胎		
巨大儿		
急产	子宫收缩乏力	
产程延长		
多产次		
贫血		
前次子宫手术史（剖宫产、肌瘤剔除）		
子痫前期		
发热，破膜时间延长	羊膜内感染	
子宫平滑肌瘤	子宫功能异常或解剖畸形	
前置胎盘		
胎盘早剥（子宫胎盘卒中）		
子宫畸形		
分娩时部分胎盘残留	妊娠相关物残留 胎盘异常 胎盘小叶或副胎盘残留	胎盘因素
前次子宫手术史（剖宫产、肌瘤剔除）		
多产次		
超声显示胎盘异常		
子宫收缩乏力	凝血块滞留	
急产	宫颈、阴道或会阴撕裂	软产道损伤
手术助产		
胎位不正	子宫切口延伸或撕裂	
深入衔接		
前次子宫手术史，梗阻性难产	子宫破裂	
多产次	子宫内翻	
子宫底部胎盘		

续表

危险因素	导致病因	产后出血原因
遗传性凝血功能障碍性疾病	既往病史	凝血功能障碍
肝脏疾病（包括肝炎、肝功能异常）		
妊娠期高血压疾病		
胎盘早剥		
皮肤瘀斑 高血压 胎儿死亡 发热 产前出血突发性休克	妊娠特有疾病	
	- 特发性血小板减少性紫癜	
	- 子痫前期性血小板减少症	
	-DIC	
	- 子痫前期	
	- 死胎	
	- 严重感染	
	- 胎盘早剥	
	- 羊水栓塞	
孕期应用抗凝剂	治疗性抗凝治疗	

2. 产后出血倾向的早期识别 胎儿娩出后至胎盘娩出前活动性出血≥100ml、或胎盘娩出后活动性出血≥200ml、或产后2小时内出血共达400ml、或产后24小时内出血≥500ml,要积极查找原因,及时处理。

3. 失血性休克的早期识别 监测生命体征及产妇症状,如产妇出现心率及脉搏加快、口渴、少尿等情况,应警惕早期休克的可能。

早期休克的识别:出血1 000ml之内一般为休克代偿期,应该在休克代偿期早期识别并积极纠正产后出血。失血性休克的症状及失血量情况如表5-10所示。

(四) 处理与管理

1. 一般处理 在寻找出血原因的同时进行一般处理,包括向有经验的助产士、上级产科医师、麻醉医师等求助；通知血库和检验科做好准备；建立双静脉通道，积极补充血容量；进行呼吸管理，保持气道通畅，必要时给氧；监测出血量和生命体征；留置尿管，记录尿量；交叉配血；进行基础的实验室检查（血常规、凝血功能、肝肾功能等）并行动态监测。

表 5-10　失血分级表

分级	休克指数（SI）	失血量（ml）	占血容量的比例（%）	心率（次/min）	血压	呼吸频率（次/min）	尿量（ml/h）	神经系统症状
Ⅰ（代偿性）	0.5~1	500~700	<20%	≤100	正常	14~20	>30	轻度焦虑
Ⅱ（轻度）	1	1 000~1 500	20%~30%	>100	下降	>20~30	>20~30	焦虑，易激动
Ⅲ（中度）	1~1.5	1 500~2 000	30%~50%	>120	显著下降	>30~40	5~20	萎靡
Ⅳ（重度）	1.5~2	2 500~3 500	50%~70%	>140	极度下降	>40	无尿	昏睡

2. 止血　应积极查找出血原因，针对出血原因，迅速止血。

（1）子宫收缩乏力：加强宫缩是止血的关键，可依次采取以下措施：

1）按摩子宫：可经腹壁按摩子宫或经腹经阴道联合压迫按摩子宫。

2）药物：包括缩宫素、卡贝缩宫素、前列腺素类药物（米索前列醇、卡前列素氨丁三醇、卡前列甲酯栓等）、麦角新碱，以及止血药物（如氨甲环酸）等。

3）手术治疗：

①宫腔填塞（水囊或纱条）。

②子宫压迫缝合术：如 B-Lynch 缝合术、方块缝合、Hayman缝合术等。

③经腹结扎（或栓塞）盆腔血管（包括子宫动脉上行支或双侧髂内动脉）。

④如有条件，可行子宫动脉栓塞术。

⑤上述方法无效时，行子宫切除术。

（2）胎盘因素

1）胎盘残留：有多次子宫腔操作史，分娩时人工剥离胎盘，或检查胎盘疑有胎盘残留时，应立即做宫腔搔扒，清除残留胎盘组织。

2）胎盘植入：若疑为胎盘植入，切忌强行剥离，根据植入的胎盘大小，可行宫腔填塞、压迫止血、局部切除缝扎（或压迫）止血，有条件者可行动脉栓塞，血止后进行化疗促进残留胎盘的娩出；若胎盘植入面积大，出血凶猛时，可行手术切除子宫。无能力进一步处理时，行宫腔填塞，开放静脉及时转院。

（3）软产道因素：应全面检查软产道（包括会阴、阴道、宫颈，必要时子宫下段），了解有无软产道损伤，对严重软产道损伤者，应及时进行出血点缝扎及裂伤缝合止血，缝合应在良好照明和必要的麻醉下，甚至在手术室进行。

（4）凝血功能障碍：出现凝血功能障碍时，首先应鉴别是产前已经存在的凝血障碍（肝功能异常或肝炎、凝血障碍的血液病、分娩死胎或感染分娩等），还是产时发生的羊水栓塞或消耗性凝血功能障碍。出现凝血功能障碍，应尽快输入成分血，补充凝血因子（血小板、新鲜冰冻血浆、冷沉淀、纤维蛋白原、凝血酶原复合物等），如发生羊水栓塞，则按羊水栓塞抢救处理。

3. 血容量的补充 在积极寻找出血原因，针对病因采取有效止血方法的同时，迅速建立静脉通道、输液、备血、纠正失血性休克。产后出血输血的目的在于增加血液的携氧能力和补充丢失的凝血因子。应结合临床实际情况掌握好输血的指征，根据产妇出血量、临床表现如休克相关的生命体征变化、止血情况和继续出血的风险、血红蛋白水平等综合考虑来决定是否输注。

应及时监测生命体征及尿量变化，收缩压≥100mmHg，脉搏<100次/min，尿量>30ml/h，血细胞比容>30%提示血容量充足。输液后生命体征无改善、血红蛋白≤70g/L、血细胞比容≤24%、或出血量达到或者超过1 500ml且持续出血伴有生命体征的异常（心动过速和低血压）时，应考虑输成分血（红细胞及新鲜冰冻血浆等）。

我国 2014 年关于产后出血的指南中,更强调在大量输注红细胞时,早期、积极的输注血浆及血小板以纠正凝血功能异常(无须等待凝血功能检查结果),而限制早期输入过多的液体来扩容（晶体液≤2 000ml,胶体液≤1 500ml）。产科大量输血在处理产后出血中的作用越来越受到重视,但目前并无统一的产科大量输血方案,按照国内外常用的推荐方案,建议红细胞、血浆及血小板以 1∶1∶1 的比例（10U 红细胞悬液 +1 000ml 新鲜冰冻血浆 +1U 机采血小板）输注。

4. 防治流程　产后出血的处理可分为预警期、处理期和危重期,分别启动一级、二级和三级急救方案。每个医院的产科都应有产科出血抢救预案,应包含四个关键要素：①对所有产妇产后出血的识别和预防；②对产后出血即刻做出反应；③对大量产后出血的多学科救治团队组建；④质量改善反馈流程。

若产后 2 小时出血超过 400ml,产后 24 小时内持续出血大于 500ml,或出现严重产后出血（20 分钟内或 1 小时内快速出血 1 500ml）,应及时启动抢救小组,积极寻找原因并处理,无进一步处理条件的,开放静脉通道快速补液,采取有效止血措施,减缓出血速度（必要时宫腔填塞水囊或纱布）,把握时机尽早转诊。如出血经积极处理无好转,应及时转诊。

是否转诊应结合当地的交通、血源、助产机构的技术能力来确定。

转诊条件包括：①产妇生命体征评估,能够耐受转诊；②转诊前与接诊单位充分的沟通、协调；③接诊单位具有相关的抢救条件。

二、羊水栓塞

羊水栓塞（amniotic fluid embolism ,AFE）的发病机制尚不十分明确,目前认为在母胎屏障被破坏后,羊水有形成分进入母体循环,一方面引起机械性的阻塞,另一方面母体将对胎儿抗原和羊水成分发生免疫反应,类似全身炎症反应综合征,导致肺动脉高压、肺水肿、严重低氧血症、呼吸衰竭、循环衰竭、心搏骤停及孕产妇严重出血、DIC、多器官功能衰竭等一系列表现。发病急骤,来势凶险,死亡率较高,难以预测。

(一)诊断

AFE 的诊断是以临床表现为基础的排除性诊断:

1. 必需全部符合以下5条

(1)急性发生的低血压或心搏骤停。

(2)急性低氧血症:出现呼吸困难、发绀或呼吸暂停。

(3)凝血功能障碍:实验室检测有血管内凝血因子消耗或纤溶亢进的证据;或不能解释的临床出现的严重出血。

(4)以上症状可发生在产程中,胎儿娩出前2小时及胎盘娩出后30分钟内;也可发生在剖宫产术中及术后;极少发生在孕中期引产、羊膜腔穿刺术中或外伤后。

(5)以上症状和体征不能用其他疾病解释。

2. 当孕产妇在分娩过程中或剖宫产手术中发生急性心、肺功能衰竭,伴有以下1种或几种情况时

低血压、心律失常、呼吸短促、抽搐、急性胎儿窘迫、心搏骤停、凝血功能障碍、孕产妇出血、前驱症状(乏力、麻木、烦躁、针刺感),应考虑 AFE 的可能。

3. 死亡孕产妇行尸体解剖,在肺小动脉内见胎儿鳞状上皮或毳毛,可支持 AFE 的诊断。

4. 需排除的诊断

(1)发生产后出血,但没有早期凝血功能障碍证据者。

(2)能够找到导致心肺功能衰竭的其他疾病者。

5. 诊断中注意要点

(1)母体血中找到胎儿或羊水成分不是诊断的必须依据。

(2)不具备 AFE 临床特点,仅依据实验室检查不能做出 AFE 的诊断。

（二）预防

羊水栓塞罕见，仅发生于体质特异的孕妇。羊水栓塞没有公认的危险因素，既无法预防。但是，在容易发生羊水栓塞的情况下，有意识地避免可能增加羊水栓塞风险的情景：

1. 羊水过多，不宜待其自然破水，可在宫口开大 2cm 时，控制性的实施人工缓慢放水。

2. 应用缩宫素或前列腺素引产时，严防宫缩过强。

3. 高龄孕妇、宫缩过强至急产时，应警惕产后羊水栓塞的早期症状和体征。

4. 剖宫产术中，破水时，尽量小切口，并保护好切缘的血管。

（三）风险评估

1. 尽管羊水栓塞没有公认的危险因素，无法预防，但是，羊水栓塞常在下列情况中容易发生，因此，阴道分娩或剖宫产手术前，应该分析是否具有发生羊水栓塞的可能风险：包括高龄初产或经产妇、羊水过多、前置胎盘、应用缩宫素（或前列腺素）引产/催产导致的宫缩过强、胎膜破裂后、产程较快或急产、剖宫产手术等。预测有明显羊水栓塞高风险的孕妇，应建议转到有急救能力的医院分娩。

2. 重视产程中（术中）的异常症状和体征，既是 AFE 的前驱症状。

（1）憋气、呛咳、呼吸急促、心慌、胸痛、寒战、头晕、恶心、呕吐、乏力、麻木、针刺样感觉、焦虑、烦躁、精神状态的改变及濒死感等。

（2）突发呼吸困难和/或口唇发绀、血氧饱和度下降、肺底部较早出现湿啰音、心动过速、低血压休克、抽搐、意识丧失或昏迷。

（3）胎儿娩出后无原因的即刻大量产后出血，且血不凝，并出现全身皮肤黏膜出血、血尿、消化道出血、手术切口及静脉穿刺点出血等 DIC 表现。

(四) 处理与管理

一旦考虑羊水栓塞可能时,迅速启动多学科救治团队。

1. 处理

(1) 呼吸支持:面罩给氧、无创面罩或气管插管辅助呼吸。

(2) 循环支持:针对低血压可选用去甲肾上腺素或血管加压素等增强外周血管张力,同时避免过度输液引发的左心衰、肺水肿。

(3) 解除肺动脉高压:首选罂粟碱,以及阿托品、氨茶碱、酚妥拉明等传统药物;多巴酚丁胺、米力农兼具强心、扩张肺动脉的作用,也是治疗的首选药物。如果肺动脉高压不能有效缓解,有条件可选择西地那非、前列环素以及一氧化氮等特异性舒张肺血管平滑肌的药物。

(4) 尽早使用大剂量糖皮质激素,尽管有争议,但用与不用均不为过。

(5) 心搏骤停时,应即刻进行标准的基础心脏生命支持(BCLS)和高级心脏生命支持(ACLS)等高质量的心肺复苏。未分娩的孕妇,应左倾 30° 平卧位或将子宫向左侧推,防止负重子宫压迫下腔静脉。

(6) 发生产后出血时,尽早进行凝血状态的评估,大量成分输血纠正 DIC。

(7) 子宫切除仅在各种止血手段均不能控制子宫出血时做出的最终选择,不应实施预防性的子宫切除。

(8) 产科处理

1) 若 AFE 发生在胎儿娩出前,抢救同时应及时终止妊娠,行阴道助产或剖宫产术。

2) 当孕产妇发生心搏骤停,胎儿已达妊娠 23 周以上,立即进行心肺复苏的同时准备紧急剖宫产术;如孕产妇心肺复苏 4 分钟后仍无自主心率,也可考虑行紧急剖宫产术,提高心肺复苏救治成功率。

(9) 正在分娩或刚刚分娩的产妇突发心肺衰竭时,鉴别诊断应包括羊水栓塞。不必进行特异性检查来确诊或排除羊水栓塞；血常规、凝血功能、血气分析、心电图、心肌酶谱、胸片、超声心动图、血栓弹力图、血流动力学监测等有助于 AFE 的诊断、病情监测及治疗。

2. 管理

（1）尽管羊水栓塞罕见，没有公认的危险因素，即无法预防。但因其一旦发生，死亡率高，应引起产科医生的高度重视；

（2）不断学习、总结、提高对羊水栓塞早期异常症状和体征的识别能力；

（3）多学科团队的参与救治，以及定期的羊水栓塞救治的演练，为羊水栓塞抢救成功提供组织和技术的保障。

三、子宫破裂

子宫破裂（rupture of uterus）是指子宫体部或子宫下段于妊娠期或分娩期发生破裂，是直接危及孕产妇和胎儿生命的严重并发症。按其破裂程度分为完全性破裂和不完全性破裂。不完全性子宫破裂指子宫肌层部分或全层破裂，但浆膜层完整，多由于剖宫产史，本次发生子宫下段瘢痕的裂开，发生率约为 0.3%。而子宫体部瘢痕（子宫体部剖宫产、子宫下段倒 "T" 形切口或子宫肌瘤剔除术）一旦发生破裂多为完全性子宫破裂，即子宫肌壁全层破裂。子宫破裂绝大多数发生于妊娠 28 周之后，分娩期最多见。

（一）诊断

1. 高危因素

（1）产科病史：子宫发育不良、多胎多产、多次人工流产史、子宫手术史（剖宫产史、肌瘤剔除术），特别是术后伴感染及切口愈合不良者、或有过损伤（子宫穿孔）的产妇等。

（2）有引产史（缩宫素或前列腺素）。

（3）产程异常：巨大儿、胎儿畸形、骨盆狭窄、软产道阻塞、胎位异常等因素导致产程受阻、头盆不称或阴道助产困难等。

2. 临床表现 主要表现为腹部疼痛和失血性休克的症状。

（1）妊娠期：有子宫瘢痕史，孕期突发剧烈腹痛，可伴有阴道出血和失血性休克的早期表现：恶心、呕吐、心慌不适等。

（2）分娩期：①先兆子宫破裂：产程中有梗阻性难产表现，子宫过强收缩，产妇疼痛难忍，子宫呈葫芦形，伴随每次宫缩，子宫的狭窄环上升，即"病理性缩复环"（pathological retraction ring）。②子宫破裂：产程中疼痛难忍，烦躁不安，宫缩间歇时也存在疼痛；产程进展阻滞；胎儿窘迫或胎儿死亡、心率加快，或休克指数升高或明显休克；或产妇在规律宫缩后突然剧烈腹痛后宫缩突然停止，疼痛暂时缓解，后出现全腹持续性疼痛，伴恶心、呕吐和阴道出血等。

（3）产后：出现腹痛，伴产后出血、心慌不适等。

3. 体征

（1）子宫呈葫芦形，下段压痛，随宫缩病理缩复环上升，导尿呈血尿，可能提示先兆子宫破裂。

（2）子宫体（或下段）有压痛，腹部有压痛、反跳痛，甚至有移动性浊音；或在腹腔触及清楚的胎体，或子宫旁出现异常包块，导尿呈血尿，肿块不消失。提示子宫完全破裂或不全破裂。

（3）生命体征有明显变化（休克指数 >0.5）。

（4）宫缩过强过频时，无法触清胎体，胎心减慢或消失。

（5）阴道检查宫口回缩，先露升高；产后宫腔探查，可及子宫肌壁的缺失或胎儿可经子宫裂口进入腹腔。

4. 辅助检查

（1）胎心监护：出现异常减速图形，提示胎儿窘迫。

（2）超声检查：可以协助诊断，腹腔内可见游离液体或子宫一侧出现不均质液性包块，或子宫体表面出现异常影像。但后壁的子宫破裂，超声诊断可能会受一定影响。

（3）血液检查：血红蛋白进行性下降，血小板和凝血功能随失血量的变化可出现进行性改变。

（二）预防

1. 孕期控制体重增重，避免胎儿过大，尤其有子宫瘢痕的孕妇，孕晚期应增加检查次数，应到有条件的医院提前住院待产。

2. 有剖宫产史的妇女生育间隔应在 2 年后为宜。孕期做好保健，防止腹部外伤。孕期一旦出现腹痛、阴道出血，应及时就诊。

3. 严格掌握缩宫素使用指征，须有专人监护，做好记录，严防发生宫缩过强。

4. 应用产程图严格监测产程，积极处理异常产程，一旦怀疑先兆子宫破裂，必须立即停止一切阴道操作，抑制子宫收缩，尽快剖宫产结束分娩，并明确诊断。

5. 正确掌握剖宫产、阴道助产及其他手术指征，熟练操作，阴道助产术后应认真检查宫颈、宫腔、阴道，对于发现的裂伤及时修补。

（三）风险评估

通过生命体征监测、腹部检查、阴道检查，了解既往剖宫产指征，明确本次剖宫产指征是否依然存在。有条件的，超声了解子宫瘢痕愈合情况，胎盘位置等；瘢痕子宫再次妊娠分娩应在有血源和能及时行急诊手术条件的医疗保健机构分娩。

1. 如本次不存在剖宫产指征，产妇的生命体征正常，腹部下段无压痛、胎心正常，宫口开大，先露已达坐骨棘平面"0"以下，在严密观察下进行阴道分娩。阴道分娩后，观察腹部体征、生命体征、阴道出血量；有任何异常及时处理，即刻宫腔填塞，开放静脉，无处理条件的应及时转院。

2. 如剖宫产指征依然存在，或休克指数 0.5~1、胎儿窘迫、腹部下段有压痛，阴道有出血，血尿，疑有先兆子宫破裂者，停止一切阴道操作，应用宫缩抑制剂（硫酸镁负荷量及维持量）；开放静脉通道，监测生命体征，尽快行剖宫产。对术中腹壁、腹腔粘连严重者或行子宫破裂修补术后者,在知情同意的情况下行输卵管结扎术。

(四) 处理与管理

1. 先兆子宫破裂　一旦发现,停止阴道操作,抑制子宫收缩,立即行剖宫产术。

2. 子宫破裂　在抢救休克的同时,无论胎儿死活均应尽快手术治疗。根据子宫破裂时间、破口情况、有无感染、患者情况及对生育的要求,决定实施子宫(不)全切术、裂伤修补术或并输卵管结扎术等。术前术后应给予大量广谱抗生素控制感染。

3. 严重休克者就地抢救,若必须转院需在抗休克治疗后进行。

4. 子宫破裂合并其他脏器损伤时,应与相关科室协作,做好脏器的修补术。

5. 子宫破裂多伴有严重的出血及感染,及时补充液体、成分血,维持血容量,积极进行抗休克治疗,应用大剂量广谱抗生素控制感染。术后必要时在重症监护病房做好重要脏器的监护和诊治,以改善预后。

四、胎儿窘迫

胎儿在宫内因急性或慢性缺氧或酸中毒危及其健康和生命的综合症状,为胎儿窘迫。急性胎儿窘迫多发生在分娩期,慢性胎儿窘迫发生在妊娠期,在临产后往往可表现为急性胎儿窘迫。胎儿窘迫是围产儿死亡的首要原因,是儿童智力低下的主要原因。

(一) 诊断

1. 急性胎儿窘迫　主要发生在分娩期。多因脐带异常、胎盘早剥、宫缩过强、产程延长及休克等引起。常伴有以下表现:

(1) 产时胎心电子监护的异常:胎心监护出现Ⅲ类图形;即

胎心率基线无变异,并出现复发性晚减、或复发性变异减速、或胎心率过缓(基线 <110 次 /min)、或出现正弦波型。

（2）羊水胎粪污染:单纯羊水粪染不是胎儿窘迫的证据,需结合胎儿监护进行评估。前羊水清亮,后羊水变为胎粪污染,并伴有胎心监护的异常,应考虑胎儿窘迫。

（3）胎动异常:缺氧早期可表现胎动频繁,继而减弱及次数减少,甚至消失;但产程中因有宫缩,对胎动的观察会受到一定影响。

（4）酸中毒:有条件采集胎儿头皮血进行血气分析,提高胎儿窘迫诊断的正确率及降低不必要的手术干预。酸碱度 pH<7.20(正常值 7.25~7.35),氧分压 PO_2<10mmHg(正常值 15~30mmHg),二氧化碳分压 PCO_2>60mmHg(正常值 35~55mmHg),可诊断为胎儿酸中毒。

2. 慢性胎儿窘迫　慢性胎儿窘迫主要发生在妊娠末期,常延续至临产并加重。慢性胎儿窘迫的主要临床表现为:

（1）胎动减少或消失:胎动 <10 次 /2h,或胎动数量减少 50%,或胎动幅度明显减弱,或胎动消失。

（2）产前胎儿电子监护异常

1）无应激试验（NST）:无反应型:①持续监护 20~40 分钟,胎动时心率加速≤15 次 /min,持续时间≤15 秒;或≥15 次 /min,持续时间≥15 秒的加速,不足 2 次。②≥32 周:超过 40 分钟,加速超过 15 次 /min,持续 15 秒的不足 2 次。③ <32 周:超过 40 分钟,加速超过 10 次 /min,持续 10 秒的不足 2 次。

2）胎儿心动过速,胎心基线率 >160 次 /min 或心动过缓,胎儿基线率 <110 次 /min;并持续 30 分钟。

3）胎心基线变异≤5 次 /min。

4）缩宫素激惹试验（OCT）:阳性:≥50% 宫缩伴发晚期减速。

（3）胎儿生物物理评分（BPP）低:≤4 分提示胎儿窘迫。

（4）羊水异常

1）羊水胎粪污染：羊水呈浅绿色，甚或为深绿色、棕黄色。

2）羊水量减少：妊娠晚期羊水最大暗区垂直深度（AFV）≤2cm 或羊水指数（AFI）≤5cm 诊断为羊水过少。

（5）脐动脉多普勒超声血流异常：脐动脉多普勒超声血流检测：脐动脉、大脑中动脉 S/D 比值（收缩期峰值流速 S 与舒张末期流速 D 比值），RI［阻力指数:(S-D)/S）］,PI［搏动指数:(S-D)/ 平均流速］。

1）脐动脉血流指数大于各孕周第 95 百分位数或超过平均值 2 个标准差。

2）脐动脉舒张末期血流频谱消失或倒置。

3）胎儿大脑中动脉 S/D 比值降低。

4）出现脐静脉或静脉导管搏动、静脉导管血流 a 波反向均提示胎儿严重缺氧，处于濒死状态。

（二）预防

目前未能找到一种手段可以准确预测胎儿可能发生缺氧以及缺氧的程度，能做的仅是严密监护、早期发现胎儿受损迹象，预防围产儿不良结局的发生。

1. 孕期保健

（1）动态筛查高危孕妇、并积极治疗妊娠并发症 / 合并症。

（2）胎动计数：是孕妇自我监护胎儿宫内安危的简便、经济、有效的方法。

1）每天早、中、晚自我监测各 1 小时的胎动。 对可能出现不良围产结局的高危孕妇，可自 26 周开始;低危孕妇孕 28 周后开始。

2）发现胎动异常及时就诊：如胎动＜10 次 /2h，或胎动减少 50%，或胎动幅度明显减弱。

（3）胎心电子监护：低危孕妇 36 周开始每周行 NST 一次。高危孕妇结合危险因素，可将 NST 酌情提前到 28~32 周，频次增加。

1）NST 正常,无高危因素,继续每天计数胎动。

2）NST 正常,有高危因素或临床怀疑胎儿生长受限（FGR）或羊水过少,24 小时内行生物物理评分（BPP）或羊水量检测,正常则继续每天计数胎动。

3）NST 不典型或异常,应用生物物理评分（BPP）和/或缩宫素激惹试验（OCT）以及羊水量尽快进行评价。

2. 产时保健

（1）针对妊娠并发症/合并症的高危孕妇,临产后应制订分娩三产程观察预案,及时发现产时窘迫的早期症状,及时处理。

（2）加强产时胎心电子监护,出现Ⅱ类图形,积极处理,加强观察,避免进展到Ⅲ类图形。

（3）关注羊水胎粪污染的变化,结合电子监护图形,及早发现产时窘迫,积极处理。

（三）风险评估

1. 引起胎儿窘迫的常见合并症/并发症

（1）急性胎儿窘迫:下列因素常在分娩期增加胎儿窘迫的风险:

1）胎盘:前置胎盘、胎盘早剥。

2）脐带:脐带异常,如绕颈、真结、扭转、脱垂、血肿、过长或过短,帆状附着、前置血管破裂等。

3）缩宫素使用不当导致的宫缩过频（5 次/10min）、不协调宫缩。

4）母体因素:①孕妇应用麻醉药及镇静剂过量,抑制呼吸;②母体并发症/合并症在产程中病情的变化,导致胎儿急性缺氧,如产时子痫、急性心衰、胎儿未娩出前的羊水栓塞,或仰卧位综合征等;③各种原因引起的休克。

（2）慢性胎儿窘迫:妊娠合并症/并发症增加妊娠晚期慢性胎儿窘迫的风险。

1）妊娠合并先天性心脏病伴心功不全,肺部感染、慢性肺功能不全、哮喘的发作及重度贫血等。

2）妊娠期高血压疾病、慢性肾炎、糖尿病、过期妊娠等。

3）胎儿严重心血管疾病、呼吸系统疾病、胎儿畸形、母儿血型不合、胎儿宫内感染、颅内出血及颅脑的损伤等。

2. 胎动减少或消失　胎动减少为胎儿缺氧的重要表现,应予以重视。临床常见胎动消失 24 小时后胎心消失。因此,发现胎动异常:如胎动 < 10 次 /2h,或胎动减少 50%,或胎动幅度明显减弱,应及时就诊。

3. 羊水胎粪污染

（1）Ⅰ度浅绿色,常见于胎儿慢性缺氧。

（2）Ⅱ度深绿色或黄绿色,提示胎儿急性缺氧。

（3）Ⅲ度棕黄色,稠厚,提示胎儿缺氧严重。

（4）当胎先露固定,前羊水清,产程中监护出现异常时,应在无菌条件下,在宫缩间歇时,稍向上推胎头,观察后羊水,若为Ⅱ～Ⅲ度,常提示产程中有急性缺氧。

4. 胎心电子监护的异常

（1）胎儿胎心基线率的异常:缺氧早期,表现为胎儿心动过速:宫缩间歇期听胎心,胎心率增快,>160~180 次 /min;缺氧晚期时表现为心动过缓,<110 次 /min。

（2）基线变异减小或消失 <5 次 /min,提示胎儿缺氧严重。

（3）NST 试验:可疑。

1）32 周后:超过 40 分钟,加速超过 15 次 /min ,持续 15 秒,未达 2 次。

2）32 周前:超过 40 分钟,加速超过 10 次 /min ,持续 10 秒,未达 2 次。

（4）CST（或 OCT）试验:可疑。间断出现重度变异减速或晚期减速;宫缩过频（5 次 /10min）;宫缩伴有胎心减速,超过 90 秒;或出现无法解释的监护图形。

5. 生物物理评分（BPP）可疑　BPP 评分 5~6 分,即可疑缺氧。

(四) 处理及管理

应进一步对母体、胎儿做出全面评价,包括无应激试验(NST)和／或生物物理评分(BPP),在采取干预措施前排除胎儿畸形。

1. 急性胎儿窘迫　采取果断措施,迅速改善胎儿缺氧状态,抢救胎儿生命。

(1)一般处理:　第一产程,改变体位,吸氧 10L/min,每次 30 分钟,间隔 5 分钟。第二产程持续吸氧。

(2)病因治疗:①产时加强对妊娠并发症／合并症的监护和病情处理(如对高血压、血糖、尿酮症等的监测及处理)。②因宫缩剂使用不当,出现的不协调性子宫收缩过强,应停用缩宫素,并给予哌替啶 100mg 肌内注射,也可给予硫酸镁肌内注射或静脉滴注抑制宫缩。

(3)尽快终止妊娠

1)宫口未开全,应立即行剖宫产,指征:

①胎心率 <110 次 /min 或 >180 次 /min,伴羊水污染 Ⅱ 度以上;

②羊水污染 Ⅲ 度,伴羊水过少;或伴有异常胎心监护;

③胎儿电子监护 CST 或 OCT 呈现Ⅲ类图形。

2)宫口开全,骨盆径线正常,胎儿头骨质已达坐骨棘平面以下 3cm,应尽快行阴道助产结束分娩。

3)无论阴道分娩或剖宫产均需做好新生儿复苏准备工作。

2. 慢性胎儿窘迫　根据病因、实际孕周、胎儿成熟度及缺氧程度决定处理。

(1)一般处理:左侧卧位,定时吸氧,积极治疗妊娠合并症／并发症。

(2)胎心电子监护:①出现不典型 NST 时,行 OCT 以预测产时子宫胎盘功能,同时结合临床情况,决定分娩时机和方式;

②不宜阴道分娩者不行 OCT,或孕 37 周前的孕妇不行 OCT,有诱发早产风险;③ OCT 应在具备施行急诊剖宫产条件的医疗机构进行。

（3）综合评估宫内安危:①胎动自我监护;②胎心电子监护（NST、OCT）;③ BPP,应用多项生物物理指标综合评估胎儿安危（更适于 37 周前）;④胎儿多普勒脐血流速度,一旦出现脐动脉舒张末期血流减少、缺失或反向时,应加强胎儿监护或考虑终止妊娠。

（4）期待疗法:孕周小,估计胎儿娩出后存活可能性小,尽量期待治疗以期延长胎龄,同时促胎肺成熟,争取成熟后终止妊娠。

（5）终止妊娠:妊娠近足月,胎动减少,OCT 出现频繁晚期减速或重度变异减速,羊水过少（AF≤2cm）,BPP 评分≤4 分,均应行剖宫产术终止妊娠。

第三节　产褥期并发症预防与处理原则

一、晚期产后出血

晚期产后出血是指产后 24 小时至 6 周内发现的生殖道大量出血,其出血量无界定,通常是指出血量超过产妇既往自身的月经量。

（一）诊断

晚期产后出血的主要原因为妊娠物残留、子宫复旧不全、感染、剖宫产切口愈合不良、生殖道血肿、子宫血管异常等。其病因常可并存或互为因果。如妊娠物残留或感染常同时伴有子宫复旧不全,感染严重时组织结构被破坏可导致动静脉异常交通。晚期产后出血的病因及临床特点如表 5-11 所示。

表 5-11 晚期产后出血的病因及临床特点

病因	具体内容	临床特点
妊娠物残留	胎盘、胎膜残留、蜕膜残留、胎盘植入	常见于产后 1~2 周,血性恶露时间长,反复阴道流血或突然大量阴道流血
子宫复旧不全	胎盘附着部位复旧不全	常见于产后 2~3 周,突发大量出血,子宫软且体积大于相应产褥阶段子宫
感染	子宫内膜炎、子宫肌炎	恶露异味,伴盆腔痛、发热等感染征象
	盆腹腔感染、产褥期败血症	感染的局部、全身症状及体征
剖宫产切口愈合不良	剖宫产切口感染、溃疡、裂开	常见于剖宫产术后 3~4 周,突然发生的无痛性大量新鲜阴道流血,并反复发作
生殖道血肿	外阴血肿、阴道血肿	外阴局部紫蓝色肿胀,触痛,可有直肠压迫症状
	阔韧带／腹膜后血肿	全身情况差,可引起失血性休克或腹腔内出血症状
子宫血管异常	子宫动静脉畸形、假性动脉瘤	无痛性的间歇性、不规则阴道流血或突发的大出血
其他	子宫及子宫颈肿瘤,妊娠期滋养细胞肿瘤,胎盘部位超常反应,全身性疾病,如血液系统疾病、肝脏疾病所致凝血功能障碍等	

(二) 风险评估

1. **初步评估** 对于晚期产后出血的患者,首先需进行失血量和生命体征的评估,因晚期产后出血常发生于院外,难以准确评估出血量,需仔细询问病史,并结合失血分级的主要参考指标进行失血量评估,如血压、心率、呼吸、体温、尿量等。其次对晚期产后出血的患者进行详细的体格检查,包括子宫轮廓、大小、是否存在压痛,阴道分娩者重点检查软产道,剖宫产者检查切口有无压痛,怀疑腹腔内血肿者检查有无腹部压痛、反跳痛、异常包括及移动性浊音,怀疑妊娠滋养细胞疾病者应行肺部听诊及生殖道局部检查,子宫颈检查排除子宫颈肿瘤所致出血可能。

2. **辅助检查** 包括实验室检查(如血常规、凝血功能、C 反应蛋白、绒毛膜促性腺激素等)、微生物检查、病理检查、超声检查、计算机断层扫描(CT)和磁共振成像(MRI)、数字减影血管造影（DSA）。

（三）处理与管理

晚期产后出血的处理，治疗方案取决于出血原因、严重程度以及产妇未来的生育要求。

（1）妊娠物残留：对于间歇性阴道流血不多、占位灶血流信号不明显、无感染征象者，可给予促进子宫收缩药物并密切随访；对于占位灶体积大（即使血流信号少）或占位灶血流信号丰富者建议行超声引导下清宫术。

胎盘植入行胎盘原位保留或清宫后仍有部分植入病灶残留者，一旦发生出血，在充分备血条件下可尝试清宫术，如胎盘植入面积大或植入深度深甚至穿透、短时间内大量出血无法控制者，应行子宫切除术。

（2）子宫复旧不全：原则上使用有效的子宫收缩药物促进子宫内膜修复，同时治疗并存的其他晚期产后出血情况。对于阴道长时间流血或大量流血、怀疑合并子宫内膜炎时，应给予抗生素抗感染治疗。

（3）剖宫产术后切口愈合不良：可先给予促宫缩药物、抗生素等保守治疗，若仍反复出血或者再次发生大出血者，均应尽快手术治疗。原则上以子宫全切为宜，若行子宫次全切除，保留的宫颈残端组织必须新鲜。

（4）生殖道血肿：血肿小且无增大趋势者可考虑保守治疗，包括镇痛、冰敷、止血药物和预防性抗生素应用。对于血肿较大、症状明显或伴有活动性出血者应在麻醉下进行切开并清除血肿。对于阔韧带／腹膜后血肿，可考虑髂内动脉栓塞术。

（5）子宫血管异常：包括子宫动静脉畸形、子宫动脉假性动脉瘤。通常累及子宫动脉及其分支，多与子宫血管损伤或感染有关，与其相关的产科操作主要包括剖宫产术、刮宫术、产钳助产等。对于怀疑子宫血管异常所致晚期产后出血者禁忌行刮宫术。对于血流动力学稳定、未破裂、无明显症状或出血持续但量较小的子宫血管异常者，可考虑保守治疗。当持续大出血或保守治疗失败时，子宫动脉栓塞术是一线治疗方案，同时可行血管造影。当子宫动脉栓塞术失败、持续大出血或血流动力学不稳定时,可行子宫切除术。

（6）妊娠滋养细胞肿瘤:包括侵袭性葡萄胎、绒毛膜癌、胎盘部位滋养细胞肿瘤和上皮样滋养细胞肿瘤。治疗采取以化疗为主、手术和放疗为辅的综合治疗。

（7）子宫及子宫颈肿瘤:常见为妊娠合并子宫肌瘤及子宫腺肌瘤。对于良性子宫及子宫颈肿瘤,以保守治疗为主,若保守治疗失败应及时手术去除子宫占位病灶。对于高度怀疑恶性子宫及子宫颈肿瘤者,按恶性肿瘤的诊疗原则处理。

二、产褥感染

产褥感染指分娩及产褥期生殖道受病原体侵袭,引起局部或全身感染,其发病率约6%。产褥病率指分娩24小时以后的10日内,每天测量体温4次,间隔时间4小时,有2次体温达到或超过38℃。产褥病率常由产褥感染引起,也可由生殖道以外感染如急性乳腺炎、上呼吸道感染、泌尿系统感染、血栓静脉炎等原因所致。产褥感染的病原体以溶血性链球菌最常见,多为混合感染。主要症状时发热、疼痛、异常恶露。对产后发热者,首先考虑产褥感染,再排除引起产褥病率的其他疾病。首选广谱高效抗生素,再依据细菌培养和药敏试验调整种类和剂量。

（一）诊断

1. 临床表现 发热、腹痛和异常恶露是最主要的临床表现。根据感染发生的部位将产褥感染分为以下几种类型:

（1）急性外阴、阴道、宫颈炎:①局部灼热、坠痛、肿胀,炎性分泌物刺激尿道可出现尿痛、尿频、尿急;②会阴切口或裂伤处针孔流脓。阴道与宫颈感染者其黏膜充血水肿、溃疡、化脓,可致阴道粘连,甚至闭锁;③如阴道前壁黏膜受压严重过久伴有感染,可使组织大片坏死脱落,形成膀胱阴道瘘或尿道阴道瘘;④病变局限者,一般体温不超过38℃,病情发展可向上或宫旁组织,导致盆腔结缔组织炎。

（2）剖宫产腹部切口、子宫切口感染:①剖宫产术后腹部切口的感染多发生于术后 3~5 天;②局部红肿、触痛、组织侵入有明显硬结,并有液体渗出,伴有脂肪液化者其渗出液可呈黄色油状,严重患者组织坏死、切口部分或全层裂开,或伴有体温明显升高,超过 38℃。

（3）急性子宫内膜炎、子宫肌炎:①为产褥感染最常见的类型,由病原体经胎盘剥离面侵犯至蜕膜所致者为子宫内膜炎,侵及子宫肌层者为子宫肌炎,两者常互相伴随。②临床表现为产后 3~4 天开始出现低热、下腹疼痛及压痛、恶露增多且有异味,严重者出现寒战、高热、头痛、心率加快、白细胞及中性粒细胞增高,有时因下腹部压痛不明显及恶露不一定多而容易误诊。③当炎症波及子宫肌壁时,恶露反而减少,异味亦明显减轻,容易误认为病情好转。④感染逐渐发展可于肌壁间形成多发性小脓肿,B 超显示子宫增大复旧不良、肌层回声不均并可见小液性暗区,边界不清。如继续发展,可导致败血症,甚至死亡。

（4）急性盆腔结缔组织炎、急性输卵管炎:①多继发于子宫内膜炎或宫颈深度裂伤,病原体通过淋巴道或血行侵及宫旁组织,并延及输卵管及其系膜;②临床表现主要为一侧或双侧下腹持续性剧痛,妇科检查或肛查可触及宫旁组织增厚或有边界不清的实质性包块,压痛明显,常伴有寒战和高热;③炎症可在子宫直肠窝积聚形成盆腔脓肿,如脓肿破溃则向上播散至腹腔;④如侵及整个盆腔,使整个盆腔增厚呈巨大包块状,不能辨别其内各器官,整个盆腔似乎被冻结,称为"冰冻骨盆"。

（5）急性盆腔腹膜炎、弥漫性腹膜炎:①炎症扩散至子宫浆膜层,形成盆腔腹膜炎,继续发展为弥漫性腹膜炎,出现全身中毒症状:高热、寒战、恶心、呕吐、腹胀、下腹剧痛,体检时下腹明显压痛、反跳痛。②产妇因产后腹壁松弛,腹肌紧张多不明显。③腹膜炎性渗出及纤维素沉积可引起肠粘连,常在直肠子宫陷凹形成局限性脓肿,刺激肠管和膀胱导致腹泻、里急后重及排尿异常。④如病情不能彻底控制可发展为慢性盆腔炎。

（6）血栓性静脉炎:特殊细菌(厌氧菌和类杆菌)分泌肝素酶分解肝素导致高凝状态,加之炎症造成的血流淤滞静脉脉壁损伤致血栓性静脉炎。常见的发生部位有盆腔、下肢和颅内等。①盆腔血栓性静脉炎常累及卵巢静脉、子宫静脉、髂内静脉、髂总静脉及下腔静脉,多为单侧,多发生在产后1~2周,与产妇血液呈高凝状态和产后卧床过久有关。临床表现为继子宫内膜炎之后出现寒战、高热,且反复发作,可持续数周,诊断有一定的困难。②下肢血栓性静脉炎多位于一侧股静脉和腘静脉及大隐静脉,表现为弛张热,下肢持续性疼痛,局部静脉压痛或触及硬索状包块,血液循环受阻,下肢水肿,皮肤发白,称为股白肿。可通过彩色多普勒超声血流显像检测出。③颅内血栓性静脉炎发生率低,高危因素有剖宫产,水、电解质、酸碱平衡紊乱,妊娠期高血压疾病。MRI和经颅彩色多普勒检查有助于诊断。

（7）脓毒血症及败血症:病情加剧,细菌进入血液循环引起脓毒血症、败血症,尤其是当感染血栓脱落时可致肺、脑、肾脓肿或栓塞死亡。

2. 辅助检查 超声检查、CT、磁共振等检测能够对感染形成的炎性包块、脓肿等病变进行定位并做出定性诊断。检测血清C反应蛋白升高,有助于早期诊断感染。通过宫腔分泌物、脓肿穿刺物、后穹窿穿刺物作细菌培养和药物敏感试验,必要时需作血培养和厌氧菌培养。病原体抗原和特异抗体检测可以作为快速确定病原体的方法。

（二）预防

1. 妊娠期 ①加强孕产期健康教育,保持全身及外阴清洁,妊娠晚期避免性交;②根据《中国居民膳食指南2022》中孕期及哺乳期营养指导,保证孕妇营养供给。孕期适当活动,增强体质。有外阴阴道炎和宫颈炎者应及早治疗。

2. 分娩期 ①临产前注意避免胎膜早破。②产程异常者要及早处理,避免滞产、产道损伤、产后出血等引起感染的诱因。③接产中严格无菌操作,正确掌握手术指征。④施行剖宫产,应执行国家抗菌药物的预防用药指导原则。⑤产后严密观察,对可能发生产褥感染者,应预防应用抗生素。产后控制探视者的数量和时间,对陪护者进行必要的医学指导。

3. 产房和手术室　①应严格遵循《医疗消毒供应中心管理规范》和《医疗消毒供应中心基本标准》中的相关规定,对分娩和手术的器械浸泡消毒液每天应核实其浓度、器械浸泡时间等。②病房内的管理严格执行医院感染管理标准,对患者床单及病号服及时更换,用湿式清扫地面,地面每天用消毒液湿拖2次。③定期对物品表面、医务人员的手及病室空气做细菌培养。

(三) 风险评估

按照"孕产妇妊娠风险评估与管理工作规范",产褥感染的评估分级为"橙色"(较高风险);若产褥感染导致严重内外科疾病,如脓毒血症和败血症等存在致死可能的情形,则应按"红色"(高风险)管理。

(四) 处理与管理

1. 处理原则　一旦诊断应积极处理,否则病情加剧随时可致患者感染性休克、多脏器功能衰竭而死亡。治疗原则是抗感染、局部病灶处理、手术或中药等治疗,辅以整体护理(图20-1)。

(1) 一般治疗:半卧位以利脓液流于陶氏腔,使之局限化。进食高蛋白、易消化的食物,多饮水,补充维生素,纠正贫血、水电解质紊乱。发热者以退热处理。

(2) 药物治疗:①抗感染治疗。首选广谱高效抗生素,如青霉素、氨苄青霉素、头孢类抗生素等,然后根据药物敏感试验报告调整抗生素。②血栓性静脉炎的治疗。对既往有血栓栓塞史,产后在抗感染同时,加用肝素,维持4~7日。亦可加用活血化瘀中药以及溶栓类药物。

(3) 手术治疗:①局部病灶的处理。积极抗感染后有宫腔残留者应予以清宫,对外阴或腹壁切口感染者可采用物理治疗,有脓肿者应切开引流,盆腔脓肿者行阴道后穹窿穿刺或切开引流。②子宫感染。经积极的抗感染治疗无效,病情继续扩展恶化者,尤其是出现败血症、脓毒血症者,应果断及时地行子宫全切术或子宫次全切除术,以清除感染原,拯救患者的生命。

2. 管理

（1）对妊娠风险分级为"橙色"的孕产妇——产褥感染者，应当建议其在县级及以上危重孕产妇救治中心接受治疗，有条件的原则上应当在三级医疗机构治疗。

（2）对妊娠风险分级为"红色"的孕产妇——产褥感染导致严重内外科疾病者，原则上应当在三级医疗机构治疗。

三、产后抑郁症

（一）定义

产后抑郁症（postnatal depression，PD）是产褥期常见的心理行为异常，一般指产后 6 周内第一次发病（既往无精神障碍史），以情感或心境持续低落为基本特征的一组精神障碍，可伴有思维和行动的改变及躯体症状。典型的产后抑郁常于产后 2 周内发病，产后 4~6 周逐渐加重，有 25%~50% 的患者可持续至产后 6 个月甚至更长时间。

（二）临床表现

以情绪低落为主，伴有兴趣减退、注意力下降、苦闷、沮丧；心情抑郁，容易困倦，经常流泪和哭泣；与丈夫及家人的关系比较紧张，过分自责，缺乏自信心；对生活缺乏主动性，不愿意喂养婴儿，不会照顾婴儿或能力下降；容易出现入睡困难或多梦、早醒等睡眠障碍的症状，食欲下降等。

（三）预防与保健

1. **加强孕期保健**　定期进行孕期检查与保健管理，对孕产妇提供全程高质量的温馨服务，对相应生理或心理问题及时给予咨询和指导；加强分娩支持力度，如家属及医务人员关爱与帮助、陪伴分娩、导乐分娩等；改善住院环境和居住环境；产后进行心理支持和放松指导与训练等。

2. **健康教育和保健指导**　利用孕妇学校、孕期产前检查、产后住院期间、产后访视、产后 42 天及产后 3~6 个月健康检查等机会对孕产妇及其家人进行有关心理保健的健康教育和咨询指导。主要内容包括孕产期心理保健的意义、孕产妇的心理变化特点、常见的心理问题及影响因素、抑郁焦虑等症状识别、常用心理保健方法及家庭成员的支持等。

3. **高危识别** 高危因素包括产妇有精神病史或家族史、不良孕产史、孕期合并症／并发症、新生儿患病住院母婴分离、睡眠障碍、婚姻关系不和谐、配偶有家庭暴力或不良行为（吸毒、酗酒等）、产后缺乏家人支持和照顾等情况。

4. **心理保健** 开展孕期及产后心理保健服务不仅可改善产妇心身健康状态，还有利于婴儿早期发展。运用人际交流和咨询技巧，具备认真倾听、尊重他人、理解他人的感受和经历的同理心。尽可能解答孕产妇的疑虑和问题，提供与孕产妇和婴儿健康相关的可操作和实用的指导建议。对筛查异常者做好随访。

（四）处理原则

1. **筛查与测评** 在产后住院期间、产后访视、产后 42 天及产后 3 ～ 6 个月健康检查时，均需询问产妇是否有紧张、焦虑、抑郁等不良情绪，识别产妇是否存在有高危因素，对所有产妇进行产后抑郁量表进行测量与评估。对有情绪不良的产妇或高危产妇，建议选用相应的心理健康状况测评量表进行测评。常用的心理自评量表包括：爱丁堡产后抑郁量表（Edinburgh postnatal depression scale，EPDS）、患者健康问卷（primary health questionnaire，PHQ-9）、广泛性焦虑量表（generalized anxiety disorder，GAD-7）等。产后 42 天检查时常规应用心理健康自评量表进行筛查，建议产后 1 年内至少筛查 1 次。

2. **异常处理与指导** 对筛查异常者做好随访工作。当产妇 EPDS 评分为 9~12 分或 PHQ-9 和 GAD-7 评分为 5~9 分时，妇产科／妇幼保健医护人员可根据引起产妇紧张焦虑和抑郁的具体问题进行心理咨询和指导，提高其认知能力和水平，并指导产妇学习自我心态调整的方法，如转移情绪、释放烦恼、与亲朋好友交流，以及放松训练如瑜伽、冥想等。对于 EPDS 评分≥13 分或 PHQ-9 和 GAD-7 评分≥10 分的产妇，妇产科／妇幼保健医生要及时转诊至精神心理专科医生。

3. 治疗措施

（1）心理干预：包括认知疗法、心理支持疗法、行为疗法、放松疗法等。

（2）抗抑郁药物治疗。

（3）中国传统医药：针灸、中草药等。

（4）中西医药物结合。

（5）其他：电休克治疗、音乐疗法等。

产后抑郁症产妇应接受规范专科治疗和连续随访，随访与保健应持续产后 1 年。

第四节　妊娠合并传染性疾病预防与处理原则

一、妊娠合并重症肺炎

重症肺炎（severe pneumonia,SP）是由肺组织（细支气管、肺泡、间质）炎症发展到一定疾病阶段，恶化加重形成，引起器官功能障碍甚至危及生命。重症肺炎具有起病急、进展快、并发症多等特点，病死率高达 30%~50%。妊娠期间因母体呼吸系统生理性变化及免疫抑制状态，一旦感染肺炎，极易发展为重症，可导致呼吸衰竭、感染性休克、多器官功能障碍综合征、早产、胎儿宫内窘迫、死胎等，严重危害母儿安全。

（一）诊断

妊娠合并重症肺炎患者最初的临床表现可能较为隐匿，并且易与正常妊娠的一些症状混淆，因此容易误诊。对于主诉有胸闷、气短的患者，早期应予以关注；而发热、寒战、胸痛、咳嗽和呼吸困难等症状多在病程后期出现。体格检查非常重要，应仔细检查病人的体征。绝大多数妊娠合并重症肺炎患者胸部影像学会发生明显变化，包括胸腔积液、肺不张、肺部浸润和肺水肿等。应根据病情及早进行 X 线或 CT 等胸部影像学检查,不可过于考虑对胎儿的影响而延误诊治。完善血常规、肝肾功能、尿常规、C 反应蛋白、血气分析、血培养、痰培养和痰中病原学检测。需注意的是,妊娠合并重症肺炎患者的血培养往往很少有阳性结果,易出现临床表现与培养结果不一致的现象。

参照 2016 年中华医学会呼吸病学分会制订的中国成人社区获得性肺炎诊断和治疗指南,其中重症肺炎诊断标准如下:符合下列 1 项主要标准,或 ≥3 项次要标准。主要标准:①需要气管插管行机械通气治疗;②脓毒症休克经积极液体复苏后仍需要血管活性药物治疗;次要标准:①呼吸频率≥30 次 /min;②氧合指数≤250mmHg(1mmHg=0.133kPa);③多肺叶浸润;④意识障碍和 / 或定向障碍;⑤血尿素氮≥7.14mmol/L;⑥收缩压 <90mmHg 需要积极的液体复苏。

妊娠合并重症肺炎的诊断需要与肺栓塞、过敏性肺炎、急腹症及心功能不全等疾病进行鉴别。

(二)预防

1. 孕妇为肺炎感染的高危人群,目前尚无效果确切的药物及疫苗可用于妊娠期预防感染,必须做好个人防护工作,始终保持良好的个人卫生习惯,减少参加集会及聚餐等,注意勤洗手、戴口罩。

2. 注意休息,避免劳累,适度加强锻炼,增强体质,提高抵抗力。

3. 有发热、咳嗽、气短等不适及时就医,按症处理。

4. 确诊肺炎后,应尽早开始抗感染治疗,避免因治疗不及时发展为重症肺炎。

(三)风险评估

及时准确评估病情,对指导重症肺炎治疗极为重要。判断病情轻重有多种方法,目前国内外常用并比较简便有效的是 CURB-65 评分,由意识障碍、血尿素氮升高(>7.1mmol/L)、呼吸频率加快(>30 次 /min)、低血压(<90/60mmHg)和年龄 >65 岁 5 项组成,每项评 1 分。评分为 0 分、1 分、2 分时,30 天的死亡率分别为 0.7%、2.1%、9.2%, 当评分为 3 分、4 分、5 分时, 30 天死亡率分别为 14.5%、40%、57%。由于重症肺炎病情变化迅速、进展快、预后差,确诊后建议尽早转入 ICU 病房规范治疗;同时,应强调对病情进行动态评估。

(四) 处理与管理

妊娠合并重症肺炎的治疗与成人重症肺炎治疗原则一致,早期诊断并综合治疗。

1. 抗感染治疗 首次抗生素应在确立诊断并安排病原学检测后尽早给予,需根据患者年龄、临床特点、实验室及影像学检查结果,以及我国不同地区病原流行病学分布特点与耐药性,选择合适的广谱抗生素和给药方案经验性用药。同时还需结合抗菌药的药代／药效学特点以达到最好的治疗效果。一旦获得病原学结果后,进行目标性治疗。对于孕妇,应避免使用潜在致畸或对胎儿有其他不良影响的药物。

2. 综合辅助治疗 呼吸支持,包括无创持续正压通气、必要的气管插管、机械通气等。液体复苏,保证水、电解质平衡;营养支持,在血流动力学稳定后的 24~48 小时内给予肠内营养有助于维持肠黏膜完整;免疫调节,糖皮质激素能够抑制炎性介质的渗出,降低合并感染性休克患者的病死率,但疗效并不确切;防治多器官功能衰竭。此外,雾化、体位引流、胸部物理治疗等辅助治疗也可用于重症肺炎的治疗。

3. 产科处理 妊娠合并重症肺炎进展迅猛,在产科处理方面强调个体化原则。应根据孕周、疾病严重程度、胎儿情况及家属意愿综合判断。对于妊娠晚期合并重症肺炎的患者应尽早终止妊娠以降低循环血量,缓解呼吸困难,降低胎儿宫内感染风险,也为抢救患者争取时间;对于妊娠中期合并重症肺炎的患者,应密切监测母胎情况,包括胎心监护、胎儿超声、评估胎儿宫内感染指征,必要时终止妊娠。

二、妊娠合并母婴传播性疾病

母婴传播性疾病系指妇女感染了某些病毒或微生物,在怀孕期间,可以通过胎盘、产道或哺乳传染胎、婴儿,造成儿童感染的一组疾病。常见的母婴传播性疾病有艾滋病、梅毒和乙型肝炎等。对艾滋病、梅毒和乙肝感染孕产妇及所生婴儿实施综合、有效的干预措施,可以最大限度地降低母婴传播的风险。

(一)妊娠合并艾滋病

AIDS 又称艾滋病,是由人类免疫缺陷病毒(HIV)感染引起的性传播疾病。HIV 感染引起 T 淋巴细胞损害,导致持续性免疫缺陷,多器官机会性感染及恶性肿瘤,最终导致死亡。人类免疫缺陷病毒可通过胎盘血液循环造成宫内感染,分娩过程中接触的产道分泌物、血液及产后的母乳喂养亦可感染新生儿。由于妊娠期孕妇的免疫功能降低,因此,妊娠期感染人类免疫缺陷病毒后,病情发展较为迅速,症状较重。人类免疫缺陷病毒可通过胎盘血液循环造成宫内感染,分娩过程中接触的产道分泌物、血液及产后的母乳喂养亦可感染新生儿。HIV 感染之孕妇在妊娠期可通过胎盘传染给胎儿。或分娩时经软产道及出生后经母乳喂养感染新生儿。

1. 诊断要点 人类免疫缺陷病毒感染妇女多数情况没有明显不适和临床症状。要结合产前检查,进行相关检测,尽早发现艾滋病感染孕产妇。艾滋病诊断需结合以下三方面,进行综合分析,慎重做出诊断。

(1)流行病学史:既往感染史;不安全性生活、静脉注射毒品、输入未经检测的血液或血液制品、艾滋病感染配偶或有职业暴露史者等与艾滋病相关的危险行为。

(2)临床表现:可能无明显症状或不适。临床诊断分为 HIV 感染早期、HIV 感染中期和艾滋病期三个时期,各期诊断标准和临床表现不同。

(3)实验室检查:对初次接受孕产期保健的孕产妇,应当首先进行 HIV 抗体筛查试验。筛查试验按照流程分为初筛试验与复检试验。初筛试验结果无反应,依据检测方法出具 HIV 抗体或 HIV 抗体抗原阴性报告;初筛试验有反应者进入复检试验,复检试验均无反应出具 HIV 抗体或 HIV 抗体抗原阴性报告,复检试验有反应者尽快进行补充试验,并依据补充试验结果进行报告。

对临产时才寻求孕产期保健服务、艾滋病感染状况不明确的孕产妇,尽快同时应用两种不同厂家或不同原理的检测试剂进行筛查(要求30分钟内出检测结果),根据筛查检测结果及时提供后续服务。

2. 各期保健要点与处理原则 感染孕产妇的保健服务,除基本保健服务项目外,还要根据艾滋病疾病特点和防治需求(如确定治疗方案、治疗流程等),确定增加的孕期保健内容,促进预防母婴传播干预措施落实。

(1)孕早期

1)评估感染状况,确定疾病分期。艾滋病感染需通过病毒载量、CD4$^+$T淋巴细胞检测和临床症状,综合评估孕产妇HIV感染分期,必要时可转介到专科机构,进行评估。

2)提供健康教育和咨询。向所有感染孕产妇及其家人提供多种形式的健康教育和面对面咨询,使他们充分了解感染艾滋病对本人及胎、婴儿的危害,获得实施预防母婴传播干预措施的信息;建议感染孕妇的性伴侣应进行相应检测和治疗。

3)提供充分的咨询服务。艾滋病感染不应作为终止妊娠的指征。对于知情选择终止妊娠者,应尽早实施终止妊娠手术,术后给予有效的避孕方法指导。对于艾滋病感染孕产妇单阳家庭,应建议其做好预防防护措施,减少家庭配偶间传播。

4)根据妊娠风险评估和高危孕产妇管理原则,将符合高危孕产妇管理条件的感染孕产妇纳入专案管理,提供常规孕产期保健,并加强随访。

5)根据艾滋病感染孕产妇的感染状态(症状和检测结果),结合既往抗病毒药物应用情况,确定、选择合适的抗人类免疫缺陷病毒治疗方案。

对于孕期发现艾滋病感染孕产妇,应当立即给予抗病毒治疗,可选择以下三种方案中的任意一种:

方案一:替诺福韦(TDF)+拉米夫定(3TC)+洛匹那韦/

利托那韦（LPV/r）。

方案二：替诺福韦（TDF）+ 拉米夫定（3TC）+ 依非韦伦（EFV）。

方案三：齐多夫定（AZT）+ 拉米夫定（3TC）+ 洛匹那韦 / 利托那韦（LPV/r）。

孕前已接受抗病毒治疗的孕产妇，根据病毒载量检测结果进行病毒抑制效果评估。如病毒载量小于 50 拷贝 /ml，可保持原治疗方案不变；否则，酌情调整抗病毒治疗用药方案。

对于孕晚期（孕 28 周之后）发现的艾滋病感染孕产妇，有条件的情况下推荐使用：替诺福韦（TDF）+ 拉米夫定 [3TC/ 恩曲他滨（FTC）] + 整合酶抑制剂。

6）提供心理支持和综合关怀服务。帮助感染孕产妇应对可能遭受到的歧视；在提供服务的各个环节，注意尊重感染孕妇及家庭的意愿，并为其保密。

7）对于病情严重或诊断及治疗困难的感染孕产妇，应将其转诊到上级机构或专科医院进行进一步的诊治。

（2）孕中期

1）继续进行高危孕产妇专案管理。及时诊治孕期并发症、合并症；监测胎儿生长发育，及时纠正宫内发育迟缓等情况；加强孕期营养监测和指导，提高免疫力。

2）指导艾滋病感染孕产妇坚持服用抗病毒药物，帮助应对药物可能产生的副作用，提高依从性。密切观察与感染有关的症状、体征以及治疗效果。HIV 感染孕妇用药过程中应进行病毒载量、CD4$^+$T 淋巴细胞计数及其他相关检测（包括血常规、尿常规、肝功能、肾功能、血脂、血糖等）。

3）孕期避免羊水穿刺、胎儿镜等有产科创伤性检查。

4）提供并指导感染孕产妇在孕期性生活中正确使用避孕套，避免传播对方或重复感染。

（3）孕晚期

1）结合产前检查为所有感染孕产妇及其家人，提供充分的咨询，以使他们了解住院分娩对保护母婴安全和提供预防母婴传播干预措施的作用,及早确定分娩医院。

2)为艾滋病感染孕产妇及其家人提供喂养方式选择的评估。告知人工喂养可以降低母婴传播风险的信息,帮助选择人工喂养的孕产妇做好准备,包括获得代乳品、心理准备等。

3)对于来自疫情严重地区以及有高危行为者,建议再次进行艾滋病检测,判断妊娠期间有无感染,发现感染者,立即给予后续治疗和干预。

(4)分娩期

1)对于没有经过任何孕期保健和相关检测,临产时才来医院进行分娩的产妇,应尽快进行艾滋病筛查,根据检测结果进行处理。

2)临产时才寻求孕产期保健服务、艾滋病感染状况不明确的孕产妇,尽快同时应用两种不同厂家或不同原理的检测试剂进行筛查(要求 30 分钟内出检测结果),根据筛查检测结果及时提供后续服务。若孕产妇 HIV 抗体筛查结果阳性,应视为可能感染,在送血进行确认试验的同时,立即给予抗病毒药物治疗;在药物使用前与孕产妇及家人进行充分的讲解和咨询,告知检测的不确定性以及及早应用抗病毒药物对避免新生儿感染的好处。

3)孕期提供充分的咨询,帮助感染孕妇及其家人尽早确定分娩医院,及时到医院待产。艾滋病感染不作为实施剖宫产的指征。对于孕早、中期已经开始抗病毒治疗、规律服用药物、没有艾滋病临床症状,或孕晚期病毒载量 <1 000 拷贝 /ml,或已经临产的孕产妇,不建议施行剖宫产,避免紧急剖宫产。

4)绘制产程图,密切观察产程的变化,及时处理滞产等问题。若出现胎膜早破或临产早期胎膜破裂,也应积极处理,缩短产程。

5)助产时应避免可能增加母婴传播机会的损伤性操作,如人工破膜、会阴侧切、产钳或吸引器助产等。

6)产前检查和分娩过程中尽量避免可能增加母婴传播危险的损伤性操作,包括会阴侧切、人工破膜、宫内胎儿头皮监测、使用胎头吸引器或产钳助产等。应严密观察并积极处理产程。尽可能减少新生儿接触母亲血液、羊水及分泌物的时间和机会。

7）新生儿娩出后尽快用吸耳球或吸痰管清理呼吸道，动作应轻柔，减少呼吸道黏膜损伤。尽快用流动温水清洗新生儿，若无条件，可用湿纸巾仔细擦拭新生儿皮肤表面的母体血液和体液，特别是颈部、腋下等褶皱部位。避免脐带结扎时新生儿接触污染的血液和体液，脐带要严格消毒。注意保温。

8）对所有的艾滋病感染孕产妇及所生新生儿进行母婴传播风险评估，以确定新生儿预防治疗方案。风险评估依据孕产妇抗病毒治疗、实验室检测等情况，将所生新生儿分为高暴露风险新生儿和普通暴露风险新生儿。普通暴露风险新生儿应当在出生后 6 小时内尽早开始服用抗病毒药物。如选择母乳喂养，应当首选 NVP 方案。高暴露风险新生儿应在出生后 6 小时内尽早开始服用三联抗病毒药物至出生后 6 周。

9）对艾滋病感染孕产妇所生新生儿于出生后 48 小时内、6 周和 3 个月时，分别采集血标本，进行新生儿艾滋病感染早期诊断检测（核酸检测）。两次核酸检测结果阳性，可诊断为人类免疫缺陷病毒感染。

10）医务人员助产过程实施标准防护措施，尽量减少接触感染的血、体液的机会。一旦发生职业暴露应该立即报告，局部紧急处理，并进行综合评估后，采取预防治疗措施。

（5）产褥期

1）帮助选择适合的喂养方式。针对 HIV 感染产妇，医务人员应当根据艾滋病感染孕产妇及其家人对婴儿喂养的知识和技能、可接受性、可负担性、可持续性、获得专业指导的可及性等条件进行综合评估，给予科学的喂养指导，保障婴儿健康饮食和营养充足。对选择人工喂养的，指导其正确冲配奶粉和清洁消毒器具。对选择母乳喂养的，要做好咨询指导，强调喂养期间母亲应当坚持服用抗病毒药物，指导正确的母乳喂养和乳房护理。

2）指导产妇在产褥期采取避免接触产母血、体液的措施，预防疾病家庭内传播。措施包括：护理人员在接触产妇的血、体液时应该戴手套；当手部皮肤有破损时应避免操作；安全处理沾有血、体液的衣物和物品。

3）指导产妇及其家人坚持安全性生活，坚持用安全套。产后性生活时要及时采取避孕措施，避免意外妊娠。适宜的避孕方法包括宫内节育器、安全套等。

4）对于艾滋病感染产妇所生婴儿应该定期随访至 18 个月。监测婴儿感染状况和治疗效果，及早发现艾滋病感染婴儿，并及时给予治疗。

其中，艾滋病暴露新生儿早期诊断检测结果为阴性或未进行早期诊断检测的新生儿，应于 12 月龄时进行 HIV 抗体筛查，筛查结果阴性者，排除艾滋病感染；筛查结果阳性者，应随访至满 18 月龄，并再次进行 HIV 抗体检测，如抗体检测结果仍为阳性者应及时进行补充实验，明确艾滋病感染状态。艾滋病感染孕产妇所生新生儿都应纳入高危儿管理，在婴儿满 1、3、6、9、12 和 18 月龄时，分别进行随访和体格检查。

（二）妊娠合并梅毒

梅毒是由梅毒螺旋体引起的侵犯多系统的慢性性传播疾病。具有传染性。妊娠合并梅毒就是妊娠的妇女在怀孕的过程当中，又合并了梅毒的感染。通过梅毒特异性抗体和梅毒非特异性抗体检测，可以明确诊断。妊娠合并梅毒，需要尽早的进行治疗，如果治疗延迟，容易导致死胎流产或者是胎儿先天性的梅毒感染。所以，积极的治疗很关键。

1. 诊断要点

（1）流行病学史：既往感染史；不安全性生活、性伴患性病、高危行为等。

（2）临床表现：体检可发现皮疹，或心血管等脏器病变。根据感染时间、感染途径、感染症状进行分期。临床多见潜伏（隐性）二期梅毒。

（3）实验室：对初次接受孕产期保健的孕产妇，应当采用梅毒螺旋体血清学试验进行初筛。初筛结果呈阳性反应者，应用非梅毒螺旋体血清学试验进行复检，同时进行定量检测，确定其是否为梅毒感染孕产妇。

对临产时梅毒感染状态未知的孕产妇,有条件的地区应当同时采用梅毒螺旋体血清学试验和非梅毒螺旋体血清学试验两类检测方法进行筛查。

当梅毒螺旋体血清学试验未采用梅毒螺旋体颗粒凝集试验且结果为阳性、非梅毒螺旋体血清学试验结果阴性时,需采用梅毒螺旋体颗粒凝集试验进行复检。

梅毒感染孕产妇在治疗随访过程中,特别是孕晚期或分娩前,应进行非梅毒螺旋体血清学试验定量检测,作为治疗效果评价和诊断所生新生儿先天梅毒的依据。

2. 各期保健要点与处理原则　感染孕产妇的保健服务,除基本保健服务项目外,还要根据梅毒疾病特点和防治需求(如确定治疗方案、治疗流程等),确定增加的孕期保健内容,促进预防母婴传播干预措施落实。

(1)孕早期

1)评估感染状况,确定疾病分期。梅毒需要根据检测结果、感染途径、感染时期、感染症状进行临床分期。

2)提供健康教育和咨询。向所有感染孕产妇及其家人提供多种形式的健康教育和面对面咨询,使他们充分了解感染梅毒对本人及胎、婴儿的危害,获得实施预防母婴传播干预措施的信息;建议感染孕妇的性伴侣应进行相应检测和治疗。

3)提供充分的咨询服务。对于知情选择终止妊娠者,应尽早实施终止妊娠手术,术后给予有效的避孕方法指导。对于梅毒感染孕产妇单阳家庭,应建议其做好预防防护措施,减少家庭配偶间传播。

4)根据妊娠风险评估和高危孕产妇管理原则,将符合高危孕产妇管理条件的感染孕产妇纳入专案管理,提供常规孕产期保健,并加强随访。

5)孕产妇一旦发现梅毒感染,即刻开始治疗,可选择以下任意一种方案。

方案一:苄星青霉素,240万U,分两侧臀部肌内注射,每周1次,连续3次为1个疗程。

方案二:普鲁卡因青霉素,80 万 U/d,肌内注射,连续 15 日为 1 个疗程。

6)梅毒螺旋体血清学试验阳性、非梅毒螺旋体血清学试验阴性的孕产妇,应给予 1 个疗程的治疗。

苄星青霉素治疗期间,若中断治疗超过 1 周;或采用其他药物(普鲁卡因青霉素、头孢曲松或红霉素)治疗期间,遗漏治疗 1 日或超过 1 日,均应重新开始计算疗程并继续治疗。

治疗结束后应当定期随访。每月进行 1 次非梅毒螺旋体血清学试验定量检测,若 3~6 个月内非梅毒螺旋体血清学试验滴度未下降 4 倍(2 个稀释度),或滴度上升 4 倍(2 个稀释度),或检测结果由阴转阳,应当立即再给予 1 个疗程的梅毒治疗。

7)提供心理支持和综合关怀服务。帮助感染孕产妇应对可能遭受到的歧视;在提供服务的各个环节,注意尊重感染孕妇及家庭的意愿,并为其保密。

8)对于病情严重或诊断及治疗困难的感染孕产妇,应将其转诊到上级机构或专科医院进行进一步的诊治。

(2)孕中期

1)继续进行高危孕产妇专案管理。及时诊治孕期并发症、合并症;监测胎儿生长发育,及时纠正宫内发育迟缓等情况;加强孕期营养监测和指导,提高免疫力。

2)梅毒感染孕产妇苄星青霉素治疗期间,若中断治疗超过 1 周;或采用其他药物(普鲁卡因青霉素、头孢曲松或红霉素)治疗期间,遗漏治疗 1 日或超过 1 日,均应重新开始计算疗程并继续治疗。

治疗结束后应当定期随访。每月进行 1 次非梅毒螺旋体血清学试验定量检测,若 3~6 个月内非梅毒螺旋体血清学试验滴度未下降 4 倍(2 个稀释度),或滴度上升 4 倍(2 个稀释度),或检测结果由阴转阳,应当立即再给予 1 个疗程的梅毒治疗。

3)孕期避免羊水穿刺、胎儿镜等有产科创伤性检查。

4)提供并指导感染孕产妇在孕期性生活中正确使用避孕套,避免传播对方或重复感染。

（3）孕晚期

1）结合产前检查为所有感染孕产妇及其家人，提供充分的咨询，以使他们了解住院分娩对保护母婴安全和提供预防母婴传播干预措施的作用，及早确定分娩医院。

2）对于来自疫情严重地区以及有高危行为者，建议再次进行梅毒检测，判断妊娠期间有无感染，发现感染者，立即给予后续治疗和干预；为梅毒感染孕产妇进行非梅毒螺旋体抗原血清滴度试验，了解病情进展情况及治疗效果。

3）梅毒感染孕产妇分娩前必须进行非梅毒螺旋体血清学试验定量检测，以便与所生新生儿非梅毒螺旋体血清学试验定量检测结果进行比较，以此作为后续诊治的依据。孕期用红霉素治疗的孕妇，在分娩后应使用多西环素复治（多西环素，100mg，2 次 /d，连服 15 日），治疗期间不能哺乳，所生的新生儿应按照先天梅毒治疗方案给予相应的治疗。

（4）分娩期

1）对于没有经过任何孕期保健和相关检测，临产时才来医院进行分娩的产妇，应尽快进行梅毒筛查，根据检测结果进行处理。

2）绘制产程图，密切观察产程的变化，及时处理滞产等问题。若出现胎膜早破或临产早期胎膜破裂，也应积极处理，缩短产程。

3）助产时应避免可能增加母婴传播机会的损伤性操作，如人工破膜、会阴侧切、产钳或吸引器助产等。

4）产前检查和分娩过程中尽量避免可能增加母婴传播危险的损伤性操作，包括会阴侧切、人工破膜、宫内胎儿头皮监测、使用胎头吸引器或产钳助产等。应严密观察并积极处理产程。尽可能减少新生儿接触母亲血液、羊水及分泌物的时间和机会。

5）新生儿娩出后尽快用吸耳球或吸痰管清理呼吸道，动作应轻柔，减少呼吸道黏膜损伤。尽快用流动温水清洗新生儿，若无条件，可用湿纸巾仔细擦拭新生儿皮肤表面的母体血液和体液,特别是颈部、腋下等褶皱部位。避免脐带结扎时新生儿接触污染的血液和体液,脐带要严格消毒。注意保温。

6)临产时发现的梅毒感染孕产妇,应立即启动并完成1个疗程的青霉素治疗。

为所有梅毒感染孕产妇所生的新生儿提供治疗:苄星青霉素,5万 U/kg,1次肌内注射(分两侧臀肌)。感染孕产妇分娩前必须进行非梅毒螺旋体血清学试验定量检测,以便与所生新生儿非梅毒螺旋体血清学试验定量检测结果进行比较,以此作为后续诊治的依据。梅毒感染孕产妇所生儿童自出生时开始,定期进行梅毒血清学检测和随访,直至排除或诊断先天梅毒。

7)医务人员助产过程实施标准防护措施,尽量减少接触感染的血、体液的机会。一旦发生职业暴露应该立即报告,局部紧急处理,并进行综合评估后,采取预防治疗措施。

(5)产褥期

1)帮助选择适合的喂养方式。

2)指导产妇在产褥期采取避免接触产母血体液的措施,预防疾病家庭内传播。措施包括:护理人员在接触产妇的血、体液时应该戴手套;当手部皮肤有破损时应避免操作;安全处理沾有血体液的衣物和物品。

3)指导产妇及其家人坚持安全性生活,坚持用安全套。产后性生活时要及时采取避孕措施,避免意外妊娠。适宜的避孕方法包括宫内节育器、安全套等。

4)对于梅毒感染产妇所生新生儿应该定期随访至18个月。监测新生儿感染状况和治疗效果,及早发现先天梅毒感染新生儿,并及时给予治疗。

梅毒感染孕产妇所生新生儿自出生时开始,定期进行梅毒血清学检测和随访,直至排除或诊断先天梅毒。

(三)妊娠合并乙肝

妊娠合并乙肝是指在怀孕过程中出现了乙型肝炎。怀孕过程中出现乙型肝炎,不仅会对孕妇身体造成影响,同时还有可能会导致胎儿生长发育异常,如果没有及时治疗,可能会出现先兆流产、早产等情况,同时也可能会让胎儿也患上乙型肝炎。因此,早期筛查和诊断治疗是妊娠合并乙肝干预的关键。

1. 诊断要点 对初次接受孕产期保健的孕产妇,应当为其提供乙肝病毒感染血清学标志物(乙肝五项)检测,并出具检测报告。推荐使用酶联免疫吸附试验为孕产妇进行检测。有条件的机构,建议为乙肝病毒表面抗原阳性的孕产妇提供 HBV DNA 定量检测。

2. 各期保健要点与处理原则 感染孕产妇的保健服务,除基本保健服务项目外,还要根据乙肝疾病特点和防治需求(如确定治疗方案、治疗流程等),确定增加的孕期保健内容,促进预防母婴传播干预措施落实。

(1)孕早期

1)评估感染状况,确定疾病分期。乙肝需要根据检测结果、感染途径、感染时期、感染症状进行临床分期。

2)提供健康教育和咨询。向所有感染孕产妇及其家人提供多种形式的健康教育和面对面咨询,使他们充分了解感染乙肝对本人及胎、婴儿的危害,获得实施预防母婴传播干预措施的信息;建议感染孕妇的性伴侣应进行相应检测和治疗。

3)提供充分的咨询服务。对于知情选择终止妊娠者,应尽早实施终止妊娠手术,术后给予有效的避孕方法指导。对于乙肝感染孕产妇单阳家庭,应建议其做好预防防护措施,减少家庭配偶间传播。

4)根据妊娠风险评估和高危孕产妇管理原则,将符合高危孕产妇管理条件的感染孕产妇纳入专案管理,提供常规孕产期保健,并加强随访。

5)对乙肝病毒表面抗原阳性的孕产妇,应当详细了解其既往肝炎病史及治疗情况,有条件的地区进行 HBV DNA 定量检测。依据感染孕产妇血清 HBV DNA、转氨酶水平和肝脏疾病严重程度,在医生的指导下进行抗病毒治疗或转诊密切监测肝脏功能,对于功能异常者及时治疗;对于乙肝病毒携带者,给予科学的营养支持和指导。

6）提供心理支持和综合关怀服务。帮助感染孕产妇应对可能遭受到的歧视；在提供服务的各个环节，注意尊重感染孕妇及家庭的意愿，并为其保密。

7）对于病情严重或诊断及治疗困难的感染孕产妇，应将其转诊到上级机构或专科医院进行进一步的诊治。

（2）孕中期

1）继续进行高危孕产妇专案管理。及时诊治孕期并发症、合并症；监测胎儿生长发育，及时纠正宫内发育迟缓等情况；加强孕期营养监测和指导，提高免疫力。

2）对于乙肝病毒表面抗原阳性的孕产妇，若孕产妇孕中、晚期血清 HBV DNA≥$2×10^5$IU/ml，建议与感染孕产妇充分沟通，在知情同意的基础上，于孕 28 周开始抗病毒治疗；对于 HBV DNA>$2×10^9$IU/ml 的孕产妇可于孕 24 周开始抗病毒治疗。若不能进行 HBV DNA 检测或无检测结果，可依据乙肝病毒 E 抗原阳性结果于孕 28 周开始抗病毒治疗。推荐药物为替诺福韦（TDF）。患有肾病或严重骨质疏松的孕产妇，可应用替比夫定（LdT）治疗。

3）孕期避免羊水穿刺、胎儿镜等有产科创伤性检查。

4）提供并指导感染孕产妇在孕期性生活中正确使用避孕套，避免传播对方或重复感染。

（3）孕晚期

1）结合产前检查为所有感染孕产妇及其家人，提供充分的咨询，以使他们了解住院分娩对保护母婴安全和提供预防母婴传播干预措施的作用，及早确定分娩医院。

2）乙肝感染孕产妇用药后中途不建议停药，分娩后咨询专业医生选择是否停药。应加强产后监测，复查肝肾功能，进行 HBV DNA 定量检测。

（4）分娩期

1）对于没有经过任何孕期保健和相关检测，临产时才来医院进行分娩的产妇，应尽快进行乙肝筛查，根据检测结果进行处理。

2）绘制产程图,密切观察产程的变化,及时处理滞产等问题。若出现胎膜早破或临产早期胎膜破裂,也应积极处理,缩短产程。

3）助产时应避免可能增加母婴传播机会的损伤性操作,如人工破膜、会阴侧切、产钳或吸引器助产等。

4）产前检查和分娩过程中尽量避免可能增加母婴传播危险的损伤性操作,包括会阴侧切、人工破膜、宫内胎儿头皮监测、使用胎头吸引器或产钳助产等。应严密观察并积极处理产程。尽可能减少新生儿接触母亲血液、羊水及分泌物的时间和机会。

5）新生儿娩出后尽快用吸耳球或吸痰管清理呼吸道,动作应轻柔,减少呼吸道黏膜损伤。尽快用流动温水清洗新生儿,若无条件,可用湿纸巾仔细擦拭新生儿皮肤表面的母体血液和体液,特别是颈部、腋下等褶皱部位。避免脐带结扎时新生儿接触污染的血液和体液,脐带要严格消毒。注意保温。

6）对于乙型肝炎表面抗原阳性母亲所生婴儿在出生后12小时内注射100U的乙肝免疫球蛋白,同时接种乙肝疫苗,并按照0、1月、6月免疫规划程序完成接种。

7）医务人员助产过程实施标准防护措施,尽量减少接触感染的血、体液的机会。一旦发生职业暴露应该立即报告,局部紧急处理,并进行综合评估后,采取预防治疗措施。

（5）产褥期

1）帮助选择适合的喂养方式。

2）指导产妇在产褥期采取避免接触产母血体、液的措施,预防疾病家庭内传播。措施包括:护理人员在接触产妇的血、体液时应该戴手套;当手部皮肤有破损时应避免操作;安全处理沾有血体液的衣物和物品。

3）指导产妇及其家人坚持安全性生活,坚持用安全套。产后性生活时要及时采取避孕措施,避免意外妊娠。适宜的避孕方法包括宫内节育器、安全套等。

4）所有乙肝病毒表面抗原阳性孕产妇所生新生儿,均应于出生后 12 小时内尽早注射乙肝免疫球蛋白 100U。注射方法为肌内注射,注意应与乙肝疫苗的接种部位不同,也不可与乙肝疫苗吸入同一注射器内注射。儿童在完成最后剂次乙肝疫苗接种后 1~2 个月,应进行乙肝病毒表面抗原和表面抗体检测,明确母婴传播干预效果。检测方法首选酶联免疫吸附试验或化学发光免疫试验,不具备条件的地区也可采用胶体金标记免疫分析法。

第五节 危重孕产妇的救治和转诊原则

一、早期识别、预警和救治原则

产科危重症是指孕产妇发生危及生命的单个或多个器官功能衰竭的临床综合征。产科危重症包括产科直接相关疾病如产后出血、妊娠期高血压疾病、弥散性血管内凝血及血小板减少症等;产科非直接相关疾病如急性心力衰竭、急性呼吸衰竭、感染性疾病、深静脉血栓、尿路感染、急性肺水肿等。早期识别进行危重症筛查需要因地制宜,尤其是在医院的 ICU 和 NICU 的整体实力相对较弱时,需要进行及早的识别和转诊。

(一)危重孕产妇预警评估

表 5-12 为改良早期预警评分系统(MEWS),通过对患者的心率、收缩压、呼吸、体温和意识 5 项基本生命指标进行综合评分,将病情危重程度分值化,并根据数据进行基本分类,有针对性地对危急重症产妇实施紧急抢救治疗及相应的护理干预,具有迅速、便捷、科学及准确预测等优点。当 MEWS 评分≥4 分时,提示危重孕产妇病情凶险,甚至有恶化趋势。因此需要进行动态评估,必要时进行转诊。但临床上不能拘泥于该评分,对于有潜在风险者,即应该积极转诊,而更多需要结合五色管理发布的情况,进行早期转诊。

表 5-12　改良早期预警评分表（MEWS 评分表）

评分	3	2	1	0	1	2	3
体温（℃）		≤35.0	35.1~36	36.1~38	38.1~38.5	≥38.6	
呼吸（次/min）		≤8		9~14	15~20	21~29	≥30
脉搏（次/min）		≤40	41~50	51~100	101~110	111~129	≥130
收缩压（mmHg）	≤70	71~80	81~100	101~199		≥200	
清醒程度				完全清醒	对声音有反应	对疼痛有反应	无反应
排尿（ml/h）	无	<30					
4 或 5 分	立即报告值班医师，协助医师评估患者状况，按需处理				30 分钟内		
≥6 分	由科室内较有经验的医师再初步评估，必要时请疾病相关科室会诊（多学科会诊）				15 分钟内		
SPO₂	≤84%	85%~89%	90%~95%	96%~100%			
血糖（mmol/L）	≤2.8	2.9~3.3	3.4~3.8	3.9~6.1			

（二）转诊原则

1. 就地、就近救治原则。

2. 超出自身抢救能力和抢救条件的，转诊需坚持"先会诊再转诊""双向转诊"的原则，同时做好转诊途中的监护及处理。

3. 病情危重不宜转诊者，电话会诊、远程会诊，采用各种有效措施进一步诊治或请专家现场指导和参与治疗。

（三）孕期和围分娩期需要考虑转诊的疾病

1. 妊娠合并心脏病　最佳转诊时间为孕前评估妊娠风险后。根据《妊娠合并心脏病的诊治专家共识（2016）》，及时转诊至拥有综合救治能力的市级危重孕产妇抢救中心。

包括以下疾病：

（1）各种心肌病伴左心功能不全、射血分数≤40%。

（2）先天性心脏病相关的肺动脉高压、特发肺动脉高压。

（3）重度主动脉瓣狭窄（瓣口面积 <1.0cm³）。

（4）马方综合征或可疑主动脉夹层。

（5）风湿性心脏病换瓣术后可疑瓣膜功能障碍。

（6）感染性心内膜炎。

（7）复杂先天性心脏病和未手术的发绀型心脏病（氧饱和度 <85%）。

（8）严重心律失常伴血流动力学不稳定。

（9）纽约心脏病协会心功能分级Ⅲ～Ⅴ级。

2. 妊娠合并消化系统疾病

（1）重度妊娠期肝内胆汁淤积综合征（ICP）：①血清总胆汁酸 ≥40μmol/L；②临床症状：瘙痒严重；③伴有其他情况，如多胎妊娠、妊娠期高血压疾病、复发性 ICP、曾因 ICP 致围产儿死亡者；④早发型 ICP。

（2）妊娠期急性脂肪肝（AFLP）。

（3）妊娠期疑难危重症肝病，急、慢性重型肝炎。

（4）肝硬化失代偿，肝衰竭。

（5）妊娠合并急性重症胰腺炎，往往伴有持续的器官功能衰竭（呼吸系统、心血管或肾脏功能衰竭，可累及一个或多个脏器，持续 48 小时以上）。

3. 妊娠合并内分泌疾病

（1）甲状腺功能亢进合并甲亢危象：表现为高热、大汗、心动过速、呕吐、腹泻、谵妄，甚至心力衰竭、休克及昏迷等。

（2）抗甲状腺药物致粒细胞缺乏症。

（3）低钾性周期性麻痹。

（4）合并有其他并发症，如合并妊娠期高血压疾病、贫血、黄疸、心衰、肺部感染等。

（5）糖尿病合并妊娠：伴发酮症酸中毒，糖尿病合并妊娠伴有器官功能损伤。

4. 妊娠合并血液系统疾病或者功能障碍性疾病

（1）妊娠合并白血病：一旦发现应尽快转诊至市级危重孕

产妇抢救中心；

（2）妊娠合并血小板减少：血小板 <10×10⁹/L，包括妊娠相关性血小板减少症、特发性血小板减少性紫癜，需转诊至市级危重孕产妇抢救中心；

（3）妊娠合并溶血尿毒症综合征/血栓性血小板减少性紫癜：立即转诊至市级危重孕产妇抢救中心；

（4）再生障碍性贫血/MDS：重型再生障碍性贫血孕妇明确诊断后应立即转诊至血源充足、综合救治能力强的市级危重孕产妇抢救中心。

5. 妊娠合并神经系统疾病，一经诊断，需要进行动态评估，尽早转诊

（1）脑梗死：前循环的颈内动脉或大脑中动脉供血区域的 2/3 受累，后循环的基底动脉尖部供血区域广泛受累。

（2）颅内静脉窦血栓及颅内深静脉血栓形成伴昏迷或癫痫发作。

（3）重症颅内感染（病毒性、细菌性、其他病原体）伴昏迷或癫痫持续状态。

（4）颅内动脉瘤性蛛网膜下腔出血、高血压脑出血。

（5）自发性颅内血肿。

（6）颅内肿瘤合并颅内压增高。

6. 妊娠期并发症

（1）妊娠期高血压疾病：应包括母体和胎儿两个方面：①母体方面：药物降压治疗后血压波动仍大、发生脏器功能损害（持续不缓解的头痛、视力障碍、肺水肿、上腹痛、胎盘功能受累、肌酐升高、肝功能异常、弥散性血管内凝血、血小板减少、HELLP 综合征）；②胎儿方面：有证据提示胎儿宫内慢性缺氧（胎儿生长受限，羊水过少，慢性胎儿窘迫）。如出现孕产妇意识不清、脑血管意外、严重的心肺功能损害、重型胎盘早剥、反复子痫抽搐等引起生命体征极不平稳的情况，应就地处理或预处理，进行解痉、镇静、降压等对症支持治疗，待病情平稳后再决定是否转运。

（2）前置胎盘：发生阴道流血（＜200ml）的前置胎盘孕妇，如医院没有抢救条件，应在评估母儿安全情况的条件后慎重转诊；对于孕妇生命体征不平稳或因胎儿因素需尽快终止妊娠的病例，应该尽可能做好准备，在所在医院进行抢救。

（3）产后出血：产妇存在产后出血的高危因素、多脏器功能衰竭、合并感染、严重凝血障碍、出血量极大等严重情况，下级医院无 ICU 且需转入 ICU 监护治疗，与上级医院沟通评估后，权衡转诊风险后决定是否转诊；出现以下情况不宜转诊：①有严重感染全身症状，有明显活动性出血者不宜转诊；②全身状况极差，无法耐受转诊者禁忌转诊；③交通条件有限制、下级医疗机构可予以处理的产后出血急诊情况时不宜转诊。

（4）产前／产后感染：高度疑似或确诊脓毒血症或感染中毒性休克：①产前出现临床感染指标异常升高，腹部体征明显，治疗效果不满意时应转诊；②产后出现高热持续不退、子宫切口和腹壁切口重度感染、凝血功能障碍等应及时转诊。

二、转诊流程及要求

（一）转诊流程

1. 全面评估病情，由副主任及以上医师评估确需转诊治疗，评估内容包括孕产妇的生命体征、一般情况、查体、辅助检查、胎儿情况。

2. 转诊前根据病情给予必要的紧急处理，如地塞米松促胎肺成熟，硫酸镁解痉等。

3. 提供纸质版及电子版病例摘要以及所有病例资料。

4. 将孕产妇的病情、转诊必要性、潜在风险等情况告知患方及家属并签署知情同意书。

5. 与指定上级医院产科医生进行电话沟通，提供病史、已完善的化验检查结果、已给予的处理、孕产妇一般情况及生命体征的变化等信息，取得转入机构的同意后方可转诊。

6. 制订转诊计划，包括转诊时机、转运路线等。

危重症患者转运风险评估要求详见表 5-13。

表 5-13 危重症患者转运风险评估表

姓名：　　　　　　　　　　　　年龄：

项目	分值			总分
	5	3	1	
生命体征	稳定	药物或仪器维持稳定	高危状态	
神志	清	昏迷	昏睡或谵妄	
瞳孔	正常	不等大或针尖样等大、对光反射存在或消失	对光反射消失	
静脉通道	无静脉通道	用头皮针或浅静脉留置针通道1~2条	用深静脉留置针或静脉通道≥3条	
各种管道	无管道	有1~3条管道	有3条以上管道	
气道支持	无采取气道支持措施	通气导管或面罩吸氧、通气或气管插管与切开供氧通气	气管插管或切开并呼吸机辅助通气	
出血部位固定	不需要	普通止血包扎	止血包扎夹板固定或加压包扎止血或止血带止血	
卧位(无气道支持者)	自由体位	平卧头侧位或半卧位	端坐、平卧头后仰位或头低足高位	
头部脊柱肢体保护	自由体位	绝对卧床限制活动	上颈托或脊椎板	
移动患者方式	指导协助下挪动	需要2人或2人以上搬动	需要3人及以上平行同轴搬动	
患者安全保护	只上床栏	上床栏及四肢约束	上床栏及全身约束	
呼吸机	正常运转	1项指标异常报警	2项以上指标异常报警	
监护仪	正常运转	1项指标异常报警	2项以上指标异常报警	

备注：

1. 评分或所选项目用"✔"形式，无发生项目取最高分。该表应在转运前10分钟内完成，满分65分。

（1）得分<30分应在医护人员严密监护下转运，提示转运风险高，需携带急救物品。

（2）得分30~40分应在医护监护下转运，提示转运风险较高，转运途中可能发生病情变化，以及管道脱落、给药延迟或中断等。

（3）得分41~50分应在医护陪同下转运，提示有风险应高度重视并做好相应预防措施。

（4）得分>50分，可以转运，提示转运风险较小，做好相应预防措施。

2. 需携带的仪器和药物

①呼吸机（ ） ②监护仪（ ） ③除颤仪（ ） ④氧气袋或瓶（ ） ⑤呼吸气囊（ ）

⑥插管器具（ ） ⑦吸痰机（ ） ⑧地西泮（ ） ⑨平衡液（ ） ⑩保暖用具（ ）

⑪急救箱（ ） ⑫胎儿监测设备（ ） ⑬其他（请注明）

3. 综合上述情况，患者可以安全转运了吗？不可以（ ） 可以（ ）

4. 转运要求：医师护士护送（ ） 严密监护下转运（ ）

评估者：

年　　　月　　　日

（二）转诊过程中的管理

1. 下级医院需安排了解熟悉病人病情且临床经验丰富产科医生全程陪同,必要时需相关疾病的专科医生、麻醉科医生和／或 ICU 医生同时陪同,未分娩孕妇必要时需助产士陪同。

2. 下级医院产科医生需确保孕产妇的家属全程跟随。

3. 配备专业的设备器械和急诊药物,如氧气、心电监护仪、除颤仪、抢救药物、血液制品等,用专门的转诊车辆将孕产妇送至上级医院产科接诊区。

4. 陪同医生在转运过程中评估并记录孕妇及胎儿情况,必要时给予紧急处理。

5. 当出现紧急情况,评估不宜继续转运时,应进行急救治疗,并联系就近医院就地治疗,病情稳定后再进行转诊。

6. 到达转诊医院后立即通知产科接诊医生查看病人,将孕产妇病例资料面对面交至接诊产科医生手中,协助接诊产科医生了解患者一般情况及生命体征的变化,了解病史、化验检查、已给予的处理等信息,接诊产科医生在转诊单上签字后方可离开。详见表 5-14。

表 5-14　危重症患者运送途中病情观察指引

看	摸	问	听
1. 看唇周、面色、呼吸 2. 看监护数据与屏幕参数显示 3. 看穿刺部位、输液速度 4. 看各种管道有无滑脱扭转 5. 看搬运用具是否对患者有损 6. 看患者体位是否正确	1. 摸额头及四肢皮肤温度 2. 按压甲床判断末梢再充盈时间 3. 轻拍患者肩膀判断其反应	1. 询问患者叫什么名字,现在几点钟,现在在哪里? 2. 有意识与患者交流,判断其意识转变情况	1. 听患者疾病呻吟声 2. 听患者有无哮鸣音 3. 听仪器运转声音,有无漏气、报警

第六章

孕产期保健管理

第一节　孕产期保健各级职责与管理

　　孕产期保健是医疗机构为孕产妇人群提供的临床医学服务,属于公共卫生服务范畴。按照《孕产期保健工作管理办法》和《孕产期保健工作规范》的要求,卫生健康行政部门、各级妇幼保健机构和各级各类医疗机构均承担孕产期保健工作的管理职责。对孕产期保健实行辖区管理,需要卫生健康行政部门、妇幼保健机构以及各级各类医疗机构密切合作,以确保母婴安全为目的,为孕产妇提供人性化的、优质的临床保健服务。为此,对孕产期保健实行管理首先要明确管理和服务网络以及各级部门和机构的职责。

一、各级卫生健康行政部门

　　负责组织和管理辖区内的孕产期保健工作。

　　1. 制定辖区内孕产期保健工作规范实施细则,并负责组织实施。

　　2. 建立健全辖区内孕产期保健工作管理体系,对孕产期保健工作执行规范管理,进行监督和质量控制。制定监督管理方案和指标。

　　3. 负责建立完善辖区内危重孕产妇转诊、会诊网络。有效整合卫生资源,明确各级医疗机构职责,并统筹规划辖区危重孕产妇救治中心的建设和管理。

4. 组织建立由妇幼保健、妇产科、儿科等相关学科专家组成的孕产期保健技术指导组。负责对孕产期保健专业人员的培训及孕产妇急危重症和孕产妇死亡评审等工作。

5. 建立健全辖区孕产期保健信息系统,监督管理孕产期保健信息的收集、上报工作。充分利用信息资料进行分析,掌握地区孕产妇的健康情况,确定孕产期保健工作重点。

6. 组织管理孕产妇死亡和新生儿死亡评审等工作。领导、组织、监督和协调辖区内孕产妇死亡和新生儿死亡的调查及评审工作。包括:落实经费、制订评审实施方案;成立评审专家组;定期组织评审等工作。

7. 协调同级卫生监督机构,依法对医疗机构提供的孕产期保健服务进行监督。对非法行医,或没有资格证的机构或人员、或超范围行医者,依法进行处罚。

二、各级妇幼保健机构

受卫生健康行政部门委托,承担辖区孕产期保健技术管理、指导与评价,接受卫生健康行政部门的监督。

1. 制定本辖区孕产期保健工作相关规章制度,包括孕产妇妊娠风险筛查与评估制度、高危孕产妇专案管理制度、危重孕产妇抢救及转会诊工作制度以及各项工作流程等。

2. 负责对本辖区孕产妇死亡、围产儿死亡及出生缺陷进行监测、报告、分析,对监测数据进行质量控制;协助卫生健康行政部门开展孕产妇死亡、围产儿死亡评审,负责收集、整理评审资料,上报卫生健康行政部门,并向医疗机构反馈评审结果。鼓励开展孕产妇危重症评审工作。

3. 组织开展辖区内孕产期保健业务培训,推广适宜技术,组织对专业人员的考核。

4. 负责指导和开展本辖区孕产期健康教育工作,制订可行的健康教育工作计划,开发适宜的健康教育材料,开展多种形式的健康教育活动。

5. 做好辖区内孕产期保健相关信息的收集、核实、质控、统计、分析、上报等工作。定期总结本辖区孕产期保健工作情况，上报同级卫生健康行政部门及上级妇幼保健机构，并向辖区内医疗机构进行反馈。

三、各级各类医疗机构

在卫生健康行政部门和妇幼保健机构领导及指导下提供孕产期保健服务。

1. 遵照孕产期保健相关的法律法规，为辖区内的孕产妇提供系统保健服务。包括：建立《母子健康手册》，提供孕产期系列保健、开展健康教育，进行高危孕产妇的专案管理等。

2. 指定专人负责机构内的孕产期保健信息的收集。包括孕产期保健服务、孕产妇死亡或围产儿死亡、新生儿死亡或出生缺陷等情况，按照要求填报有关报表，及时、准确报送同级妇幼保健机构。

3. 发生死亡病例的医疗机构负责整理孕产妇死亡或围产儿死亡相关的医疗文件；填写死亡报告卡，并报送辖区内妇幼保健机构。配合妇幼保健机构完成相关调查，提供参加评审的孕产妇死亡或围产儿死亡的全部原始病历复印件或病例摘要、各种辅助检查结果等材料。乡镇卫生院、社区卫生服务中心应及时上报辖区内，在非医疗机构分娩或家庭分娩的孕产妇死亡或围产儿死亡信息，协助做好相关调查。

4. 接受卫生健康行政部门管理、指导和监督，接受妇幼保健机构技术指导及质量评价，及时解决发现的问题。

5. 县级及以上危重孕产妇救治中心及三级医疗机构成立由妇产科、儿科、内科、外科、辅助科室等相关科室业务骨干组成的危重孕产妇急救小组，承担辖区危重孕产妇的抢救工作。定期召开急救小组工作例会，及时协调和明确各相关科室职责及任务。

6. 乡镇卫生院、社区卫生服务中心定期召开辖区村、社区卫生服务站妇幼保健工作例会和举行专业培训，并指导工作。负责对依法取得家庭接生员技术合格证书的人员进行接生员的接生技术指导。

7. 村卫生室(所)、社区卫生服务站

（1）负责辖区内孕产妇的健康教育,动员督促怀孕妇女于孕12周前到医疗机构建立《母子健康手册》,定期接受产前检查、住院分娩及产后42天健康检查。协助上级医疗机构进行高危孕产妇管理,做好产后访视。

（2）负责收集辖区内妇女妊娠、婴儿出生、孕产妇死亡、围产儿死亡、新生儿死亡及出生缺陷的有关数据,定期向乡(镇)卫生院、社区卫生服务中心报告。

（3）按时参加妇幼保健工作例会和专业培训,汇报孕产妇管理工作情况,学习业务知识,提高专业技术水平。

第二节　孕产期保健监督与评价

孕产期保健需要进行经常性的监测与定期的督导和评估,是确保孕产期保健质量的重要措施。监督与评价包括经常性的收集相关信息、建立督导评价指标体系、定期开展质量控制等内容。

一、孕产妇保健信息管理

通过定期收集和分析孕产期保健信息,可以对日常的孕产期保健工作进行监测。目前我国孕产期保健信息主要来自国家妇幼卫生年报、出生缺陷监测、出生医学证明、孕产妇死亡监测和危重孕产妇监测等。

（一）常规信息收集

各级各类承担孕产期保健和助产服务的医疗机构收集孕产妇的基本信息,至少包括:基本情况、常规保健、并发症或合并症等信息。信息主要来源于各类登记以及《母子健康手册》等原始记载。

1.《母子健康手册》

（1）承担孕产期保健工作的医疗机构,应为辖区内怀孕妇

女在首次接受保健时建立《母子健康手册》。

（2）手册包括孕产妇的基本情况、每次产前检查、住院分娩和产后访视情况，以及健康教育信息等。

（3）《母子健康手册》原则上由孕妇本人保管，入院分娩后交助产机构填写分娩情况，助产机构将手册转回产妇驻地的社区医疗机构（乡卫生院）。社区医疗机构负责按要求对产妇进行产后访视，并按时结案。结案的《母子保健手册》由社区医疗机构负责保存。

（4）医疗机构要规范填写《母子健康手册》，并将孕产期保健摘要信息提取或填写在孕产妇系统管理登记册，定期整理之后，填入各类报表。

各级医疗机构应确保《母子健康手册》的建立、使用、运转、回收。应对正常和高危孕产妇的信息实行分级管理，定期进行统计分析，如实反映孕产妇系统管理工作的质量和实际效果。

2. 各类医疗登记

（1）各类登记包括产科门诊登记、高危登记、入院登记和分娩登记等，还包括出生情况、围产儿死亡情况、孕产妇死亡情况报告卡等生命统计的原始记录。

（2）各级妇幼卫生机构应建立健全孕产期保健常规资料的收集和管理制度，加强对常规资料的定期统计和分析。

（3）辖区妇幼保健机构负责定期收集、整理各类原始记录资料，逐级上报卫生局和上一级妇幼保健机构。

（二）出生医学证明信息

《出生医学证明》是《中华人民共和国母婴保健法》规定的法定医学证明文书，是户口登记机关进行出生登记的重要依据。1995年以来，卫生健康行政部门与公安部门已联合下发相关规范性文件，在各级卫生健康行政部门和医疗机构的共同努力下，《出生医学证明》管理体制逐渐完善，知晓率和使用率逐年提高。

1.《出生医学证明》记载的信息是人口以及母婴保健方面的重要信息来源,是每个公民最初最原始的资料,所有信息具有法律效应。医疗机构有责任在婴儿出生后出具证明。要认真填写,确保证明的真实性。妇幼保健机构定期收集《出生医学证明》相关信息,提供卫生健康行政部门以及相关部门。

2. 各级卫生健康行政部门加强对《出生医学证明》的监督管理,建立健全管理制度,组织开展相关人员培训。卫生健康行政部门可委托相关机构负责事务性管理工作,明确其职责,并将有关情况报上一级卫生健康行政部门备案。签发《出生医学证明》的医疗机构,应当按照档案管理的要求,将《出生医学证明》存根及其相关资料按首次签发、换发、补发分类进行归档,永久保存。

(三) 孕产妇保健监测

1986 年以来,我国开始进行全国妇幼健康监测,至今已形成包括全国孕产妇安全监测(孕产妇死亡监测、危重孕产妇医院监测)、全国儿童健康监测(包括 5 岁以下儿童死亡监测、儿童营养与健康监测)和全国出生缺陷监测(包括出生缺陷医院监测和出生缺陷人群监测)等较完善的妇幼健康监测系统。各监测系统通过收集资料、严格控制质量和认真整理分析,获得了比较准确、可靠地反映我国妇女、儿童健康状况的基本资料,为制订妇幼卫生的计划、管理、决策和科学研究提供了十分宝贵的信息和依据。

1. **孕产妇死亡监测**　孕产妇死亡率是衡量一个国家和地区社会经济发展的重要指标,也是反映母婴安全的重要指标。孕产妇死亡是指在妊娠期或妊娠终止后 42 天之内的妇女,不论妊娠期长短和何种受孕部位,由于任何与妊娠或妊娠处理有关的或由此而加重了的原因导致的死亡,但不包括意外原因(如车祸、中毒等)导致的死亡。

各级各类医疗机构均要按规定配合完成孕产妇死亡监测工作。目前监测对象为全国监测区县内所有孕产妇(包括本地户籍和非本地户籍),包括计划外妊娠的孕产妇。监测时限从妊娠开始至妊娠终止后 42 天内。监测内容涉及监测地区活产数、孕产妇死亡数和死亡原因、死亡孕产妇接受卫生保健服务情况(包括死亡孕产妇本人家庭基本情况、保健情况、死亡过程、死亡原因)和非本地户籍孕产妇死亡情况。信息来源于母子健康手册、各类医疗记录、入户调查等途径。

　　孕产妇死亡监测网络形成,信息逐级上报和分析,是掌握孕产妇死亡发生状况、主要死亡原因和影响因素的主要途径。孕产妇死亡监测信息,对于分析了解全国及不同地区孕产妇死亡率和动态变化规律及其死因分布特点,提出有针对性的干预策略,有效地降低孕产妇死亡率有着重要意义。

　　2. 出生缺陷监测　　出生缺陷是指出生时就存在的结构和功能(代谢)方面的异常,往往是导致流产、死胎、死产、新生儿死亡和婴幼儿死亡的重要原因。出生缺陷监测方案包括医院内监测及人群监测两种形式。

　　(1)出生缺陷医院监测:监测对象为在监测医院内出生的妊娠满28周至出生后7天的围产儿,包括活产儿、死胎、死产儿。凡在监测医院内出生或引产的出生缺陷儿,无论孕周大小,均需报告。监测内容主要包括围产儿的有关资料,主要出生缺陷的时间、地区和人群分布以及临床资料及出生缺陷的可疑危险因素。

　　(2)出生缺陷人群监测:监测对象为居住在监测地区的产妇所分娩的出生孕周≥28周的婴儿(如孕周不清楚,可参考出生体重达 1 000g 及以上),包括产妇户籍为本地户籍、非本地户籍居住 1 年及以上、非本地户籍居住 1 年以下三种情况。在妊娠满 28 周至生后 42 天期间首次确诊的出生缺陷均需报告。监测内容主要包括出生缺陷发生的时间、地区、人群分布和临床资料,以及出生人群的相关资料。

　　通过出生缺陷监测可以掌握我国严重、高发出生缺陷发生的变化趋势,为病因学提供线索,为制定和评价预防措施提供依据。

3. 危重孕产妇医院监测 随着经济的发展及卫生服务水平的提高,我国的孕产妇死亡率逐年下降。然而要保持孕产妇死亡率的持续下降,必须以产科质量为突破口,以监测产科合并症或并发症、危重孕产妇的发生为重点。

(1)建立国家级监测网络。采用以医院为基础的监测方法,监测对象主要包括在医疗机构产科入院的(若妇科、产科未分开,则为在妇产科入院的)所有孕产妇,或由产科(或妇产科)转入 ICU 的危重孕产妇,或在妇科住院达到危重孕产妇标准的流产和异位妊娠孕产妇,以及在院内所有科室死亡的孕产妇。监测时限:从怀孕到产后 42 天内。个案表填写的内容限定为本次入院之日至出院(或死亡)之日结束。

(2)危重孕产妇监测能够获得反映全国危重孕产妇发生水平的信息资料;动态观察各级医疗机构危重孕产妇发生情况,及时发现产科诊治和服务质量薄弱环节,为改善产科质量提供科学依据;为孕产妇危重症评审提供真实案例,为产科质量提供客观指标;通过对全国或地区高发危重孕产妇流行病学特征的评估分析,为国家制定医疗机构产科服务质量的相关评价指标体系提供依据;并且可以促进监测医院产科质量,不断提高产科服务水平,最大限度降低孕产妇死亡的发生。

二、孕产期保健工作评价与评价指标

制定适宜的孕产期保健工作评价指标可以体现妇幼卫生工作质量和效果,评价妇女儿童健康状况和水平,并为制定妇幼卫生相关政策、规划及计划、策略提供科学依据。常用的评价指标包括孕产期保健服务指标与孕产妇健康指标。

(一)服务指标

1. 孕早期建册率 指产妇在孕早期按照有关规定由保健人员建立母子保健手册的比例。

$$孕早期建册率 = \frac{建立母子保健手册的产妇数}{同期产妇总数} \times 100\%$$

2. 产前检查率 指平均每百名活产中,在孕期接受过 1 次及以上产前检查的人数。该指标反映孕产妇保健工作的普及程度。

$$产前检查率=\frac{该年该地区产妇产前检查人数}{某年某地区活产数}\times100\%$$

3. 孕早期检查率 指平均每百名活产中,在孕 12 周以内接受过产前检查的人数。该指标反映孕产妇保健工作的及时性。

$$孕早期检查率=\frac{该年该地区孕12周内接受过产前检查的产妇数}{某年某地区活产数}\times100\%$$

4. 5 次及以上产前检查率 指平均每百名活产中,在孕期接受过 5 次产前检查的人数。

$$5次及以上产前检查率=\frac{该年该地区产妇产前检查5次及以上人数}{某年某地区活产数}\times100\%$$

5. 孕产妇艾滋病检测率 指某年某地区产妇中,在孕期和 / 或产时接受过艾滋病病毒检测的人数。

$$孕产妇艾滋病检测率=\frac{该年该地区在孕期和/或产时接受过艾滋病病毒检测人数}{某年某地区产妇总数}\times100\%$$

6. 艾滋病感染孕产妇抗艾滋病病毒用药率 指某年某地区艾滋病感染产妇中,在孕期和 / 或产时应用抗艾滋病病毒药物的人数。

$$\frac{艾滋病感染孕产妇抗}{艾滋病病毒用药率}=\frac{该年该地区孕期和/或产时应用抗艾滋病病毒药物的人数}{某年某地区艾滋病感染产妇总数}\times100\%$$

7. 艾滋病感染孕产妇所生儿童抗艾滋病病毒用药率 指某年某地区艾滋病感染产妇所生儿童中,应用抗艾滋病病毒药物治疗的人数。

$$艾滋病感染孕产妇\atop{所生儿童抗艾滋病\atop 病毒用药率} = \frac{该年该地区艾滋病感染孕产妇\atop{所生儿童中应用抗艾滋病病毒\atop 药物的人数}}{某年某地区艾滋病感染\atop 产妇所生儿童数} \times 100\%$$

8. 孕产妇梅毒检测率　指某年某地区产妇中,在孕期和/或产时接受过梅毒检测的人数。

$$孕产妇梅毒检测率 = \frac{该年该地区在孕期和/或产时\atop 接受过梅毒检测的人数}{某年某地区产妇总数} \times 100\%$$

9. 梅毒感染孕产妇治疗率　指某年某地区梅毒感染产妇中,在孕期和/或产时接受梅毒治疗的人数。

$$梅毒感染孕产妇治疗率 = \frac{该年该地区在孕期和/或产时\atop 接受过梅毒治疗的人数}{某年某地区梅毒感染产妇总数} \times 100\%$$

10. 梅毒感染孕产妇所生儿童预防性治疗率　指某年某地区梅毒感染产妇所生儿童中,应用预防性治疗的人数。

$$梅毒感染孕产妇所生\atop 儿童预防性治疗率 = \frac{该年该地区梅毒感染孕产妇所生\atop 儿童中应用预防性治疗的人数}{某年某地区梅毒感染产妇\atop 所生儿童数} \times 100\%$$

11. 孕产妇乙肝检测率　指某年某地区产妇中,在孕期和/或产时接受过乙肝检测的人数。

$$孕产妇乙肝检测率 = \frac{该年该地区在孕期和/或\atop 产时接受过乙肝检测人数}{某年某地区产妇总数} \times 100\%$$

12. 孕产妇产前筛查率　指平均每百名产妇中,在孕早期和孕中期(孕 7~22 周)用血清学方法筛查胎儿唐氏综合征(21-三体综合征)、18- 三体综合征和神经管畸形或者用孕妇外周血胎儿游离 DNA 产前基因检测方法筛查胎儿唐氏综合征(21- 三体综合征)、18- 三体综合征和 13- 三体综合征的孕产妇人数。孕产妇产前筛查率统计仅包括血清学筛查,不包括超声学筛查。

$$孕产妇产前筛查率 = \frac{该年该地区孕产妇产前筛查人数}{某年某地区产妇数} \times 100\%$$

13. 孕产妇产前诊断率 指平均每百名产妇中,由医疗机构对胎儿进行先天性缺陷和 / 或遗传性疾病诊断的孕产妇人数。包括超声诊断、细胞遗传学诊断和分子遗传学诊断(不包括只做遗传咨询者)。

$$孕产妇产前诊断率 = \frac{该年该地区孕产妇产前诊断人数}{某年某地区产妇数} \times 100\%$$

14. 住院分娩率 指每百名活产中在具有助产资格和条件的医疗机构住院分娩的活产儿数。提高住院分娩率是降低孕产妇死亡的重要措施。

$$住院分娩率 = \frac{该年该地区住院分娩活产数}{某年某地区活产数} \times 100\%$$

15. 剖宫产率 指每百名活产中,采用剖宫产手术分娩的活产儿数。该指标是衡量孕产期保健工作的重要指标,影响因素非常复杂。

$$剖宫产率 = \frac{该年该地区剖宫产活产数}{某年某地区活产数} \times 100\%$$

16. 产后访视率 指每百名活产中,于产妇出院后 1 周内接受过 1 次及以上产后访视的产妇数。该指标反映产后保健工作的质量。

$$产后访视率 = \frac{该年该地区产妇接受过1次及以上产后访视的人数}{某年某地区活产数} \times 100\%$$

17. 孕产妇系统管理率 指孕期接受孕产妇系统管理人数占孕产妇总数的比例,其中孕产妇系统管理指该地区该统计年度内按系统管理程序要求,从妊娠至产后 28 天内有过早孕检查、至少 5 次产前检查、住院分娩和产后访视的产妇人数。

$$孕产妇系统管理率=\frac{该年该地区产妇系统管理人数}{某年某地区活产数}\times100\%$$

18. 产后 42 天健康检查率　指每百名活产中,接受产后 42 天健康检查的产妇数。该指标反映产后保健工作的质量。

$$\frac{产后42天健康}{检查率}=\frac{该年该地区产妇接受过产后42天健康检查的人数}{某年某地区活产数}\times100\%$$

19. 高危产妇比例　指每百名产妇中高危产妇的人数。高危产妇数指各种病理因素及急慢性危险因素造成产妇高危的人数,包括妊娠风险评级为一般风险(黄色)、较高风险(橙色)、高风险(红色)和传染病(紫色)的产妇。

$$高危产妇比例=\frac{该年该地区高危产妇人数}{某年某地区产妇数}\times100\%$$

20. 高危产妇管理率　指每百名产妇中,按照高危管理的要求进行了管理并登记的高危产妇人数。

$$高危产妇管理率=\frac{该年该地区高危产妇管理人数}{某年某地区高危产妇人数}\times100\%$$

21. 住院分娩的新生儿乙肝疫苗首针及时接种率　指每百名住院分娩的活产数中新生儿乙肝疫苗首针及时接种的人数。

$$\frac{住院分娩的新生儿乙肝}{疫苗首针及时接种率}=\frac{该年该地区新生儿乙肝疫苗首针及时接种率}{某年某地区活产数}\times100\%$$

22. 住院分娩的新生儿卡介苗接种率　指每百名住院分娩的活产数中卡介苗接种的人数。

$$\frac{住院分娩的新生儿}{卡介苗接种率}=\frac{该年该地区新生儿卡介苗接种的人数}{某年某地区活产数}\times100\%$$

（二）健康指标

1. 产妇孕产期贫血患病率 指每百名产妇中孕期和产后42天内至少一次检查发现患有贫血的产妇人数。贫血的诊断标准为血红蛋白含量小于110g/L。

$$孕产期贫血患病率=\frac{该年该地区产妇孕产期血红蛋白含量小于110g/L人数}{某年某地区产妇数}\times100\%$$

2. 艾滋病母婴传播率 指某年某地区艾滋病感染产妇所生儿童中18月龄诊断为艾滋病病毒感染的比例。

$$艾滋病母婴传播率=\frac{该年该地区艾滋病感染产妇所生儿童感染艾滋病的人数}{某年某地区艾滋病感染产妇所生已满18月龄的儿童数}\times100\%$$

3. 先天梅毒报告发病率 指某年某地区先天梅毒报告病例数占活产总数的比例。

$$先天梅毒报告发病率=\frac{该年该地区先天梅毒（或胎传梅毒）报告病例数}{某年某地区活产总数}\times100\%$$

4. 乙肝病毒表面抗原阳性孕产妇所生儿童 12月龄内乙肝表面抗原（HBsAg）阳性率指某年某地区乙肝病毒表面抗原阳性孕产妇所生儿童12月龄内乙肝表面抗原（HBsAg）阳性人数占其所生儿童12月龄内HBsAg检测人数的比例。

$$乙肝病毒表面抗原阳性孕产妇所生儿童12月龄内乙肝表面抗原（HBsAg）阳性率=\frac{该年该地区乙肝病毒表面抗原阳性孕产妇所生儿童中12月龄内HBsAg阳性的人数}{某年某地区乙肝病毒表面抗原阳性孕产妇所生儿童中12月龄内接受HBsAg检测的人数}\times100\%$$

5. 孕产妇死亡率 指每 10 万活产数中孕产妇死亡人数。孕产妇死亡指妇女在妊娠期至妊娠结束后 42 天以内,由于任何与妊娠或妊娠处理有关的或由此而加重了的原因导致的死亡称为孕产妇死亡,但不包括意外事故死亡。该指标能直接反映孕产期保健工作质量,也能间接反映一个国家的经济文化水平及卫生状况。

$$孕产妇死亡率 = \frac{该年该地区孕产妇死亡人数}{某年某地区活产数} \times 10万/10万$$

6. 孕产妇死于产科出血的比例 指孕产妇死亡人数中,由于产科出血导致孕产妇死亡的比例。

$$孕产妇死于产科出血的比例 = \frac{该地区孕产妇产科出血死亡人数}{某年某地区孕产妇死亡人数} \times 100\%$$

7. 孕产妇死于产褥感染的比例 指孕产妇死亡人数中,由于产褥感染导致孕产妇死亡的比例。

$$孕产妇死于产褥感染的比例 = \frac{该地区孕产妇产褥感染死亡人数}{某年某地区孕产妇死亡人数} \times 100\%$$

8. 孕产妇死于妊娠高血压疾病的比例 指孕产妇死亡人数中,由于妊娠高血压疾病导致孕产妇死亡的比例。

$$孕产妇死于妊娠高血压疾病的比例 = \frac{该地区孕产妇妊娠高血压疾病死亡人数}{某年某地区孕产妇死亡人数} \times 100\%$$

9. 低出生体重儿发生率 指每百名活产数中的低出生体重儿(指出生体重低于 2 500g 的活产儿)数。

$$低出生体重儿发生率 = \frac{该年该地区低出生体重儿数}{某年某地区活产数} \times 100\%$$

10. 巨大儿发生率 指每百名活产数中的巨大儿(指出生体重大于或等于 4 000g 的活产儿)数。

$$巨大儿发生率 = \frac{该年该地区巨大儿数}{某年某地区活产数} \times 100\%$$

11. 早期新生儿死亡率　指每千名活产中早期新生儿死亡的人数。早期新生儿死亡指妊娠满 28 周及以上（如孕周不清楚，可参考出生体重达 1 000g 及以上）的新生儿在产后 7 天内死亡的人数。

$$\frac{早期新生儿}{死亡率}=\frac{该年该地区早期新生儿死亡的人数}{某年某地区活产数}\times 100\%$$

12. 围产儿死亡率　指妊娠结局中围产儿死亡的比例。围产儿死亡指包括死胎数、死产数，以及 0~6 天死亡的活产儿数。

$$围产儿死亡率=\frac{该年该地区围产儿死亡数}{某年某地区活产数+死胎数+死产数}\times 1\ 000‰$$

13. 新生儿窒息死亡率　指每万名活产数中因新生儿窒息死亡的人数。

$$\frac{新生儿生窒息}{死亡率}=\frac{该年该地区新生儿窒息死亡人数}{某年某地区活产数}\times 10\ 000/万$$

14. 出生缺陷发生率　指妊娠结局中出生缺陷发生的比例。

$$\frac{出生缺陷}{发生率}=\frac{该年该地区出生缺陷发生例数}{某年某地区活产数+死胎数+死产数}\times 1\ 000‰$$

第三节　高危妊娠管理

在妊娠期由于某种病理因素或致病因素的影响，可能危害孕妇、胎儿与新生儿健康或导致难产者，称为高危妊娠，是在妊娠期间孕产妇患有合并症、并发症及其他疾病的总称。2017 年国家卫生和计划生育委员发布了《关于印发孕产妇妊娠风险与管理工作规范的通知》，明确界定孕产妇妊娠风险评估管理即各级各类医疗机构对所有怀孕至产后 42 天的妇女进行妊娠相关风险的筛查、评估分级和系统管理，及时发现、干预影响妊娠的风险因素，并进行追踪治疗，防范不良妊娠结局，保障母婴安全。其重点内容是对高危孕产妇进行风险评估与管理。高危妊娠管理要与各级妇幼保健网络及医疗机构密切衔接，使每一位有危险因素的孕产妇能够最大限度地得到良好的医疗保健服务,最终达到母婴安全的目的。因此高危管理是孕产期保健的重要组成部分,是提高孕产期保健质量、降低孕产妇与围产儿死亡率的有效措施。

一、孕产妇妊娠风险筛查

孕产期妊娠风险因素可以出现在孕产期的各个时段,也可能发生于每个孕产妇。因此,各医疗机构要树立每位孕产妇都具有高危因素的意识,对所有孕产妇进行动态筛查,尽早发现具有高危因素的孕产妇,纳入高危孕产妇管理系统,及时进行规范治疗、转诊及密切随访,使危险风险消除或降至最低。

(一)筛查方法

首诊医疗机构应当依据妊娠风险筛查表,对首次建册的孕产妇进行妊娠风险筛查(表 6-1)。孕产妇符合筛查表中 1 项及以上情形的即认为筛查阳性。

表 6-1　孕产妇妊娠风险筛查表

项　目	筛查阳性内容
1. 基本情况	1.1 周岁≥35 或≤18 岁 1.2 身高≤145cm,或对生育可能有影响的躯体残疾 1.3 体重指数(BMI)>25kg/m² 或 <18.5kg/m² 1.4 Rh 血型阴性
2. 异常妊娠及分娩史	2.1 生育间隔 <18 个月或 >5 年 2.2 剖宫产史 2.3 不孕史 2.4 不良孕产史(各类流产≥3 次、早产史、围产儿死亡史、出生缺陷、异位妊娠史、滋养细胞疾病史、既往妊娠并发症及合并症史) 2.5 本次妊娠异常情况(如多胎妊娠、辅助生殖妊娠等)
3. 妇产科疾病及手术史	3.1 生殖道畸形 3.2 子宫肌瘤或卵巢囊肿≥5cm 3.3 阴道及宫颈锥切手术史 3.4 宫 / 腹腔镜手术史 3.5 瘢痕子宫(如子宫肌瘤挖除术后、子宫肌腺瘤挖除术后、子宫整形术后、宫角妊娠史、子宫穿孔史等) 3.6 附件恶性肿瘤手术史
4. 家族史	4.1 高血压家族史且孕妇目前血压≥140/90mmHg 4.2 糖尿病(直系亲属) 4.3 凝血因子缺乏 4.4 严重的遗传性疾病(如遗传性高脂血症、血友病、地中海贫血等)

续表

项 目	筛查阳性内容
5. 既往疾病及手术史	5.1 各种重要脏器疾病史 5.2 恶性肿瘤病史 5.3 其他特殊、重大手术史、药物过敏史
6. 辅助检查*	6.1 血红蛋白 <110g/L 6.2 血小板计数 ≤100×10⁹/L 6.3 梅毒筛查阳性 6.4 HIV 筛查阳性 6.5 清洁中段尿常规异常(如蛋白、管型、红细胞、白细胞)持续两次以上 6.6 尿糖阳性且空腹血糖异常(妊娠 24 周前≥7.0mmol/L;妊娠 24 周起≥5.1mmol/L) 6.7 血清铁蛋白 <20μg/L
7. 需要关注的表现特征及病史	7.1 提示心血管系统及呼吸系统疾病 7.1.1 心悸、胸闷、胸痛或背部牵涉痛、气促、夜间不能平卧 7.1.2 哮喘及哮喘史、咳嗽、咯血等 7.1.3 长期低热、消瘦、盗汗 7.1.4 心肺听诊异常 7.1.5 高血压(BP≥140/90mmHg) 7.1.6 心脏病病史、心衰史、心脏手术史 7.1.7 胸廓畸形
	7.2 提示消化系统疾病 7.2.1 严重食欲缺乏、乏力、剧吐 7.2.2 上腹疼痛,肝脾大 7.2.3 皮肤、巩膜黄染 7.2.4 便血
	7.3 提示泌尿系统疾病 7.3.1 眼睑水肿、少尿、蛋白尿、血尿、管型尿 7.3.2 慢性肾炎、肾病史
	7.4 提示血液系统疾病 7.4.1 牙龈出血、鼻出血 7.4.2 出血不凝、全身多处瘀点、瘀斑 7.4.3 血小板减少、再障等血液病病史
	7.5 提示内分泌及免疫系统疾病 7.5.1 多饮、多尿、多食 7.5.2 烦渴、心悸、烦躁、多汗 7.5.3 明显关节酸痛、面部蝶形或盘形红斑、不明原因高热 7.5.4 口干(无唾液)、眼干(眼内有摩擦异物感或无泪)等
	7.6 提示性传播疾病 7.6.1 外生殖器溃疡、赘生物或水泡 7.6.2 阴道或尿道流脓 7.6.3 性病史
	7.7 提示精神神经系统疾病 7.7.1 言语交流困难、智力障碍、精神抑郁、精神躁狂 7.7.2 反复出现头痛、恶心、呕吐 7.7.3 癫痫史 7.7.4 不明原因晕厥史
	7.8 其他 7.8.1 吸毒史

注:带 * 的项目为建议项目,由筛查机构根据自身保健服务水平提供。

（二）筛查内容

筛查项目分为"必选"和"建议"两类项目。必选项目为对所有孕妇应当询问、检查的基本项目,建议项目由筛查机构根据自身服务水平提供。卫生计划生育行政部门在制订实施方案时可根据当地实际适当调整必选和建议检查项目。

1. 必选项目　①确定孕周;②询问孕妇基本情况、现病史、既往史、生育史、手术史、药物过敏史、夫妇双方家族史和遗传病病史等;③体格检查:测量身高、体重、血压,进行常规体检及妇科检查等;④注意孕妇需要关注的表现特征及病史。

2. 建议项目　血常规、血型、尿常规、血糖测定、心电图检查、肝功能、肾功能;艾滋病、梅毒和乙肝筛查等。

（三）筛查结果处置

1. 对于筛查未见异常的孕妇,应当在其《母子健康手册》上标注绿色标识,按照要求进行管理。

2. 对于筛查结果阳性的孕妇,应当在其《母子健康手册》上标注筛查阳性。筛查机构为基层医疗卫生机构的,应当填写《妊娠风险筛查阳性孕产妇转诊单》(表6-2),并告知筛查阳性孕妇在2周内至上级医疗机构接受妊娠风险评估,由接诊机构完成风险评估并填写转诊单后,反馈筛查机构。基层医疗卫生机构应当按照国家基本公共卫生服务规范要求,落实后续随访。随访工作主要包括:督促高危孕妇按时进行产前检查、服药或入院治疗;对高危孕妇及家属进行相关孕期保健知识的宣传教育;动员不宜妊娠者终止妊娠;动员合并内科疾病者转往综合医院分娩等。

二、孕产妇妊娠风险评估与管理

（一）妊娠风险评估分级

妊娠风险评估分级原则上应当在开展助产服务的二级以上医疗机构进行。县以上医疗机构应开设高危妊娠门诊,固定主治医师及以上职称人员专人负责处理及随诊。对高危孕妇,预约登记返诊时间,并有针对性地进行健康宣教。

表6-2 孕产妇妊娠风险筛查阳性孕产妇转诊单

姓名_____出生日期_____年龄_____(周岁)孕周_____(周)
证件号码_____
联系电话_____
筛查结果(主要危险因素)
_____
_____
_____

转诊日期_____年_____月_____日
转出机构_____ 医生签名_____

--------------------- 以下由接诊机构填写 ---------------------

姓名_____出生日期_____年龄_____(周岁)孕周_____(周)
接诊日期_____年_____月_____日_____
目前诊断:
_____
_____
_____

妊娠风险评估分级(请在相关项目上打勾)
　　　□ 绿色
　　　□ 黄色
　　　□ 橙色
　　　□ 红色
　　　□ 紫色
接诊机构_____ 医生签名_____

1. 首次评估

（1）评估内容和方法：对妊娠风险筛查阳性的孕妇，医疗机构应当对照《孕产妇妊娠风险评估表》（表6-3），进行首次妊娠风险评估。按照风险严重程度分别以"低风险（绿）、一般风险（黄）、较高风险（橙）、高风险（红）、传染病（紫）"5个等级进行分级标识。

1）绿色标识：妊娠风险低。孕妇基本情况良好，未发现妊娠合并症、并发症。

2）黄色标识：妊娠风险一般。孕妇基本情况存在一定危险因素，或患有孕产期合并症、并发症，但病情较轻且稳定。

3）橙色标识：妊娠风险较高。孕妇年龄≥40岁或BMI≥28kg/m²，或患有较严重的妊娠合并症、并发症，对母婴安全有一定威胁。

4）红色标识:妊娠风险高。孕妇患有严重的妊娠合并症、并发症,继续妊娠可能危及孕妇生命。

5）紫色标识:孕妇患有传染性疾病。紫色标识孕妇可同时伴有其他颜色的风险标识。

表6-3 孕产妇妊娠风险评估表

评估分级	孕产妇相关情况
低风险 (绿色)	孕妇基本情况良好,未发现妊娠合并症、并发症
一般风险 (黄色)	1. 基本情况 1.1 年龄≥35 岁或≤18 岁 1.2 BMI>25kg/m² 或 <18.5kg/m² 1.3 生殖道畸形 1.4 骨盆狭小 1.5 不良孕产史(各类流产≥3 次、早产、出生缺陷、异位妊娠、滋养细胞疾病等) 1.6 瘢痕子宫 1.7 子宫肌瘤或卵巢囊肿≥5cm 1.8 盆腔手术史 1.9 辅助生殖妊娠 2. 孕产期合并症 2.1 心脏病(经心内科诊治无须药物治疗、心功能正常) 2.1.1 先天性心脏病(不伴有肺动脉高压的房间隔缺损、室间隔缺损、动脉导管未闭;法洛四联症修补术后无残余心脏结构异常等) 2.1.2 心肌炎后遗症 2.1.3 心律失常 2.1.4 无合并症的轻度的肺动脉狭窄和二尖瓣脱垂 2.2 呼吸系统疾病:经呼吸内科诊治无须药物治疗,肺功能正常 2.3 消化系统疾病:肝炎病毒携带(表面抗原阳性、肝功能正常) 2.4 泌尿系统疾病:肾脏疾病(目前病情稳定肾功能正常) 2.5 内分泌系统疾病:无需药物治疗的糖尿病、甲状腺疾病、垂体泌乳素瘤等 2.6 血液系统疾病 2.6.1 妊娠合并血小板减少(PLT 50~100×10⁹/L)但无出血倾向 2.6.2 妊娠合并贫血(Hb 60~110g/L) 2.7 神经系统疾病:癫痫(单纯部分性发作和复杂部分性发作),重症肌无力(眼肌型)等 2.8 免疫系统疾病:无须药物治疗(如系统性红斑狼疮、IgA 肾病、类风湿关节炎、干燥综合征、未分化结缔组织病等) 2.9 尖锐湿疣、淋病等性传播疾病 2.10 吸毒史 2.11 其他 3. 孕产期并发症 3.1 双胎妊娠 3.2 先兆早产 3.3 胎儿宫内生长受限 3.4 巨大儿 3.5 妊娠期高血压疾病(除外红、橙色) 3.6 妊娠期肝内胆汁淤积症 3.7 胎膜早破 3.8 羊水过少 3.9 羊水过多 3.10 ≥36 周胎位不正 3.11 低置胎盘 3.12 妊娠剧吐

续表

评估分级	孕产妇相关情况
较高风险 (橙色)	1. 基本情况 1.1 年龄≥40 岁 1.2 BMI≥28kg/m² 2. 孕产期合并症 2.1 较严重心血管系统疾病 2.1.1 心功能Ⅱ级、轻度左心功能障碍或者 EF 40%~50% 2.1.2 需药物治疗的心肌炎后遗症、心律失常等 2.1.3 瓣膜性心脏病(轻度二尖瓣狭窄瓣口 >1.5cm²,主动脉瓣狭窄跨瓣压差 <50mmHg、无合并症的轻度肺动脉狭窄,二尖瓣脱垂,二叶式主动脉瓣疾 病,马方综合征无主动脉扩张) 2.1.4 主动脉疾病(主动脉直径 <45mm),主动脉缩窄矫治术后 2.1.5 经治疗后稳定的心肌病 2.1.6 各种原因的轻度肺动脉高压(<50mmHg) 2.1.7 其他 2.2 呼吸系统疾病 2.2.1 哮喘 2.2.2 脊柱侧弯 2.2.3 胸廓畸形等伴轻度肺功能不全 2.3 消化系统疾病 2.3.1 原因不明的肝功能异常 2.3.2 仅需要药物治疗的肝硬化、肠梗阻、消化道出血等 2.4 泌尿系统疾病:慢性肾脏病伴肾功能不全代偿期(肌酐超过正常值上限) 2.5 内分泌系统疾病 2.5.1 需药物治疗的糖尿病、甲状腺疾病、垂体泌乳素瘤 2.5.2 肾性尿崩症(尿量超过 4 000ml/d)等 2.6 血液系统疾病 2.6.1 血小板减少(PLT 30~50 × 10⁹/L) 2.6.2 重度贫血(Hb 40~60g/L) 2.6.3 凝血功能障碍无出血倾向 2.6.4 易栓症(如抗凝血酶缺陷症、蛋白 C 缺陷症、蛋白 S 缺陷症、抗磷脂综 合征、肾病综合征等) 2.7 免疫系统疾病:应用小剂量激素(如强的松 5~10mg/d)6 个月以上,无临 床活动表现(如系统性红斑狼疮、重症 IgA 肾病、类风湿关节炎、干燥综合 征、未分化结缔组织病等) 2.8 恶性肿瘤治疗后无转移、无复发 2.9 智力障碍 2.10 精神病缓解期 2.11 神经系统疾病:癫痫(失神发作)、重症肌无力(病变波及四肢骨骼肌和 延脑部肌肉)等 2.12 其他 3. 孕产期并发症 3.1 三胎及以上妊娠 3.2 Rh 血型不合 3.3 瘢痕子宫(距末次子宫手术间隔 <18 个月) 3.4 瘢痕子宫伴中央性前置胎盘或伴有可疑胎盘植入 3.5 各类子宫手术史(如剖宫产、宫角妊娠、子宫肌瘤挖除术等)≥2 次 3.6 双胎、羊水过多伴发心肺功能减退 3.7 重度子痫前期、慢性高血压合并子痫前期 3.8 原因不明的发热 3.9 产后抑郁症、产褥期中暑、产褥感染等

续表

评估分级	孕产妇相关情况
高风险 (红色)	1. 孕产期合并症 1.1 严重心血管系统疾病 1.1.1 各种原因引起的肺动脉高压（≥50mmHg），如房间隔缺损、室间隔缺损、动脉导管未闭等 1.1.2 复杂先心病（法洛四联症、艾森门格综合征等）和未手术的青紫型心脏病（SpO_2<90%）;Fontan 循环术后 1.1.3 心脏瓣膜病:瓣膜置换术后、中重度二尖瓣狭窄（瓣口 <1.5cm^2）、主动脉瓣狭窄（跨瓣压差≥50mmHg）、马方综合征等 1.1.4 各类心肌病 1.1.5 感染性心内膜炎 1.1.6 急性心肌炎 1.1.7 风湿性心脏病风湿活动期 1.1.8 妊娠期高血压性心脏病 1.1.9 其他 1.2 呼吸系统疾病:哮喘反复发作、肺纤维化、胸廓或脊柱严重畸形等影响肺功能者 1.3 消化系统疾病:重型肝炎、肝硬化失代偿、严重消化道出血、急性胰腺炎、肠梗阻等影响孕产妇生命的疾病 1.4 泌尿系统疾病:急、慢性肾脏疾病伴有高血压,肾功能不全(肌酐超过正常值上限的 1.5 倍) 1.5 内分泌系统疾病 1.5.1 糖尿病并发肾病 V 级、严重心血管病、增生性视网膜病变或玻璃体积血、周围神经经病变等 1.5.2 甲状腺功能亢进并发心脏病、感染、肝功能异常、精神异常等疾病 1.5.3 甲状腺功能减退引起相应系统功能障碍,基础代谢率小于 50% 1.5.4 垂体泌乳素瘤出现视力减退、视野缺损、偏盲等压迫症状 1.5.5 尿崩症:中枢性尿崩症伴有明显的多饮、烦渴、多尿症状,或合并有其他垂体功能异常 1.5.6 嗜铬细胞瘤等 1.6 血液系统疾病 1.6.1 再生障碍性贫血 1.6.2 血小板减少（<30×10^9/L）或进行性下降或伴有出血倾向 1.6.3 重度贫血（Hb≤40g/L） 1.6.4 白血病 1.6.5 凝血功能障碍伴有出血倾向(如先天性凝血因子缺乏、低纤维蛋白原血症等) 1.6.6 血栓栓塞性疾病(如下肢深静脉血栓、颅内静脉窦血栓等) 1.7 免疫系统疾病活动期,如系统性红斑狼疮（SLE）、重症 IgA 肾病、类风湿关节炎、干燥综合征、未分化结缔组织病等 1.8 精神病急性期 1.9 恶性肿瘤 1.9.1 妊娠期间发现的恶性肿瘤 1.9.2 治疗后复发或发生远处转移 1.10 神经系统疾病 1.10.1 脑血管畸形及手术史 1.10.2 癫痫全身发作 1.10.3 重症肌无力(病变发展至延脑肌、肢带肌、躯干肌和呼吸肌) 1.11 吸毒 1.12 其他严重内、外科疾病等 2. 孕产期并发症 2.1 三胎及以上妊娠伴发心肺功能减退 2.2 凶险性前置胎盘,胎盘早剥 2.3 红色预警范畴疾病产后尚未稳定
孕妇患有传染性疾病（紫色）	所有妊娠合并传染性疾病,如病毒性肝炎、梅毒、HIV 感染及艾滋病、结核病、重症感染性肺炎、特殊病毒感染（H1N7、寨卡病毒等）

注:除紫色标识孕妇可能伴有其他颜色外,如同时存在不同颜色分类,按照较高风险的分级标识。

（2）评估结果处理：医疗机构应当根据孕产妇妊娠风险评估结果，在《母子健康手册》上标注评估结果和评估日期。对于风险评估分级为较高风险（橙色）、高风险（红色）的孕产妇，医疗机构应当填写《孕产妇妊娠风险评估分级报告单》（表 6-4），在3 日内将报告单报送辖区妇幼保健机构。如孕产妇妊娠风险分类为高风险（红色），应当在 24 小时内报送。

表 6-4　孕产妇妊娠风险评估分级报告单

姓名＿＿＿＿＿＿出生日期＿＿＿＿＿＿年龄＿＿＿＿（周岁）孕周＿＿＿＿＿（周）
证件号码＿＿＿＿＿＿＿＿＿＿＿＿＿＿＿
联系电话＿＿＿＿＿＿＿＿＿＿＿＿＿＿＿
初步诊断＿＿＿＿＿＿＿＿＿＿＿＿＿＿＿＿＿＿＿＿＿＿＿
　　　　＿＿＿＿＿＿＿＿＿＿＿＿＿＿＿＿＿＿＿＿＿＿＿

评估时间＿＿＿＿＿年＿＿＿月＿＿日
评估分级：
　□ 橙色　　□ 红色

　　　　　　　　报 告 人＿＿＿＿＿＿＿＿＿＿＿＿＿＿＿
　　　　　　　　报告机构＿＿＿＿＿＿＿＿＿＿＿＿＿＿＿
　　　　　　　　报告日期＿＿＿＿＿＿＿＿＿＿＿＿＿＿＿

---

2. 动态评估　医疗机构应当结合孕产期保健服务，发现孕产妇健康状况有变化时，立即参照表 6-3 再次进行妊娠风险动态评估，根据病情变化及时调整妊娠风险分级和相应管理措施，并在《母子健康手册》上顺序标注评估结果和评估日期。

（二）妊娠风险管理

各级医疗机构应当根据孕妇妊娠风险评估分级情况，对其进行分类管理。要注意信息安全和孕产妇隐私保护。

1. 对妊娠风险分级为"绿色"的孕产妇，应当按照《孕产期保健工作规范》以及相关诊疗指南、技术规范，规范提供孕产期保健服务。

2. 对妊娠风险分级为"黄色"的孕产妇，应当建议其在二级以上医疗机构接受孕产期保健和住院分娩。如有异常，应当尽快转诊到三级医疗机构。

3. 对妊娠风险分级为"橙色""红色"和"紫色"的孕产妇,医疗机构应当将其作为重点人群纳入高危孕产妇专案管理,合理调配资源,保证专人专案、全程管理、动态监管、集中救治,确保做到"发现一例、登记一例、报告一例、管理一例、救治一例"。对妊娠风险分级为"橙色"和"红色"的孕产妇,要及时向辖区妇幼保健机构报送相关信息,并尽快与上级危重孕产妇救治中心共同研究制订个性化管理方案、诊疗方案和应急预案。

(1)对妊娠风险分级为"橙色"的孕产妇,应当建议其在县级及以上危重孕产妇救治中心接受孕产期保健服务,有条件的原则上应当在三级医疗机构住院分娩。

(2)对妊娠风险分级为"红色"的孕产妇,应当建议其尽快到三级医疗机构接受评估以明确是否适宜继续妊娠。如适宜继续妊娠,应当建议其在县级及以上危重孕产妇救治中心接受孕产期保健服务,原则上应当在三级医疗机构住院分娩。

对于患有可能危及生命的疾病而不宜继续妊娠的孕产妇,应当由副主任以上任职资格的医师进行评估和确诊,告知本人继续妊娠风险,提出科学严谨的医学建议。

(3)对妊娠风险分级为"紫色"的孕产妇,应当按照传染病防治相关要求进行管理,并落实预防艾滋病、梅毒和乙肝母婴传播综合干预措施。

(三) 产后风险评估与管理

医疗机构在进行产后访视和产后 42 天健康检查时,应当落实孕产妇健康管理服务规范有关要求,再次对产妇进行风险评估。如发现阳性症状和体征,应当及时进行干预。

三、高危孕产妇管理工作要求

(一) 孕产妇妊娠风险评估与管理工作流程

孕产妇妊娠风险评估与管理工作流程见图 6-1。

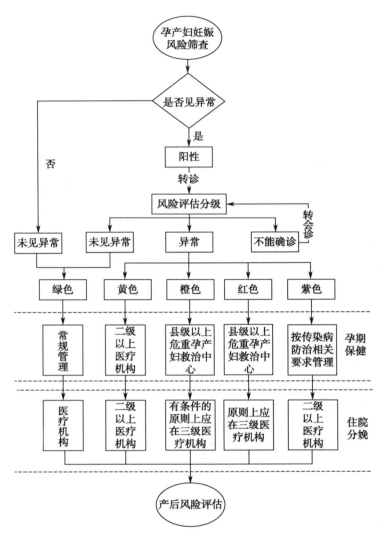

图 6-1 孕产妇妊娠风险评估与管理工作流程图

（二）高危妊娠管理工作要求

1. 高危孕产妇信息登记要求 各级医疗机构对筛查出的

每一例高危孕妇,均要在《母子健康手册》、门诊病历上记录相关信息。

（1）信息内容包括:基本信息(姓名、年龄、末次月经、预产期、家庭住址、户籍地)及妊娠各期检查信息(检查日期、孕周、高危情况、检查结果、预约下次检查、随访及转诊情况)等。

（2）凡未按约来诊者应采取各种方式进行追踪随访,并做好记录。

（3）孕期高危情况如无变化,不必重复登记,如发现新的高危因素需在原高危情况栏中依次填高危因素及发现的孕周,了解高危妊娠的发生、治疗、转归的全过程。

（4）转院的高危孕妇由转诊的医院填写妊娠期,登记妊娠结局。

2. 开设高危门诊　县以上医疗机构必须开设高危妊娠门诊,固定主治医师及以上职称人员专人负责处理及随诊。对高危孕妇,预约登记返诊时间,填写高危妊娠随访登记卡(表6-5),并有针对性地进行健康宣教。

表6-5　高危妊娠随访登记卡

姓名:_____ 年龄:_____ 联系电话:_____

现住址:_____ 户籍地:_____

末次月经:_____年____月____日　预产期:_____年____月____日

检查日期	孕周	高危因素	本次检查结果(包括评估结果)	预约检查日期	随访情况	转诊情况	检查医院	医生

3. 随访工作要求

（1）医疗机构承担高危门诊的人员，负责追访预约登记的高危孕妇，督促其复诊。还要负责追访转会诊高危孕妇的会诊结果，并记录在案。

（2）随访工作主要包括：督促高危孕妇按时进行产前检查、服药或入院治疗；对高危孕妇及家属进行相关孕期保健知识的宣传教育；动员不宜妊娠者终止妊娠；动员合并内科疾病者转往综合医院分娩等。

（三）转会诊工作要求

通过必要的转诊和会诊，能够使不同危险程度的高危孕妇能得到相应的医疗保健服务。基层医疗机构对本级不能处理的高危孕产妇，应当转至上级医疗机构或专科医院做进一步检查、确诊。对转回的孕产妇应当按照上级医疗机构的处理意见进行观察、治疗与随访。

1. 转会诊医疗机构职责

（1）专科医院筛查出合并内科疾病的高危孕妇，如治疗条件有限，应立即将孕产妇转往综合医院进行产前检查、监护。

（2）对合并特殊内外科疾病的高危孕妇，须转至具有相应专科特长的医疗机构。

（3）对妊娠合并严重内科疾病的高危孕妇，应及时请内科会诊，并在内科医生的共同监护下分娩。

（4）高危孕妇转诊时，转出单位应在"高危妊娠随访登记卡"中完成转诊情况登记，并负责追踪、随访转诊患者的诊断、治疗及结局等情况。接诊单位相关科室负责协助转出单位对高危孕妇进行追踪随访。

（5）所有转诊存根与回单都应由转出机构保存并作专案管理。如转出单位未收到回单，必须进行追踪随访。

（6）需要抢救的高危孕产妇，在进行转送前，应与定点接诊医院医务处（管理部门）进行电话联系，同时说明病情及本区抢救小组专家讨论意见。携带患者的病史、救治情况及全部检查结果（尤其是病情加重后的检查结果），详细报告给接诊医院。

（7）按照本辖区危重孕产妇救治管理要求进行转诊。各医疗机构不得为推卸责任而进行盲目转诊。产妇如发生产后大出血,原则上应当就地抢救;患者生命体征未平稳的,不得转诊;估计短期内产程有变化的,不得转诊;转诊前应与接诊机构联系妥当。

（8）接诊医院在接到电话后应积极做好接诊的各项准备工作,使危重孕产妇到达后能立即进入抢救"绿色通道"。包括组织及人员、会诊流程、会诊记录填写、及时将转诊评价及治疗结果反馈至转诊单位等。

2. 转诊网络

（1）辖区内应有由卫生健康行政部门指定的具备综合抢救能力的医院为"危重孕产妇救治中心",承担高危孕产妇转会诊和危重孕产妇救治工作。

（2）基层医疗机构根据孕产妇妊娠风险严重程度、所患疾病病种及病情,转入相应的上级医院。

（3）基层医院有高危孕产妇转诊时应先由上一级指定产科抢救的医院进行会诊、抢救;危重情况可跨级转诊,确保产科抢救迅速、有效。危重孕产妇转诊原则要求一次到位,直接转到有救治能力及血源的县市级危重孕产妇救治中心。

（4）转诊流程图(图 6-2)

3. 转诊准备

（1）各医院确保转诊交通工具、人力、物品的落实。

（2）通知上级转诊中心做好接诊准备。

（3）向家属说明病情、转诊的必要性,途中可能发生的问题,医务人员所做的准备,征求家属对转诊的意见。另一方面要求家属做好资金准备。

（4）准备好转诊途中必需的物品,如氧气袋、吸黏液管、输液设备、抢救药品、产包等。

（5）写好"高危孕产妇转诊记录单"(表 6-6),如果患者转走后化验结果才出来,应将此结果电话通知转诊单位医务处(科)或产科负责人。

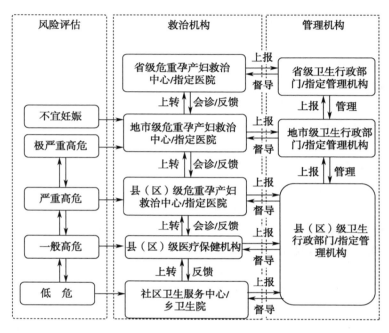

图 6-2　高危孕产妇逐级转诊流程图

4. 转诊途中处理

（1）转诊必须由医务人员陪同，包括医生（最好是主治医师以上）、护士或助产士。

（2）保持离院前的处理状态，严密观察病情，根据病情发展随时作紧急处理。转诊途中的生命支持持续到位，包括生命体征监测、开通静脉通道、维持血压等。

5. 到达上级转诊中心

（1）协助接诊机构将孕产妇平稳、迅速转入接诊地点。

（2）向接诊单位介绍病情、发病过程、当地检查、诊断及治疗效果、途中情况及处理等，上交转诊记录单（表 6-6）。

（3）待接诊单位安置好患者，无须陪留时，方可离开。

6. 交通工具

（1）各级医疗机构必须具备急救车，且 24 小时有人值班。

表6-6 高危孕产妇转诊记录单

孕妇姓名		年龄		民族		文化程度	
家庭住址				联系电话			
家属姓名		与孕妇关系					
入院情况 （主诉）							
1. 诊断：							
2. 处理简要经过：							
3. 孕妇生命体征：① BP　　　mmHg　②R　　　次/min ③P　　　次/min ④T　　　℃							
4. 胎心率：　　　　　　胎儿(死亡、存活、窒息)							
5. 宫缩：							
6. 产前出血情况：　　　　　已出血毫升数							
7. 已经历的产程时间：							
转诊原因							
途中处理记录							
转出 医院		转诊医 生签名		转出 时间		年　月　日 时　　分	护送者 姓名 身份
转入 医院		接诊医 生签名		转入 时间		年　月　日 时　　分	转诊 工具
向转诊单位反馈结果			1. 抢救成功　2. 抢救失败　3. 入院时已死亡				
接受转诊的单位向辖区保健机 构报告转诊结果			1. 抢救成功　2. 抢救失败　3. 入院时已死亡				
向转诊单位反馈转诊评价			1. 及时　　　2. 延误　　　3. 应纠正的情况				

（2）如果本院急救车外出，迅速联系急救站或通知本区县卫生行政管理部门协调附近医院解决。

（3）在偏远山区，由社区支持解决交通工具。

7. 通信

（1）各县(区)抢救小组设立危重孕产妇抢救、会诊专用电话。

（2）抢救小组名单中包括成员的多种联系电话。

（3）各级助产医疗机构产房、手术室必须设立外线电话。

8. 血源

（1）各医院制定危重孕产妇抢救用血的可行性和可操作性措施，包括高危提前备血、明确供血来源、取血途径、应急措施等。

（2）各县（区）制定危重孕产妇抢救用血管理办法，为本县（区）各医院提供协调供血措施、联系人等。

（3）在抢救过程中记录要血、取血、输血等环节的时间及联系单位、联系人姓名。

四、危重孕产妇救治

为及时挽救危重孕产妇的生命，各辖区应该有通畅的救助绿色通道，需要成立危重孕产妇救治中心，提供足够的人力、设备。

（一）设立产科安全管理办公室

危重孕产妇救治中心要设立产科安全质量办公室，由分管院长具体负责，加强质量安全管理，协调建立高危孕产妇救治、转诊等机制，建立院内多学科分工协作机制，统筹协调相关业务科室的沟通合作，实现高危孕产妇全程管理以及危重孕产妇的有效救治、快速会诊和迅速转运。

（二）成立抢救组

1. 成立多学科专家组成的危重孕产妇急救小组，承担危重孕产妇的抢救工作。抢救小组成员应包括产科、儿科、重症医学科以及内科、外科、妇科、急诊科、麻醉科、放射科、检验科、药剂科、介入血管科、供血部门、妇幼保健机构保健人员及县（区）卫生行政管理人员。

2. 抢救组成员应具备产科危重抢救技术，掌握转诊标准及技术，十分熟悉本区县抢救管理中各环节的内容，严格执行医疗抢救操作常规。

3. 抢救初步成功后，医疗机构应根据病情，确定负责该孕产妇的科室和病房。孕产妇病情所涉及的各诊疗科室要共同管理患者，负责患者的后续监护、治疗与康复。

（三）县级抢救与转诊医院任务

1. 实行首诊负责制,早期识别危险症状,掌握转诊时机及时上转。

2. 对危重或急诊患者,要做初步抢救,病情基本稳定后方转上级医院。

3. 如果病情危急,无法上转,应迅速报告本地区孕产妇抢救小组,争取抢救组成员到现场救治。

4. 接诊机构要及时向转诊单位反馈患者抢救情况,指导基层提高处理危重或急诊患者的技术水平。

5. 开展健康教育,使孕产妇及家属学会识别早期危险症状及预防保健知识。

6. 对危重孕产妇进行登记,并报至本县(区)妇幼保健院(所),对出现危险症状而又不住院治疗的患者,迅速通知本县(区)妇幼保健院(所)追访。

（四）市级抢救与转诊医院任务

1. 接受急诊患者或下级转来的危重患者。

2. 患者入院后,医院抢救组迅速到位。

3. 各科室密切配合,必须提供所需的一切药品设备等。

4. 制定本医院孕产妇抢救管理常规及操作程序。

5. 定期向同级妇幼保健院(所)反馈急诊患者或转诊患者抢救情况。

6. 对下级医院提出的会诊抢救要求,应立即组织有关人员并提供所需的物品应急援助。

7. 对孕产妇家属要给予心理支持。产科、儿科医生分别交代孕妇及高危儿的情况、处理的意见。

8. 定期召开孕产妇危重症评审和疑难病例讨论,讨论本院或会诊的危重孕产妇抢救病例,总结经验,提出问题及解决办法。

9. 对危重孕产妇进行登记,并报至同级妇幼保健院(所),对出现危险症状而又不住院治疗的患者,迅速通知妇幼保健院(所)追访。

第四节 孕产妇死亡评审

孕产妇死亡评审工作是指通过深入调查和分析导致孕产妇死亡的原因及相关因素,提出降低孕产妇死亡的干预措施,以达到提高孕产期保健和产科服务质量,有效降低孕产妇死亡率的目的。

一、评审对象

孕产妇死亡评审对象,为辖区内所有从妊娠开始至产后 42 天内,不论妊娠时间和部位,包括任何与妊娠或妊娠处理有关原因、内外科疾病、计划生育手术、宫外孕、葡萄胎等导致死亡的妇女。但不包括意外原因(如车祸、中毒、自杀等)导致死亡的妇女。

二、评审人员要求

(一)人员要求

各级孕产妇死亡评审均应成立评审委员会,人数不可少于 5 人,每次参加评审的专家人数应为奇数。评审实行组长负责制,每次评审由卫生健康行政部门指定组长 1 人,秘书 1 人。组长负责主持评审的全过程及评审总结。

(二)评审委员会成员组成

1. 由各级卫生健康行政部门(如妇幼、医政、卫生监督等部门)、相关部门(如教育、交通、民政、公安、财政等)分管领导和多学科专家组成。

2. 可包括了解当地风俗和习俗的人士如社区代表,或者社会科学家。其专家成员由妇产科、内科、外科、急诊科、重症监护、麻醉科、病理科和医务科等多学科专家组成。

3. 此外,还应包括助产、护理、药剂、统计、公共卫生、妇幼保健和社会学科等领域的多学科专家。

(三)职称要求

省级评审专家组成员原则上由正高级职称人员组成;市

（地、州）级评审专家组成员原则上由副高级及以上职称人员组成；区县级评审专家组成员原则上由中级及以上职称人员组成。每次评审应根据评审病例的需要，抽取相关学科的专家。

三、职责分工

孕产妇死亡评审工作由各级卫生健康行政部门组织、领导，全面监督管理实施，各级医疗机构为具体实施执行单位。

（一）卫生健康行政部门职责

1. 全面领导和组织实施本辖区孕产妇死亡的评审和干预工作。

2. 提供相关工作所需的人力和财力资源；协调评审和干预工作所需的相关部门和机构的支持（包括协调死于外省的本省户籍孕产妇相关资料的调取工作）。

3. 负责成立本辖区孕产妇死亡评审委员会和发布评审结果。

4. 根据评审结果，制定针对性干预措施，提交各级政府监督执行，并将干预措施的落实情况纳入对各级卫生健康行政部门的行政问责。

5. 全面监督评审和干预措施的实施过程，及时发现并解决存在的问题，保障评审和干预的顺利进行。

6. 各级卫生健康行政部门负责人须全程参与评审工作。

（二）妇幼保健机构职责

在本级卫生健康行政部门的领导下，负责本级孕产妇死亡评审工作的组织和实施。

1. 区县级妇幼保健机构

（1）负责完成本辖区孕产妇死亡个案的调查，包括医院和社区孕产妇死亡个案的调查；完成病历摘要或调查小结的撰写。

（2）收集、整理和核查医疗机构上报的死亡孕产妇的调查和自评材料，复印原始病历资料，确保每例评审个案资料的完整和准确。

（3）完成本级孕产妇死亡评审工作、个案分析报告和评审总结报告，并将报告报送上一级妇幼保健机构和同级卫生健康行政部门。

（4）负责将孕产妇死亡评审结果反馈至相应的医疗机构。

2. 市（地、州）级妇幼保健机构

（1）负责辖区孕产妇死亡评审的培训和监督指导，参与区县级孕产妇死亡评审工作。

（2）有针对性地参与本辖区孕产妇死亡的个案调查。

（3）完成本级所在区域发生的孕产妇死亡评审工作、个案分析报告和评审总结报告，负责将本级评审总结报告上报同级卫生健康行政部门和上一级妇幼保健机构。

（4）负责提供和完善省级评审要求的孕产妇死亡个案调查资料。

（5）负责反馈孕产妇死亡评审结果至相应区县。

3. 省级妇幼保健机构

（1）负责本省内孕产妇死亡评审工作的培训和监督指导；参与市（地、州）级孕产妇死亡评审。

（2）完成本级评审，负责将评审个案的调查资料、评审个案分析报告和评审总结报告上报同级卫生健康行政部门。

（3）针对本省孕产妇死亡发生的特征或拟解决的重点问题，选取有代表性的病例，在全省范围内开展现场评审或专题评审。

（4）负责提供和完善国家级评审要求的孕产妇死亡个案调查资料。

（5）负责反馈孕产妇死亡评审结果至相应地市。

（三）各级医疗机构

在本级医疗机构主管部门的领导下，负责本机构内发生的孕产妇死亡自评工作的组织和实施。

1. 指定专人完成本机构内死亡孕产妇的调查工作，包括发生在门急诊死亡个案的信息收集。

2. 由产科安全管理办公室负责，原则上在上报死亡后的72小时内完成本机构孕产妇死亡病例的调查，7天内完成自评。

3. 将本机构讨论分析结果、孕产妇死亡原始病历复印件和《孕产妇死亡评审个案分析报告》等报送所在辖区的妇幼保健机构。

4. 协助所属辖区妇幼保健机构的孕产妇死亡调查工作,为其提供所需要的病历资料和相关信息。

(四)专家组职责

1. 严格执行孕产妇死亡评审程序与要求,认真履行孕产妇死亡评审专家的责任与义务。

2. 完成本级本年度评审工作,并对上年度建议的干预措施实施情况和效果进行评估及改进建议;协助卫生健康行政部门、妇幼保健机构制定降低孕产妇死亡的干预措施。

四、评审原则

1. **保密原则**　评审人员不得擅自将评审相关资料、评审经过和评审结论对外披露。评审相关信息由当地卫生健康行政部门统一发布。

2. **保护原则**　在进行孕产妇死亡调查时,如要得到被调查者的积极配合和支持,应充分考虑到被调查者的权利和利益。

3. **相关学科参评原则**　死亡原因与某学科相关时,必须邀请该学科专家参加评审。

4. **少数服从多数的原则**　根据评审委员会多数人的意见确定评审结论。

5. **回避原则**　如评审的死亡个案为本次评审某专家主治,该专家可以申请回避评审。

6. **评审结论不作为医疗事故鉴定和法律诉讼的依据**

五、评审要求

(一)评审频率和数量

评审个案频率和数量应根据辖区内孕产妇死亡发生情况而定。

1. **医疗机构内自评**　应对发生在医疗机构内所有科室的

孕产妇死亡个案进行评审。发生死亡后尽快开展评审,原则上应在 7 个工作日内完成自评。

2. **区县级评审** 应对本区县发生的所有孕产妇死亡病例进行评审。发现一例评审一例,原则上在完成孕产妇死亡个案调查后 1 个月内完成评审工作。

3. **市(地、州)级评审** 原则上应对发生在辖区内的所有孕产妇死亡病例进行评审。至少每季度召开一次评审。

4. **省级评审** 根据辖区内死亡孕产妇数量,至少每半年召开一次评审。结合当年本省孕产妇死因分类、趋势和实际情况,有计划、有针对性地选择主题进行评审。评审数量根据实际情况决定。

(二)评审形式

1. **评审委员会评审** 由卫生健康行政部门组织,以多学科专家为主体,多部门参加的评审。

2. **专题评审** 卫生健康行政部门组织有关专家和本地的产科专业人员参加,以当地近期常见多发的孕产妇死亡原因为主题,开展的专题讨论和评审。

3. **现场评审** 选择孕产妇死亡发生较多或死亡个案较典型的地方,由卫生健康行政部门组织专家进行的现场指导和评审,参加人员可为当地产科、相关学科、基层妇幼保健人员或相关部门负责人或相关人员。

(三)评审程序

1. **评审前**

(1)准备评审资料。包括孕期保健资料(包括《母子健康手册》等)、孕产妇死亡全部原始病历复印件或病历摘要、各种辅助检查结果、医院孕产妇死亡调查报告、社区(入户)孕产妇死亡调查报告,以及基层孕产妇死亡评审个案分析报告等。

(2)确定评审专家。根据孕产妇死亡情况确定评审专家。

2. **评审过程**

(1)评审步骤:包括报告病例、专家提问、病例分析、确定孕产妇死亡原因及相关影响因素和作出结论。

（2）评审内容

1）确定死亡疾病诊断：应按照国际疾病分类（ICD-10）的原则进行死亡疾病的诊断和分类。

2）确定根本死因：在分析死因时，如有多个疾病导致死亡，要从中找出最根本的死因。

3）确定可避免性：属于可避免死亡或不可避免死亡。

4）分析主要影响因素：按照个人、家庭及居民团体，医疗保健系统，社会各部门等环节和知识技能、态度、资源、管理等方面进行评审（表6-7），分析影响孕产妇死亡的主要因素。

表6-7 孕产妇死亡评审的内容及形式（十二格表）

项目	知识技能	态度	资源	管理
个人、家庭及居民团体				
医疗保健系统				
社会相关部门之间				

5）确定"三个延误"情况：针对影响孕产妇死亡的因素，分析是否存在就诊延误、交通延误、各级医疗处理延误，并提出相应的依据。

（3）评审后：归纳总结专家组评审意见，完成孕产妇死亡评审个案分析报告。个案分析报告中应描述死亡概况、死亡原因，作出孕产妇死亡属于可避免或不可避免的评审结论，并针对每一例的评审情况，提出改进意见或相应的干预措施。

3. 总结及反馈 评审结束后，妇幼保健机构应完成孕产妇死亡评审总结报告，并将评审资料上报卫生健康行政部门和上一级妇幼保健机构。同时向发生死亡病例的医疗机构进行反馈。

第五节 孕产妇危重症评审

孕产妇危重症严重威胁孕产妇的生命安全。孕产妇危重症评审工作是指对发生在一所或多所医疗机构的一个或多个孕产妇危重病例的评审。通过对孕产妇危重症病例进行从入院至出院全医疗过程的回顾性分析,提出改进措施和评估改进效果,并不断地循环往复的开展此项工作,从而到达提高医务人员对孕产妇危重症的早期识别、及时、正确的干预与救治能力,有效地提高孕产妇危重症患者的生存质量和进一步降低孕产妇死亡率的目的。

一、评审对象

是指发生在医疗机构内的从妊娠开始至产后 42 天内,因患疾病濒临死亡,经抢救后幸存的孕产妇病例。

二、评审人员

评审人员包括评审专家组和参与危重症患者医疗救治的所有相关人员。评审专家组由妇产科、麻醉科、内科、外科、重症监护、护理、急诊 / 急救等多学科专业人员和管理人员组成。医疗机构组织评审时可邀请辖区卫生管理及妇幼保健管理人员参加。评审专家组专家应具备副高级以上职称(县级医疗机构可为高年资中级以上职称,或聘请本辖区产科急救小组或上级机构的专家参与)。每次评审时,专家组成员不能少于 5 人。

三、职责分工

(一) 各级卫生健康行政部门的职责

领导、组织、监督和协调本辖区内评审工作。

1. 制订孕产妇危重症评审工作实施方案。
2. 负责组建辖区内评审专家组。
3. 将评审工作纳入辖区内产科质量管理日程。
4. 依据评审结果,建立或完善相应的医疗管理规章制度并监督落实。

(二) 各级妇幼保健机构的职责

在卫生健康行政部门领导下,具体负责实施本辖区内孕产妇危重症评审工作。

1. 督促辖区内提供助产技术服务的医疗机构开展评审工作,定期组织辖区内的评审工作。

2. 负责收集、审核本辖区提供助产技术服务的医疗机构的孕产妇危重症病例相关信息,撰写评审工作总结,报同级卫生健康行政部门及上级妇幼保健机构,并向相关医疗机构反馈评审结果。

3. 根据评审发现的问题组织专家组进行分析和研究,向卫生健康行政部门提出建议。针对评审中发现的技术问题,定期组织专家开展辖区技术培训和业务指导。

(三)各级医疗机构的职责

1. 将孕产妇危重症评审纳入医疗质量管理常规。

2. 组织专家定期对院内的孕产妇危重症病例进行评审。

3. 指定专人负责收集院内全部孕产妇危重症病例信息,并向当地妇幼保健机构上报相关信息。

4. 将需要上级评审专家组重新评审的病例资料交至当地妇幼保健机构。

(四)评审专家组职责

1. 按照孕产妇危重症评审内容和流程,对孕产妇危重症病例的医疗保健服务全过程进行评审。

2. 对评审结果进行分析和研究,制定干预措施。

3. 为建立、完善和落实相关医疗服务规范提供技术支持。

4. 针对评审中发现的重点问题,定期开展技术指导和业务培训。

5. 省级、地(市)级专家组除定期参加本级的评审工作外,还应定期参与下级医疗机构的评审工作。

四、评审原则

1. **遵循保密原则** 参加评审人员不能将评审过程、内容、结论对外披露。

2. **明确评审目的** 参加评审人员应充分认识评审目的是改进服务质量,评审结论不作为医疗事故、医疗过错鉴定和处理依据。

3. 多学科人员参与　专家组成员应来自不同领域的相关专家;参与医疗救治的医务人员须到评审现场。

4. 病例信息充分、真实　评审现场须提供原始病例,评审专家应阅读完整病例而不是病例摘要。

五、评审要求

(一)评审时限

1. 提供助产技术服务的医疗机构至少每季度组织一次医院内部评审。

2. 市级、县级妇幼保健机构至少每半年组织一次市级、县级评审工作,由辖区内各医疗保健机构提供 2~3 份典型病例参加评审。省(市)级评审专家组成员根据需求,有重点的参加市级、县级评审工作。

(二)评审程序

1. 评审前准备

(1)所有评审专家需熟悉孕产妇危重症评审流程,提前阅读评审病例的完整病历复印件。

(2)指定专人,负责评审现场的组织与安排。

(3)确定评审组组长,负责引领专家按照评审流程、有序逐项评审、避免漏项,既要敏锐抓住问题、挖掘原因,又要掌握好评审节奏。

2. 评审中　在评审组组长主持下,首先由参与孕产妇危重症病例医疗救治的医生报告病例,然后,评审专家按照"评审流程"逐项与参与医疗救治的相关人员进行友好的、相互尊重的交流与讨论、分析存在的问题、给予正确的理论知识和临床技能讲解与指导、提出改进建议或相应的干预措施、表扬正确的医疗操作。参加孕产妇危重症评审的各级医疗机构应安排专人负责记录专家对每例病例的评审意见。

3. 评审后　由专人汇总专家对所有病例的评审意见,进行归纳、分析、总结,撰写个案分析报告。最后形成评审工作报告,上报本辖区卫生健康行政部门以及上一级妇幼保健机构。评审工作报告还应及时反馈至各个医疗机构的管理者和相关科室的其他非直接参与医疗救治的医务人员,使他们从中获得经验教训,提高自身医疗服务水平。

(三)评审内容和流程

1. 医疗服务基本要素的评审

(1)入院

1)当孕产妇到达医院时,她当时的状况是否符合"孕产妇危重症判定标准"?

2)到达医院后,在医师/护士首诊之前,是否有延误情况?为什么?

3)从到达医院后至收住院期间有无延误?为什么?

(2)诊断

1)首诊时对患者状况的了解是否正确、充分和全面,包括:

①患者病史、症状、体格检查是否全面。

②入院时为危重症者,其以往相关就医情况(当时就医有无延误、诊断是否正确、是否给予相关处理、治疗是否正确、是否有延误等)。

2)相关辅助检查是否全面,包括:

①对所有必要的辅助检查是否开具医嘱(如实验室检查、B超、心电图等)。

②所有必要的辅助检查是否完成。为什么?

③所做的辅助检查是否是必需的。为什么?

④做辅助检查和出结果报告时有无延误。为什么?

3)做诊断的过程中有无延误。为什么?

4)对需要鉴别的问题是否给予了充分的考虑。为什么?

5)诊断是否正确。如不正确,为什么?

(3)医疗/管理

1）诊疗计划是否全面,是否符合医疗常规和临床路径。为什么?

2）最初采取了哪些处理,这些处理是否恰当(如医嘱是否正确、是否建立静脉通道并且保证了足够的静脉补液量、首次负荷剂量的硫酸镁应用是否正确等)。为什么?

3）其后的处理是否恰当(如手术前、中、后准备与应对措施,对并发症或感染的药物治疗、输血等)。为什么?

4）在病情发生变化或由非危重症转变为危重症时

①原因是什么,是否适时评估;

②危重症病例讨论是否进行;

③治疗方案是否调整;

④调整治疗方案后的处理是否适宜。

5）对必要的处理开医嘱时有无延误(如等待上级医师查看患者的延误或对治疗措施必要性认识上的延误)。

6）在执行医嘱时有无延误(如以剖宫产为例,可将这个处理分为多个步骤:通知手术医师、通知麻醉师等其他人员、手术室接患者、术前准备、麻醉、手术等)。为什么?

7）血制品应用有无延误(配血、取血、输血的过程)。为什么?

8）麻醉处理是否正确(麻醉前评估、麻醉方式、麻醉药应用和计量/剂量、术中情况监测与处理、术后随访等)。

9）医务人员之间的病情交流有无延误(如医师与护士或上级医师与下级医师或值班人员之间)。为什么?

10）在病情危重或发生变化时,是否有良好的医患沟通。

（4）监测与随后的处理

1）对患者的监测是否符合医疗常规和护理常规,监测病情是否全面。为什么?

2）是否密切观察病情,及时发现病情的变化(包括症状、体征及辅助检查等)。为什么?

3）对患者所开具的监测医嘱是否是正确、充分和适宜的(如护理级别、脉搏、血压、失血量等)。

4）执行监测医嘱是否及时、准确。为什么?

（5）出院

1）出院诊断是否正确。

2）出入院诊断是否符合。为什么？

3）出院时间是否恰当。为什么？

4）出院后的随访事宜是否充分和清楚地向患者交代。

（6）病历记录的信息

1）病历记录是否完整（如查房记录、危重症病例讨论记录、抢救记录、术前讨论记录、手术记录、会诊记录、死亡记录、转诊记录等，请列出记录中遗漏的项目）。

2）病历设置的项目是否合理、完整。

3）病历记录中的信息是否充分、是否准确、是否及时（包括病情监测、各级诊疗意见、会诊、辅助检查结果等，以及对异常现象分析等）。

（7）转诊情况：下级医院转诊患者的转诊情况（通过接诊医师/护士回忆和病例记录了解）：

1）转诊指征是否适当。为什么？

2）转诊时机是否及时、恰当。为什么？

3）转诊时处理是否正确。为什么？

4）是否有转诊记录。转诊记录包括哪些内容？

5）在上转的途中，有无医务人员陪同。

6）转诊前是否通知上级医院。为什么？

7）转诊交通工具是什么？

8）如果是急救车，车上急救设备配置如何，是否是专科人员接或送患者。

9）转诊路途是否有延误。为什么？

（8）其他情况：可能还有些因素没有在以上内容中列出，将其列在"其他"下。

2. 病例评审中其他需审查的项目

（1）医务人员

1）资质（指人员是否具有认定的资格来从事这个操作）；

2）技能（指人员虽然有认定的资格但是没有足够的能力或

技术承担此项工作);

3)可用性:①持久性(如这个医院没有长期工作的麻醉师或检验人员);②临时性(如这个医院有麻醉师但是没有上班或在休假);③人员安排(如没有安排上级值班人员,或值班人员住在远离医院的地方,需要时不能及时赶到医院);④值班人员不坚守岗位(指值班时不遵守医院的规章制度)。

4)医务人员的工作态度?

5)对下级医疗机构人员的督导?

6)沟通技能(医务人员之间、医务人员和患者之间)。

(2)设备

1)可用性。

2)永久性(如产房内没有低压吸引器等)。

3)临时性(如当天血压计找不到;缝线或试剂没能及时供应等)。

4)易获得性(如所需物品被锁在柜中,或其他区域不能及时获得)。

5)不能使用或损坏了。

要考虑到所有必需的设备应处于功能状况,列出不能正常工作或没有及时供应的设备名单,并找出所其问题存在的原因。

(3)药品:急救药品。

1)总是可获得(在手术室、急救室、产房)。

2)暂时不可得(药品架上没有或被锁住,不能及时得到)。

3)本院没有所需药品,列出不可及时得到的药品,分析其原因。

(4)针对此病的医疗常规/治疗指南

1)是否有相应的医疗常规(本院制定或上级下发)?

2)有相关医疗常规,是否参照执行,为什么?

3)医疗常规中是否包括病历记录和其他登记记录中所需信息的内容?

(5)组织和管理(包括转诊前医院和本院的每个部门的组

织与管理对此病例处理过程的影响）。

1）是否采取了应对急诊患者突然增加的措施（如只有一个手术室或手术包，可能导致患者处理的延误）。

2）在节假日是否合理安排值班人员，并有应对危重症抢救的机制和能力。

3）是否采取措施保证在主要工作人员离开医院时有代理人员在岗。

4）是否请示上级医师，请示时间是否有延误；是否启动院内抢救小组，启动是否有无延误。为什么？

（6）患者及其家庭

1）经济能力是否不足（如患者及其家庭难以支付的诊疗项目）。

2）是否拒绝配合或不同意关键的处理（如患者自动要求出院，家属由于某种原因拒绝输血等）。

3. 提出解决问题的方法　评审中应针对每个医院的实际情况提出解决问题的方法和建议。在评审结束后应把评审中所发现的问题和提出的改进措施反馈所有参与本病例医疗服务的相关人员和医院管理者，并及时了解相关医疗服务改进情况。

4. 总结好的经验（成功经验）　在评审过程中，不仅需要找出各个医疗环节中的不足之处，同时要总结危重症救治成功的经验，表扬、鼓励和保持符合医疗规范的操作行为，给他人提供可借鉴的经验。

参 考 文 献

1. 王临虹. 孕产期保健技术指南. 北京:人民卫生出版社,2013.
2. 王临虹. 实用妇女保健学. 北京:人民卫生出版社,2022.
3. 秦耕,朱丽萍,宋莉. 孕产妇风险筛查评估与诊治管理教程. 北京:人民卫生出版社,2019.
4. 中华医学会妇产科学分会产科学组. 孕前和孕期保健指南(2018). 中华妇产科杂志,2018,53(01):7-13.
5. 中国营养学会. 中国居民膳食指南(2022). 北京:人民卫生出版社,2022.
6. 国家免疫规划技术工作组流感疫苗工作组. 中国流感疫苗预防接种技术指南(2022-2023). 中华预防医学杂志,2022,56(10):4-34.
7. Li M,Chen X,Zhang Y,et al.RBC Folate and Serum Folate,Vitamin B-12, and Homocysteine in Chinese Couples Prepregnancy in the Shanghai Preconception Cohort.J Nutr,2022,152(6):1496-1506.
8. Emery RL,Benno MT,Salk RH,et al.Healthcare provider advice on gestational weight gain:uncovering a need for more effective weight counselling.J Obstet Gynaecol,2018,38(7):916-921.
9. Block SR,Watkins SM,Salemi JL,et al.Maternal pre-pregnancy body mass index and risk of selected birth defects:evidence of a dose-response relationship. Paediatr Perinat Epidemiol,2013,27(6):521-531.
10. Organization WH . WHO recommendations on antenatal care for a positive pregnancy experience. Geneva Switzerland Who,2016.
11. 袁雨,漆洪波. 结合中国实践谈 WHO 2016 年孕期保健指南. 中国实用妇科与产科杂志,2017,33(06):567-571.
12. 陈姚,陶鑫丽,欧阳振波,等. 2019 年加拿大孕期锻炼临床实践指南的解读. 现代妇产科进展,2019,28(05):388-390.
13. Anderson KN,Ailes EC,Lind JN,et al. Atypical antipsychotic use during pregnancy and birth defect risk:National Birth Defects Prevention Study, 1997-2011.Schizophr Res,2020,215:81-88.
14. Umer A,Haile ZT,Ahmadi-Montecalvo H,et al.Factors Associated with Receipt of Pre-pregnancy Preventive Dental Care Among Women in West Virginia:Pregnancy Risk Assessment Monitoring System(PRAMS)Survey 2009-2010.Oral Health Prev Dent,2016,14(5):413-422.

15. 曹泽毅.中华妇产科学.3版.北京:人民卫生出版社,2014.

16. Maxwell C, Gaudet L, Cassir G, et al. Guideline No. 391-Pregnancy and Maternal Obesity Part 1：Pre-conception and Prenatal Care.J Obstet Gynaecol Can,2019,41(11):1623-1640.

17. 武常倩,蒋泓,张玉,等.国际孕前队列研究现状.中华围产医学杂志,2019,22(11):822-828.

18. 中华医学会超声医学分会妇产超声学组,国家卫生健康委妇幼司全国产前诊断专家组医学影像组.超声产前筛查指南.中华超声影像学杂志,2022,31(1):1-12.

19. 中华医学会心血管病学分会女性心脏健康学组,中华医学会心血管病学分会高血压学组.妊娠期高血压疾病血压管理专家共识(2019).中华心血管病杂志,2020,48(3):195-204.

20. 中华医学会妇产科学分会产科学组,中华医学会围产医学分会,中国妇幼保健协会妊娠合并糖尿病专业委员会.妊娠期高血糖诊治指南(2022)[第一部分].中华妇产科杂志,2022,57(1):3-12.

21. 中华医学会妇产科学分会产科学组,中华医学会围产医学分会,中国妇幼保健协会妊娠合并糖尿病专业委员会.妊娠期高血糖诊治指南(2022)[第二部分].中华妇产科杂志,2022,57(2):81-90.

22. 中华医学会妇产科学分会产科学组.妊娠合并心脏病的诊治专家共识(2016).中华妇产科杂志,2016,51(6):401-409.

23. 中华医学会围产医学分会.妊娠期铁缺乏和缺铁性贫血诊治指南.中华围产医学杂志,2014(7):451-454.

24. 《孕产期甲状腺疾病防治管理指南》编撰委员会,中华医学会内分泌学分会,中华预防医学会妇女保健分会.孕产期甲状腺疾病防治管理指南.中华内分泌代谢杂志,2022,38(7):539-551.

25. 中华医学会麻醉学分会产科学组.分娩镇痛专家共识(2016版).临床麻醉学杂志,2016,32(8):816-818.

26. 中华医学会妇产科学分会产科学组.新产程标准及处理的专家共识(2014).中华妇产科杂志,2014,49(07):486.

27. World Health Organization. WHO recommendations：intrapartum care for a positive childbirth experience. Geneva：World Health Organization,2018.

28. ACOG Committee Opinion No. 766：approaches to limit intervention during labor and birth. Obstet Gynecol,2019,133(02):164-173.

29. 中华医学会妇产科学分会产科学组,中华医学会围产医学分会.正常分娩指南. 中华妇产科杂志, 2020, 55（06）: 361-370.

30. 中华预防医学会妇女保健分会. 产后保健服务指南. 中国妇幼健康研究, 2021, 32（6）: 767-781.

31. 中国优生科学协会肿瘤生殖学分会. 输卵管妊娠诊治的中国专家共识. 中国实用妇科与产科杂志, 2019, 35（7）: 780-787.

32. 谢幸, 孔北华, 段涛. 妇产科学. 9版. 北京: 人民卫生出版社, 2018.

33. 中华医学会妇产科学分会妊娠期高血压疾病学组. 妊娠期高血压疾病诊治指南（2020）. 中华妇产科杂志, 2020, 55（4）: 227-238.

34. 林莉, 淮静, 黄贝尔, 等. "国际妇产科联盟关于子痫前期的建议: 早孕期筛查和预防的实用性指南"介绍. 中华围产医学杂志, 2020, 23（02）: 142-146.

35. 中华医学会妇产科学分会产科学组, 中华医学会围产医学分会妊娠合并糖尿病协作组. 妊娠合并糖尿病诊治指南（2014）. 中华妇产科杂志, 2014, 49（8）: 561-569.

36. American College of Obstetricians and Gynecologists' Committee on Practice Bulletins-Obstetrics. ACOG Practice Bulletin No. 201: Pregestational Diabetes Mellitus. Obstet Gynecol, 2018, 132（6）: 228-248.

37. American College of Obstetricians and Gynecologists' Committee on Practice Bulletins-Obstetrics. ACOG Practice Bulletin No. 190: Gestational Diabetes Mellitus. Obstet Gynecol, 2018, 132（2）: 49-64.

38. 中华医学会内分泌学分会等. 妊娠和产后甲状腺疾病诊治指南（第2版）. 中华围产医学杂志, 2019, 22（8）: 505-539.

39. Alexander E, Pearce EN, Brent GA, et al. 2017 Guidelines of the American Thyroid Association for the diagnosis and management of thyroid disease during pregnancy and postpartum. Thyroid, 2017, 27（3）: 315-389.

40. 中华医学会围产医学分会胎儿医学学组, 中华医学会妇产科学分会产科学组. 胎儿生长受限专家共识（2019版）. 中华围产医学杂志, 2019, 22（6）: 361-380.

41. 安绍宇, 李胜利. 胎儿宫内生长受限的超声多普勒评价: 美国母胎医学会临床指南解读. 中华医学超声杂志, 2017, 14（5）: 394-400.

42. 上海市母婴安全专家委员会, 上海市医学会围产医学专科分会, 上海市医学会妇产科专科分会产科学组, 上海市医师协会母胎医学医师分会. 上海市产科静脉血栓栓塞症防治的专家共识, 上海医学, 2020, 43（11）: 645-650.

43. American College of Obstetricians and Gynecologists' Committee on Practice Bulletins-Obstetrics. ACOG Practice Bulletin No. 196：thromboembolism in pregnancy. Obstet Gynecol，2018，132（1）：1-17.

44. 中华医学会妇产科学分会产科学组. 妊娠期及产褥期静脉血栓栓塞症预防和诊治专家共识. 中华妇产科杂志，2021，56（4）：236-243.

45. Wellsp S，Anderson DR，Bormanis J，et al. Value of assessment of pretest probability of deep-vein thrombosis in clinical management. Lancet，1997，350（9094）：1795-1798.

46. 中华医学会妇产科学分会产科学组. 产后出血预防与处理指南（2014）. 中华妇产科杂志，2014，9（49）：641-664.

47. Prevention and management of postpartum hemorrhage：Green-top Guideline No.52.BJOG，2017，124（5）：106-149.

48. Main EK，Goffman D，Scavone BM，et al. National Partnership for Maternal Safety：Consensus Bundle on Obstetric Hemorrhage. Obstet Gynecol，2015，126（1）：155-162.

49. Committee on Practice Bulletins-Obstetrics. ACOG Practice Bulletin No.183：Postpartum Hemorrhage. Obstet Gynecol，2017，130（4）：168-186.

50. 中华医学会妇产科学分会产科学组，羊水栓塞临床诊断与处理专家共识（2018）. 中华妇产科杂志，2018，53（12）：831-835.

51. 周玮，漆洪波. 美国母胎医学会羊水栓塞指南（2016）要点解读. 中国实用妇科与产科杂志，2016，32（9）：864-867.

52. 中华医学会围产医学分会. 电子胎心监护应用专家共识. 中华围产医学杂志，2015，18（7）：486-490.

53. 中华医学会围产医学分会. 晚期产后出血诊治专家共识. 中国实用妇科与产科杂志，2019，9（35）：1008-1013.

54. 王静，蔺莉. 妊娠合并重症肺炎的临床诊治. 中华产科急救电子杂志，2017，6（03）：154-160.

55. 瞿介明，曹彬. 中国成人社区获得性肺炎诊断和治疗指南（2016年版）. 中华结核和呼吸杂志，2016，39（04）：253-279.

56. 王临虹. 妊娠梅毒和先天梅毒防治技术指南. 北京：人民卫生出版社，2013.

57. 孙丽君，李在村，王前，等. 艾滋病病毒感染妊娠妇女治疗及预防艾滋病病毒母婴传播美国指南. 北京：人民卫生出版社，2019.

58. Say L，Souza JP，Pattinson RC. Maternal near miss–towards a standard tool

for monitoring quality of maternal health care. Best Pract Res Clin Obstet Gynaecol ,2009,23（3）:287-296.

59. Subbe CP,Kruger M,Rutherford P,et al. Validation of a modified Early Warning Score in medical admissions. Qjm ,2001,94（10）:521-526.

60. Lim WS,Macfarlane JT,Colthorpe CL. Treatment of community-acquired lower respiratory tract infections during pregnancy. Am J Respir Med, 2003,2（3）:221-233.

61. Mandell LA,Wunderink RG,Anzueto A,et al,Infectious Diseases Society of America; American Thoracic Society. Infectious Diseases Society of America/American Thoracic Society consensus guidelines on the management of community-acquired pneumonia in adults. Clin Infect Dis, 2007 ,（Suppl 2）:27-72.

62. 吴久玲,王山米 . 孕产妇危急重症防治和管理指导手册 . 北京:人民卫生出版社,2018.

06